Die heilende Kraft der
Edelsteine

GABY FREIBURG

DIE HEILENDE KRAFT DER EDELSTEINE

DAS ALTERNATIVE GESUNDHEITSBUCH

GONDROM

Alle Hinweise und Ratschläge in diesem Buch wurden von Autorin und Verlag sorgfältig geprüft. Eine Haftung der Autorin bzw. des Verlags für Schäden jedweder Art ist jedoch ausgeschlossen.

Wir weisen ausdrücklich darauf hin, dass bei schweren bzw. akuten Erkrankungen die Befolgung der therapeutischen Ratschläge in diesem Buch keinesfalls eine ausreichende Behandlung darstellt. In solchen Fällen ist unbedingt ein Arzt zu Rate zu ziehen.

Redaktion und Gestaltung: Dr. Reitter & Partner Verlag GmbH, Vaterstetten

Bildnachweis: Das Fotoarchiv 69; Andreas M. Gross 16, 88 u.; Dr. R. König 9, 23, 46, 47, 128; Max Oberdorfer 26, 42, 60, 64, 96 o.l., 109, 162, 171; Foto Walter Schreiner alle übrigen Aufnahmen.

ISBN 3-8112-1875-1

Der Umwelt zuliebe gedruckt auf chlorfrei gebleichtem Papier.

Inhalt

Vorwort

Edelsteine faszinieren seit Menschengedenken. Wegen ihres Glanzes, ihrer Farben, aber auch ihres zum Teil sehr seltenen Vorkommens sind sie auch heute noch die Symbole für Reichtum, Wohlstand und Luxus. Blickt man Jahrhunderte, ja sogar Jahrtausende zurück, so erkennt man, dass die Menschen ihre besondere Gunst immer wieder verschiedenen Steinen schenkten. Ein gutes Beispiel hierfür bietet der Amethyst: Im Mittelalter wurde er als einer der teuersten Steine verehrt und geliebt, heute hingegen findet man ihn auf vielen Jahrmärkten bereits in den Kisten für »Sonderangebote«.

Doch Edelsteine wurden und werden nicht nur als Schmuck- und Dekorationsgegenstände geschätzt. Aufzeichnungen aus der Zeit etwa um 4000 v. Chr. belegen, dass bereits die alten Chinesen den Edelsteinen heilende Kräfte zuschrieben. Auch Mediziner und Gelehrte im alten Ägypten, in Rom und Griechenland erkannten ihre schützenden und heilenden Wirkungen.

Im frühen europäischen Mittelalter beschrieb die heilkundige Klosterfrau Hildegard von Bingen die heilenden Kräfte bestimmter Mineralien. Bis zu Beginn des 19. Jahrhunderts hat man dieses Wissen von Generation zu Generation weitervererbt. Dann wurde es lange Zeit still um die Steinheilkunde.

Erst in den letzten Jahrzehnten erlebt die Edelsteintherapie nun wieder eine Renaissance. Nach heutigem Verständnis wird sie als ganzheitliche Therapieform betrachtet, weshalb man sie bestens mit anderen Naturheilverfahren kombinieren kann.

In diesem Buch möchte ich Ihnen die Edelsteintherapie etwas näher bringen. Bei dem kleinen Streifzug durch die Geschichte erfahren Sie alles Wichtige über die lange Tradition der Edelsteintherapie. Sie erhalten nähere Informationen darüber, wie Sie den »richtigen« Stein finden, wie Sie die Steine »behandeln« und wie Sie die Steine anwenden müssen, um in den Genuss ihrer heilenden Wirkung zu kommen.

Im Hauptteil des Buches werden die wichtigsten Heilsteine und ihre Wirkungen auf Körper, Geist und Seele ausführlich vorgestellt. Und schließlich ist für die jeweilige Anwendung benutzerfreundlich in einer ausführlichen Tabelle zusammengefasst, bei welchen physischen und psychischen Beschwerden bestimmte Heilsteine helfen können. Verzeichnisse weiterführender Literatur sowie der wichtigsten Adressen von Bezugsquellen etc. runden dieses Buch ab.

Die Autorin

Grundlagen der Edelsteintherapie

Mineralien und Gesteine

Bei der primären Bildung von Steinen hängt die Größe vieler Edelsteine von der Dauer des magmatischen Erstarrungsprozesses ab.

Was sind Edelsteine?

Nach der Definition der Brockhaus-Enzyklopädie handelt es sich bei Edelsteinen um »Mineralien, die sich durch Schönheit der Farbe oder Lichtwirkung ... sowie durch Härte und Seltenheit auszeichnen.« Unter den Begriff Edelsteine fallen aber auch »einige organische Produkte wie Koralle, Bernstein und – als Objekte der Edelsteinkunde – Perlen.« (Brockhaus Enzyklopädie, 17. Auflage des Großen Brockhaus, 5. Band, 1968)

Zu den wertvollsten Edelsteinen gehören unter anderem der Diamant, Smaragd, Aquamarin, Rubin, Saphir, Chrysoberyll und Opal. Unter Halbedelsteinen versteht man heute ganz allgemein »Schmucksteine« (in der wissenschaftlichen Nomenklatur erscheint der Begriff Halbedelstein unzulässig), welche wesentlich verbreiteter und daher weit weniger wertvoll sind als die oben aufgeführten Mineralien.

Wie bilden sich Mineralien und Gesteine?

Bei der Entstehung von Mineralien und Edelsteinen unterscheidet man in der Wissenschaft grundsätzlich drei große Entstehungsformen:

Magmatische Entstehung

Bei der magmatischen Entstehung handelt es sich um die primäre Bildung von Steinen: Während eines Vulkanausbruchs strömt Magma an die Erdoberfläche. Aus der heißen und zähflüssigen Schmelze, die aus dem Erdinneren kommt, bilden sich beim langsamen Erkalten Mineralien und Edelsteine, die während des Abkühlens des Magmas wachsen. Folglich hängt die Größe vieler Edelsteine von der Dauer des Erstarrungsprozesses des Magmas ab. Die Edelsteine werden überwiegend bei 400 bis 700 °C gebildet, so beispielsweise Topas, Turmalin, Beryll, Rubin, Saphir. Viele Quarze entstehen in Drusenräumen (siehe Seite 16) bei 100 bis 400 °C, so zum Beispiel Amethyste, Achate, Bergkristalle.

Sedimentäre Entstehung

Bei der sedimentären Enstehung spricht man auch von sekundärer Bildung: Die sogenannten Sedimentsteine oder Sedimente bilden sich im Zusammenhang mit Verwitterungsvorgängen von Felsen, Gebirgen und Steinen. Diese gelangen in Bäche und Flüsse und werden von diesen schließlich in Seen bzw. in Meere abtransportiert, wo sie sich auf dem Grund erneut ablagern. Calcit und Pyrit zum Beispiel sind sedimentären Ursprungs.

Metamorphe Entstehung

Auf diese – auch tertiäre Bildung genannte – Weise enstehen die meisten Granate: In der metamorphen Phase werden Gebirge durch die Änderung von Temperatur- und Druckbedingungen zusammengepresst. Dabei bilden sich neue Steine, die den veränderten Umweltbedingungen besser widerstehen können.

Die sieben Kristallsysteme

Die Mineralien und ihre Kristalle lassen sich aufgrund der Achsen und ihrer zueinander stehenden Winkel in sieben verschiedene Kristallsysteme einteilen. Alle Steine mit Ausnahme der amorphen Steine können einem der sieben Kristallsysteme zugeordnet werden.

◇ **Kubisches Kristallsystem:** Alle Kristalle lassen sich auf ein Achsenkreuz mit drei senkrecht zueinander stehenden, gleich langen Achsen beziehen. Zum kubischen System gehören Minerale wie Diamant, Granat, Lapislazuli und Pyrit.

◇ **Hexagonales Kristallsystem:** Die längere Hauptachse verläuft durch die Kristallspitzen unten und oben. Senkrecht zu dieser Achse stehen drei gleich lange Nebenachsen, die sich im Winkel von jeweils 120° in einem Punkt schneiden. Zum hexagonalen System gehören Minerale wie Aquamarin und Beryll.

◇ **Trigonales Kristallsystem:** Die Achsen verlaufen wie beim hexagonalen System, wobei sich zwei gleiche Flächen (im geschlossenen Kristall) jeweils parallel gegenüber stehen. Zum trigonalen System gehören Minerale wie Calcit, Dioptas, Rubin, Saphir und Turmalin.

◇ **Tetragonales Kristallsystem:** Alle Kristalle lassen sich auf ein Achsenkreuz mit drei senkrecht zueinander stehenden Achsen beziehen, wobei immer zwei Achsen gleich lang sind, während die dritte Achse verschieden lang ist. Zum tetragonalen System gehören Minerale wie Apophyllit und Zirkon.

◇ **Orthorhombisches Kristallsystem:** Alle Kristalle lassen sich auf ein Achsenkreuz mit drei verschieden langen, senkrecht zueinander stehenden Achsen beziehen. Zum orthorhombischen System gehören Minerale wie Antimonit und Topas.

◇ **Monoklines Kristallsystem:** Bei monoklinen Kristallen stehen zwei Achsen senkrecht zueinander, die dritte ist geneigt, alle drei Achsen sind verschieden lang. Zum monoklinen System gehören Minerale wie der Serpentin.

◇ **Triklines Kristallsystem:** Bei triklinen Kristallen sind alle drei Achsen verschieden lang und alle gegeneinander geneigt. Hierzu gehören Minerale wie der Türkis.

Nach einem Vulkanausbruch bilden sich aus der heißen und zähflüssigen Magmaschmelze beim Erkalten Mineralien und Edelsteine.

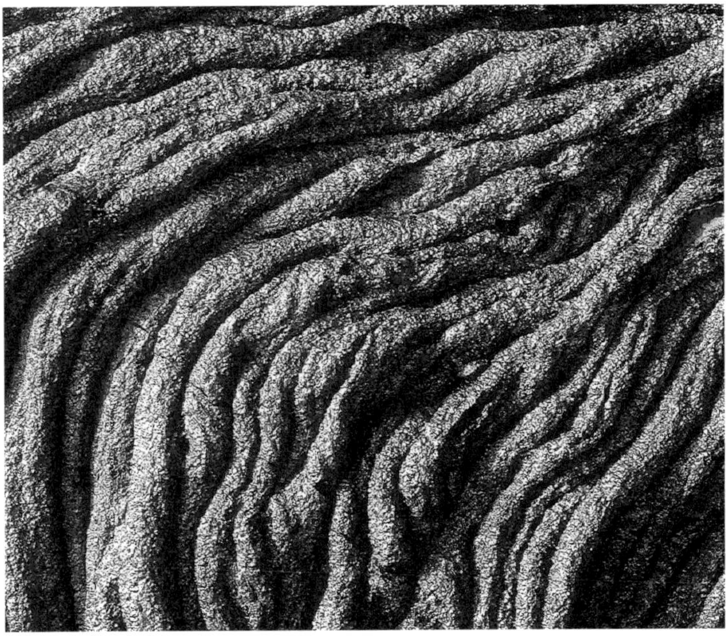

Heilsteine – Magie oder Medizin?

Bis heute werden in der ayurvedischen Medizin Edelsteine zu Therapiezwecken eingesetzt, da sie nach der Ayurveda-Lehre den Einfluss der Planeten auf den Körper vermindern.

Geschichte der Edelsteintherapie

Seit Menschengedenken verwendet man in der Medizin Heilsteine. Eine sehr lange Tradition hat die Steinheilkunde in Indien, wo noch heute in der ayurvedischen Medizin Edelsteine zu Therapiezwecken eingesetzt werden, da sie nach der Ayurveda-Lehre den Einfluss der Planeten auf den Körper vermindern. Auch die Ärzte der alten Ägypter, Griechen, Römer, Chinesen, Inkas und Azteken verwendeten Edelsteine als Heilmittel. Seit dieser Zeit werden bis heute die Edelsteine auch mit den Tierkreiszeichen, den Monaten und den Planeten in Verbindung gebracht.

In der Antike und im europäischen Mittelalter hat man Edelsteinen die unterschiedlichsten magischen und mystischen Wirkungen zugeschrieben. So vertrat man beispielsweise die Ansicht, Edelsteine würden Heil- und Zauberkräfte ausstrahlen. Im christlichen Abendland galten sie als Symbole Christi, seiner Apostel und der Heiligen. Und so ist es auch nicht verwunderlich, dass hauptsächlich die christlichen Theologen die heilenden Wirkungen der Steine mit der christlichen Heilslehre verknüpften, um so eine Erklärung für die wohltuenden Effekte der Mineralien zu finden.

Die bekannteste Vertreterin der mittelalterlichen Steinheilkunde war wohl Hildegard von Bingen. Sie wurde 1098 als zehntes Kind auf Gut Bermersheim bei Alzey geboren. Bereits als achtjähriges Mädchen unterzog sie sich der klösterlichen Erziehung in der Frauenklause auf dem Disibodenberg, wo sie zwischen 1112 und 1115 das Ordensgelübde ablegte. 1136 wurde Hildegard, die unter dem Beinamen *von Bingen* bekannt wurde (sie ließ ein Kloster gegenüber der Stadt Bingen bauen), zur Äbtissin gewählt. Ab 1141 hatte Hildegard Visionen, und sie unternahm mehrere Pilgerreisen. Von Gott erhielt sie den Auftrag, ihre Visionen schriftlich festzuhalten. Ihrem Buch *Liber Sicivias* folgten die medizinischen Werke *Liber simplicis medicinae (Physica)* und *Liber compositae medicinae (Causa et Curae)* sowie zwei weitere Bücher *Liber vitae meritorum* und *Liber divinorum opertum*. Am 17. September 1179 starb Hildegard, die ein Leben lang von Schmerzen und Krankheiten geplagt war.

In ihren heilkundlichen Büchern beschäftigt sich Hildegard intensiv mit vielen gesundheitlichen Beschwerden, die sowohl seelisch-geistige als auch organische Symptome verursachen. Sie beschreibt in den medizinischen Büchern verschiedene Steine und deren Anwendung bei den unterschiedlichsten Erkrankungen und Beschwerden. Nicht immer entsprechen die Namen der Hildegard-Steine den heute unter diesen Namen bekannten Steinen. Manchmal ist es ziemlich schwierig, aus den Aufzeichnungen zu erkennen, welchen Stein sie gemeint haben könnte. Interessant ist, wie Hildegard die Entstehung der einzelnen Steine beschreibt. Die eindrucksvollen Bilder, die sie zur Beschreibung verwendete, stimmen fast immer mit den heute vorhandenen Kenntnissen über die Gesteinsbildung überein.

Von den zahlreichen Anwendungsmöglichkeiten, die Hildegard aufführte – Edelsteinelixier (entspricht dem heutigen Edelsteinwasser), Edelsteintonikum (Edelsteinwein), Ensalivation (das Einspeicheln, Ablecken oder Anhauchen des Steins) und Tragen des Steins – werden auch in der modernen Edelsteintherapie einige eingesetzt. Vor allem in den letzten Jahren hat die Hildegard-Medizin eine wahre Renaissance erlebt.

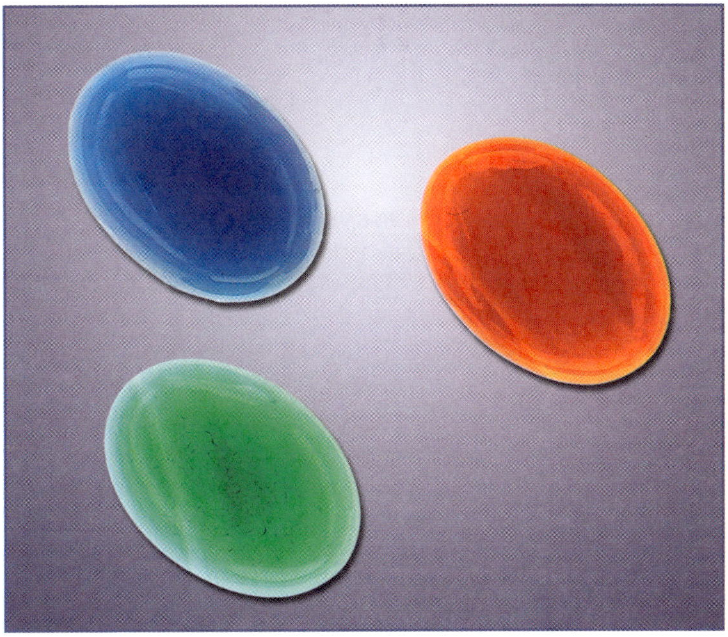

Drei Achatscheiben in unterschiedlichen Farben: Grün steht für Harmonie und Lebenswille, Rot regt das Temperament und die Energie an, Blau vermittelt das Gefühl von Verständigkeit, Verantwortung und Respekt.

Moderne Steinheilkunde

Die Energie steht bei der Steinheilkunde im Mittelpunkt. Und zwar sowohl die Energie der Steine selbst als auch die Energie, die der Mensch bei allen Prozessen im Körper, allen Gefühlen und allen Gedanken verbraucht bzw. die bei diesen Abläufen entsteht. Nicht immer befinden sich die verbrauchte und die entstandene Energie im Gleichgewicht, häufig gewinnt eine die Überhand. Geschieht dies über eine längere Zeit hinweg, so ist der gesunde Energiefluss in unserem Körper gestört, und wir werden krank. Dieses »Kranksein« kann sich sowohl im Körper, als auch in der Seele oder im Geist manifestieren. Und genau hier setzt die Steinheilkunde an, denn mit ihr wird das energetische Ungleichgewicht behoben. Die Wirkung der Heilsteine basiert auf drei Säulen, nämlich auf

- ◇ ihren energetischen Schwingungen,
- ◇ ihren Farben,
- ◇ den in ihnen enthaltenen Mineralien.

Alle natürlichen Stoffe, also auch Edelsteine – besitzen *Schwingungen* und *Kräfte*, die man mit bloßem Auge nicht sehen kann. Verursacht werden diese Schwingungen durch die kleinsten Einheiten der Kristalle, die Atome. Sie sind immer in Bewegung und strahlen auf diese Weise Energie aus, die sich positiv, negativ oder auch neutral auf uns auswirken kann.

Außerdem wirken die Heilsteine auch mit ihren *Farben*, die ebenfalls Energie ausstrahlen. Auch die Energie der Farben verhält sich positiv, negativ oder neutral, weshalb uns manche Farben beruhigen, manche wiederum aggressiv machen können. Hier ein kurzer Überblick über die Wirkung der wichtigsten Farben:

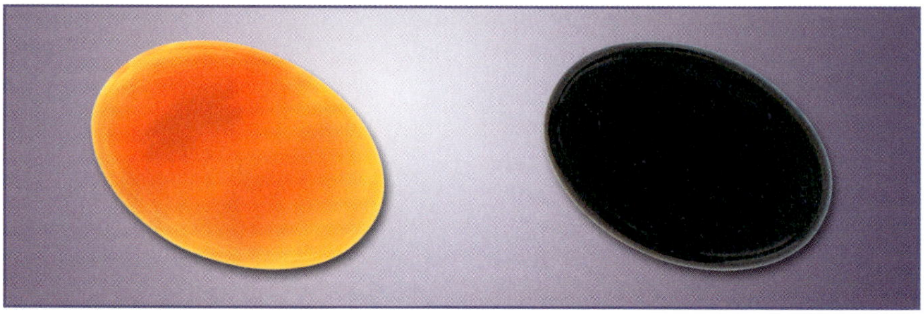

Die orange Farbe bei Edelsteinen beruhigt und vermittelt Ausgeglichenheit, orangene Steine sind sinnlich animierend. Schwarze Steine lösen energetische Blockaden und Verspannungen, sie bieten ihrem Träger Selbstschutz.

◇ **Schwarz:** Schwarze Steine lösen energetische Blockaden und Verspannungen. Sie helfen dabei, uns zu konzentrieren und uns nicht ablenken zu lassen. Schwarze Steine bieten ihrem Träger Selbstschutz, da sie ihn vor negativer Energie bewahren.

◇ **Weiß:** Weiße bzw. farblose Steine wie Bergkristall oder Diamant führen Energie zu. Dadurch stärken sie Körper, Geist und Seele und fördern die Selbsterkenntnis.

◇ **Blau:** Dunkelblaue Steine vermitteln das Gefühl von Beständigkeit, Verantwortung und Respekt. Die Farbe wirkt beruhigend und angstlösend. Hellblaue Steine erwecken in uns das Gefühl für Offenheit, Freiheit und Treue.

◇ **Grün:** Grüne Steine stehen für Erneuerung. Sie schaffen Harmonie und verstärken Gefühle sowie den Lebenswillen. Über längere Zeit erreicht man mit grünen Steinen inneren Frieden.

◇ **Gelb:** Gelbe Steine wirken anregend auf unseren ganzen Organismus. Sie stärken das Immunsystem, lösen Hemmungen auf und versetzen uns in eine angenehm heitere Stimmung.

◇ **Orange:** Diese Farbe beruhigt, und sie vermittelt uns Ausgeglichenheit. Orangefarbene Steine wirken entspannend und appetitanregend, sie sind ferner ausgesprochen sinnlich animierend.

◇ **Rot:** Rote Steine regen unsere Aktivität, unser Temperament und unsere Energie an. Sie stärken unsere Willens- und Durchsetzungskraft.

Auch die in den Heilsteinen enthaltenen *Mineralien* tragen zur Wirkung der Steine bei, denn unser Körper benötigt Mineralstoffe und Spurenelemente. Besteht hier ein Mangel, können schwere Erkrankungen die Folge sein. Heilsteine, in Form von Heilsteinwasser, führen dem Körper Mineralien und Spurenelemente zu.

Natürlich lässt sich die Wirkung der Heilsteine nicht so eindeutig nachweisen wie bei den in der Schulmedizin verwendeten Medikamenten. Die Wirkung der Heilsteine muss man selbst erfahren, man muss die Veränderungen, die diese Steine im Körper, in der Seele und auch im Geist auslösen selbst spüren.

Magie spielt hier sicher keine Rolle, auch wenn in der Antike den Steinen so manche magische Wirkung zugeschrieben wurde.

Wie geht man mit Heilsteinen um?

Bei jeder Therapie – egal ob Schul- oder Alternativmedizin – spielt der Umgang mit dem jeweiligen Therapeutikum, beispielsweise Medikamente, homöopathische Lösungen, Bachblütenessenzen etc., für den Erfolg der Behandlung eine entscheidende Rolle. Schließlich wissen wir, dass Medikamente nicht nur ein bestimmtes Verfallsdatum haben, sondern dass sich dieses Datum durch falsche Lagerung, beispielsweise bei zu hohen Temperaturen, auch deutlich nach vorne verschiebt. Ebenso verhält es sich auch bei den Heilsteinen. Werden sie falsch ausgewählt, angewendet oder behandelt, können sie ihre Wirkung nicht oder nicht in vollem Ausmaß entfalten. Deshalb finden Sie nachfolgend einige Ratschläge zum richtigen Umgang mit Heilsteinen.

Wie findet man den richtigen Stein?

Nun werden Sie sicher sagen, dass diese Frage doch eigentlich ganz einfach zu beantworten ist. Man wählt eben diesen Stein, der gegen bestimmte akute bzw. chronische Beschwerden, gegen seelische Leiden oder auch zur Stärkung des Geistes hilft. Schließlich sind die Steine ja im Buch zusammen mit den entsprechenden Heilanzeigen alphabetisch aufgeführt. Doch ganz so einfach verhält es sich allerdings nicht. Gewiss, den Steinen werden bestimmte Wirkungen auf Körper, Geist und Seele zugeschrieben. Auch wenn einige von ihnen gegen Depressionen wirksam sind oder das Immunsystem stärken, so bedeutet das aber nicht unbedingt, dass sie die gleiche Struktur aufweisen. Im Gegenteil, sie unterscheiden sich zumeist durch Aufbau, Zusammensetzung, Härte und Farbe sowie hinsichtlich ihrer ausgesendeten Energie und Schwingungen deutlich voneinander. Deshalb eignen sich auch nicht alle Steine, die ein und dieselbe Wirkung haben, gleichermaßen für alle Patienten mit ein und denselben Symptomen.

Wie aber findet man nun den richtigen Stein? Hier gibt es verschiedene Möglichkeiten, von denen die wichtigsten im Anschluss aufgezeigt werden.

Vorliebe und Abneigung – die Wahl nach Ihrer Intuition

Wenn man sich erst einmal für die Edelsteintherapie entschieden hat, so stellt die Auswahl des richtigen Steins die erste Herausforderung dar. Sicher kennen Sie das Gefühl, wenn Sie etwas sehen und spontan aus Intuition heraus wissen, dass dies genau das Richtige für Sie ist, beispielsweise eine Wohnung, ein Haus, ein Möbelstück, ein Schmuckstück etc. Genauso verhält es sich mit den Heilsteinen.

Gehen Sie doch einmal auf eine der vielen Mineralienausstellungen oder in eine Mineralienhandlung. Betrachten Sie dort in aller Ruhe die vielen

Wo soll man einen Heilstein kaufen?
Der Kauf eines Heilsteins ist Vertrauenssache. Gehen Sie zu einer Mineralienhandlung. Lassen Sie sich dort sowohl mineralogisch als auch heilkundlich ausführlich beraten oder nehmen Sie einen Fachmann für Heil- und Edelsteine beim Kauf eines Heilsteins mit.

Tipp:
Hautfett, Cremerückstände etc. auf dem Stein können Sie mit Alkohol entfernen. Doch vergessen Sie nicht, den Stein anschließend unter fließendem lauwarmem Wasser zu reinigen.

ausgestellten Steine. Sicher werden Sie sich von einem oder auch mehreren Steinen besonders angezogen fühlen – sei es aufgrund von Farbe, Form, Aussehen oder wegen eines unerklärlichen Gefühls.

Nehmen Sie nun die von Ihnen ausgewählten Steine in die Hand. Steine, die Ihrer persönlichen Schwingungsfrequenz entsprechen, werden in Ihrer Hand schnell warm. Bleibt der Stein jedoch kalt, so ist es ein Stein, der sich für Sie nicht eignet. Er wird bei Ihnen nicht wirken, und Sie sollten ihn besser nicht kaufen.

Sehr sensible Menschen können auch die energetischen Schwingungen eines Steins fühlen. Probieren Sie es doch einmal aus! Umschließen Sie dazu einen kleineren Stein nach Ihrer intuitiven Wahl mit der Hand. Wenn Sie daraufhin ein sanftes Kribbeln oder sogar ein Pochen verspüren, dann haben Sie die richtige Wahl getroffen.

Eine andere Möglichkeit, den passenden und richtigen Stein für sich auszusuchen, ist die Wahl nach dem persönlichen Sternkreiszeichen. Näheres hierzu finden Sie auf Seite 19.

Reinigung der Steine

Heilsteine werden durch Auflegen, Tragen etc. (siehe Seite 18) sehr stark beansprucht, weil sie sich dabei mit den negativen Energien und Schwingungen ihres Besitzers aufladen. Diese Aufnahme negativer Energie aus der Umgebung und von Personen äußert sich bei den Steinen beispielsweise durch

- ◇ **Trübung:** Der Stein ist stark beansprucht, er muss dringend entladen werden.
- ◇ **Poröse Oberfläche:** Der Stein wurde nicht mehr entladen, er trägt nur negative Energie in sich, der Besitzer gibt dem Stein keine Gelegenheit, die negative Energie abzugeben und positive wieder aufzunehmen.
- ◇ **Bruch:** Der Stein kann seiner Aufgabe, negative Energie aufzunehmen, nicht mehr nachkommen, da er restlos überfordert ist.

Bitte vergessen Sie nicht, dass Heilsteine, die nicht regelmäßig gereinigt, ent- und wieder aufgeladen werden, ihre Wirkung verlieren, ja sogar die zuerst aufgenommene negative Energie wieder abstrahlen können. Diese Steine haben dann eine stumpfe Oberfläche und sind trüb.

Heilsteine müssen also regelmäßig sowohl vor als auch nach dem Gebrauch gereinigt, entladen und wieder aufgeladen werden. Nur so ist gewährleistet, dass sie die von ihrem Träger aufgenommenen negativen Energien und Schwingungen nicht wieder an ihn abstrahlen und bestehende Beschwerden wieder verschlimmern.

Reinigen und entladen

Am einfachsten ist es, die Heilsteine einige Minuten unter fließendem lauwarmem Wasser zu reinigen. Sie können die Steine auch für ein paar Stunden in eine Schale mit Wasser legen. Einige Steine dürfen nicht mit Wasser in Berührung kommen. Diese legt man für einige Stunden oder über Nacht in eine trockene Schale mit Hämatit-Trommelsteinen (sie filtern die von den Heilsteinen aufgenommene negative Energie und die negativen Schwingungen sehr gut heraus) oder in ein Meersalzbad (das Salz muss danach entsorgt werden). Ketten dürfen grundsätzlich nicht mit Wasser gereinigt und entladen werden, da Wasser und Salz dem Faden schaden können. Auch sie werden in eine trockene Schale mit Hämatit-Trommelsteinen gelegt. Die Hämatit-Trommelsteine sollten ein- bis zweimal im Jahr in Mineralwasser gereinigt und neutralisiert werden.

Aufladen

Unter Aufladen versteht man, dass die Heilsteine nach dem Reinigen und Entladen wieder positive Energie aufnehmen. Dies erreicht man beispielsweise dadurch, dass man den Stein an die Sonne legt. Dies trifft jedoch nur für Steine zu, die weder Wasser noch Metalleinlagerungen enthalten.

Steine können auch in Amethystdrusen wieder aufgeladen werden. Die in diesen Drusen gespeicherte Energie geht dann in den Heilstein über.

Auch in einer Bergkristallgruppe oder in einer trockenen Schale mit Hämatit-Trommelsteinen (bitte nicht dieselben Steine verwenden wie zum Entladen) kann man Heilsteine wieder aufladen. Manche Steine werden in einem Vorgang gereinigt und gleichzeitig ent- bzw. wieder aufgeladen. Auch hierzu finden Sie bei den einzelnen Stein-Darstellungen weitergehende Informationen.

Geeignete Steinformen für die Therapie

In der Edelsteintherapie werden die Steine in unterschiedlicher Form eingesetzt. So arbeitet man mit sogenannten Trommelsteinen, mit Handschmeichlern, Amuletten oder dem Naturstein (Rohstein oder Kristall). Natürlich verliert der Stein durch Bearbeiten, beispielsweise Schleifen oder Polieren, etwas von seiner positiven Energie, doch bleibt in ihm soviel erhalten, dass er dem Organismus ausreichend Energie liefern kann. Die Größe des Steins spielt grundsätzlich keine Rolle, sondern nur seine Stärke.

Hier im Anschluss die wichtigsten in der Edelsteintherapie verwendeten Steinformen:

◇ **Anhänger:** Heilsteinanhänger eignen sich vor allem für den täglichen Gebrauch und folglich auch zur Langzeitbehandlung. Man trägt Anhänger entweder über der Kleidung – wodurch sie auch noch schmücken – oder am besten direkt auf der Haut. Durch das Tragen verteilt der Anhänger während des ganzen Tages seine Energie gleichmäßig über den ganzen Körper.

◇ **Cabochons:** Bei Cabochons handelt es sich um gleichmäßig in ovaler Form geschliffene Edelsteine. Sie eignen sich besonders gut zum Auflegen auf die betroffenen Körperstellen, weshalb sie direkt auf erkrankte Organe wirken. Ihre Kräfte dringen geradlinig in den Körper ein. Der Cabochonschliff wird auch gerne für Ringe verwendet.

◇ **Donuts:** Die beliebten Donuts gehen auf die Form der chinesischen Schutzsteine zurück. Die Scheiben mit einem Durchmesser von bis zu 6 cm haben ein Loch in der Mitte, durch das Leder- oder Seidenbändchen gezogen werden. Die Energie der Donuts dringt tief und gleichmäßig in den Körper ein.

◇ **Handschmeichler:** Handschmeichler (touchstones), Steine mit runder Form und glatter Oberfläche, deren Form angenehm in der Hand liegt, sind größer als Trommelsteine (siehe Seite 17). Durch die Handinnenfläche wird die Energie durch den ganzen Körper übertragen. Handschmeichler besitzen ebenso wie Trommelsteine eine hohe Energie und lassen ihre heilende Wirkung verstärkt in den Körper eindringen. Wenn man mehrmals täglich zu seinem Handschmeichler greift und ihn berührt, verstärkt sich seine heilende Wirkung. Handschmeichler vermitteln ein angenehmes Gefühl und können durch die von ihnen ausgehende Kühle beruhigend auf ihren Träger wirken.

◇ **Kristall, Kristallspitze, Kristalldruse:** Einzelne Kristalle besitzen die höchste Energie. Man legt sie auf den Körper auf und richtet ihre Spitze entweder vom Körper weg (auf diese Weise wird negative Energie in großer Menge aus dem Körper entfernt) oder zum Körper hin (so verleihen die Kristalle Ruhe und Ausgeglichenheit).

Bei *Kristallgruppen* handelt es sich um Rohstücke von Edelsteinen. Sie bestehen aus einer Ansammlung von *Kristallspitzen*. Manchmal findet man mit den Kristallgruppen auch noch einen Teil des Muttergesteins, auf dem die Steine gewachsen sind. Dies ist beispielsweise bei Amethystgruppen häufig der Fall. Gruppen sind sehr energiereich, dringen jedoch nicht allzu tief zu Organen vor wie Kristallspitzen. Stellt man sie im Raum auf, wirken sie klärend und belebend auf die Aura. Sie filtern negative Einflüsse heraus. Kristallgruppen eignen sich besonders gut für die Meditation. Von ihnen geht eine Ruhe aus, die den Betrachter zu sich selbst kommen lässt. Amethyst- und Bergkristallgruppen werden auch zum Aufladen gereinigter und entladener Heilsteine sowie Ketten verwendet.

Unter einer *Kristalldruse* versteht man eine Gesteinsblase, in deren Inneren sich die Kristallisation vollzogen hat. Die Wände der Druse sind mit mehr oder weniger großen Kristallen überzogen, die alle mit der Spitze zur Mitte gewachsen sind. Die bekanntesten Drusen im Handel sind die oft bis zu einem halben Meter großen Amethystdrusen, die als Zimmerschmuck sehr beliebt sind und auch als Mittelpunkt eines Zimmerbrunnens angeboten werden. Aber auch kleine Drusen sind erhältlich. Sie eignen sich hauptsächlich zum Aufladen gereinigter und entladener Heilsteine, wobei hier die Amethystdruse am häufigsten verwendet wird. Hinter einer Druse herrscht ein energetisch

Die bekanntesten Drusen im Handel sind die oft bis zu einem halben Meter großen Amethystdrusen, die auch als Zimmerschmuck sehr beliebt sind.

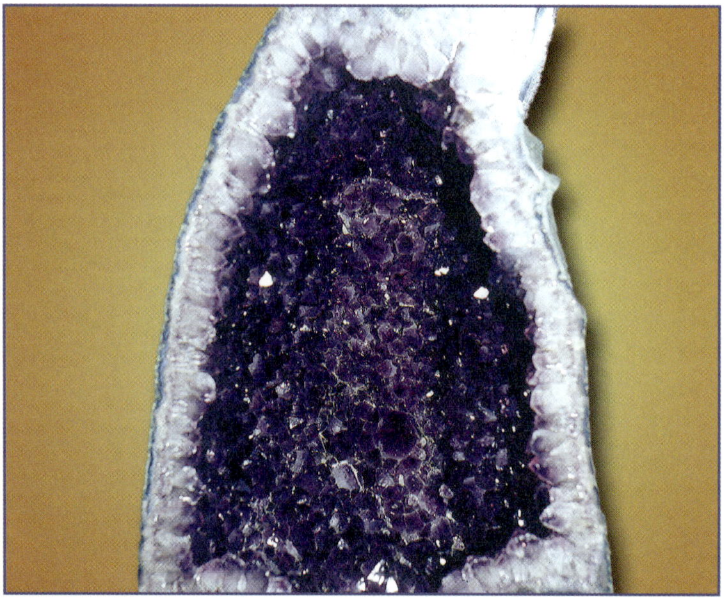

neutraler Raum; ihre Energie verströmt sie in Richtung ihrer Öffnung. Kristalldrusen eignen sich für die Unterstützung der Genesung und zur Vorbeugung von Krankheiten.

◇ **Kugeln:** Zu Kugeln geschliffene Steine strahlen nach allen Seiten mit gleichbleibender Energie. Sie sind ein beliebter Schmuckgegenstand für Wohnung und Büro. Kugeln wirken entstörend. Achten Sie beim Kauf darauf, dass eine Kugel pro Zentimeter Durchmesser ein Umfeld von 10 Quadratmetern »versorgt«.

◇ **Kugelketten:** Für Kugelketten werden Steine, die zu kleinen Kugeln geschliffen wurden, auf Ketten gezogen. Dabei sind einzelne Kugeln durch kleine Knoten voneinander getrennt. Auf diese Weise erreicht man, dass jede Kugel für sich wirkt und ein kräftiges Energiefeld erzeugt. Die Kraft der Steine dringt gleichbleibend kräftig und stark heilend in den Körper ein.

◇ **Pyramiden:** Sie eignen sich besonders gut zum Auflegen auf erkrankte Körperstellen bzw. auf die Hautpartien, die über erkrankten Organen liegen. Die Pyramidenform bündelt die Energie des Steins und gibt sie konzentriert in geradliniger Form an den Körper ab.

◇ **Rohsteine:** Als Rohsteine bezeichnet man unbehandelte Stücke von Steinen, wie man sie auf den Mineralienbörsen in Massen findet. Wegen ihrer zum Teil sehr scharfen Kanten und der spitzen Nadeln der Kristalle eignen sich Rohsteine nicht zum täglichen Herumtragen, jedoch zum Aufstellen im Raum.

◇ **Scheiben:** Steinscheiben filtern negative Energien und absorbieren schädliche Strahlen, beispielsweise Computer-, Erd- und Wasserstrahlen. Vor allem Achatscheiben mit ihrer gebänderten Optik und dem herrlichen Farbenspiel der einzelnen Schichten sind beliebte Schmuckstücke für Wohnung und Büro.

◇ **Trommelsteine:** Trommelsteine entstehen aus zugehauenen Rohsteinen, die in einer Trommelmühle (daher der Name der Steine) unter Schleifpulver so lange aneinander gerieben werden, bis sich ihre natürlichen Kanten abgeschliffen haben und dadurch gegenseitig abrunden. Damit wird der natürliche Vorgang des Abschleifens in Bächen und Flüssen nachgeahmt. Anschließend werden sie poliert. Sie eignen sich zum täglichen Gebrauch in der Tasche und auch zum Auflegen. Sie werden gebohrt und ungebohrt angeboten. Erstere haben eine Größe von ungefähr 2,5 bis 3 Zentimetern und können auch am Leder- oder Seidenband um den Hals getragen werden. Die Energie der Trommelsteine ist stark, sie dringt kräftig und tief in den Körper ein. Trommmelsteine versorgen den Anwender während des Tragens mit einen hohen Maß an Heilkraft und Schutz. Zudem stärken sie die Intuition des Anwenders.

Die unterschiedlichen Anwendungsformen

Es existieren viele Möglichkeiten, in den Genuss der Heilkraft eines Steines zu kommen. Man kann ihn zum Beispiel als Schmuck, Halskette, Amulett oder als Handschmeichler

Achtung:
Kristallspitzen eignen sich aufgrund ihrer starken energetischen Wirkung nicht zur Selbstbehandlung, sondern sollten immer von einem Therapeuten angewendet werden.

Bewahren Sie Ihre Heilsteine niemals in einem dunklen Kästchen oder einer dunklen Schublade auf. Heilsteine brauchen Licht, um ihre Wirkung entfalten zu können. Beachten Sie allerdings, dass nicht alle Steine Sonnenlicht vertragen. Genauere Informationen hierzu finden Sie bei den einzelnen Steindarstellungen.

Um böse Träume abzuhalten oder Schlafstörungen zu vermeiden, sollte man einen entsprechend wirksamen Heilstein (zum Beispiel Biotit, Heliotrop, Rosenquarz oder Topas) in Form eines Trommelsteins über Nacht unter das Kopfkissen legen.

griffbereit in der Tasche immer bei sich tragen. Man kann die Kräfte aber auch nutzen, wenn man regelmäßig eine Edelsteinessenz trinkt oder die Steine auf die betreffenden Körperpartien auflegt.

Die wichtigsten Anwendungsformen in der Edelsteintherapie sind wie folgt:

◇ **Tragen der Heilsteine:** Die einfachste Art, die Energie eines Heilsteins zu nutzen, besteht darin, ihn auf dem bloßen Körper zu tragen. Dazu eignen sich am besten Anhänger und Kugelketten, die man sich um den Hals hängt. Der Stein kann auch durch Kleidung bedeckt sein. Für den Hautkontakt eignen sich auch gut Rohsteine oder Trommelsteine bzw. Handschmeichler, die man in die Rock- bzw. Hosentasche stecken und so immer wieder in die Hand nehmen kann. Das Tragen von Heilsteinen empfiehlt sich vor allem dann, wenn man etwas für sich auf Dauer erreichen möchte.

◇ **Auflegen von Heilsteinen:** Bei akuten Beschwerden soll man die Heilsteine, beispielsweise Donuts oder Trommelsteine, direkt auf die betroffene Körperpartie legen. Bleiben Sie so ungefähr 20 Minuten lang liegen und ruhen Sie sich dabei aus. Wiederholen Sie diese Prozedur einmal täglich so lange, bis die Schmerzen vergangen sind. Bei sehr starken oder auch chronischen Schmerzen befestigt man einen Donut oder eine Scheibe mit antiallergischem Heftpflaster auf der betroffenen Körperstelle und lässt den Stein dort über Nacht – nicht jedoch länger als 12 Stunden – wirken. Genauere Angaben finden Sie bei den einzelnen Steinen.

◇ **Edelsteinwasser:** Edelsteinwasser eignet sich vor allem zur Vorbeugung von Mineralmangel. Auch organische Erkrankungen können so abgewehrt werden. Das Wasser stellt man wie folgt her: Füllen Sie ein Glas mit Quellwasser oder Mineralwasser (ohne Kohlensäure). Legen Sie dann einen oder mehrere Trommelsteine oder eine Steinkette in das Wasser und lassen Sie das Glas zugedeckt über Nacht stehen. Nehmen Sie dann die Steine bzw. die Kette aus dem Wasser, und trinken Sie das Wasser in kleinen Schlucken am Morgen auf nüchternen Magen oder über den Tag verteilt jeweils vor den Mahlzeiten.

◇ **Steinkreise:** Ein Steinkreis besteht aus mindestens vier, besser jedoch aus acht meist gleichen Steinen. Man setzt oder stellt sich in die Mitte des Steinkreises. Der Kreis darf weder zu klein (dies verursacht Druck und Hitze und die Energie steigt zu Kopf) noch zu groß sein (Leere und Kälte sind die Folge und dadurch sinkt der Blutdruck). Der Steinkreis eignet sich beispielsweise zum Meditieren, doch sollte eine Zeit von 15 Minuten nicht überschritten werden.

◇ **Edelsteinmeditation:** Die Meditation ist seit jeher eine hervorragende Ergänzung zu jeder Therapie. Sie wirkt besonders auf der Gefühlsebene und klärt die Emotionen. Wenn man jegliche Mystik beiseite lässt, bedeutet Edelsteinmeditation nichts anderes, als sich in entspannter und aufrechter Haltung sitzend der Betrachtung eines Steines hinzugeben. So kann man einen innigen Zugang zu einem Stein und seine innewohnende Kraft erhalten.

Heilsteine und Tierkreiszeichen

Heilsteine wirken durch ihre Farbe, durch die in ihnen enthaltenen Mineralien, durch die steinspezifischen Schwingungen und auch durch ihre Affinität zu einem Sternzeichen. Dabei unterstützen sie positive und/oder mildern schwierige Eigenschaften des jeweiligen Tierkreiszeichens.

Natürlich kann die Zuordnung bestimmter Heilsteine zu den entsprechenden Sternzeichen nur sehr allgemein gehalten werden, ähnlich wie ein Horoskop, das lediglich auf einem Sternzeichen beruht, Planetenkonstellation, Geburtszeit, Aszendenten etc. aber nicht berücksichtigt. Möchten Sie also nicht nur wissen, welcher Stein zu Ihrem Sternzeichen passt, sondern auch, welcher Stein aufgrund Ihrer Geburtsdaten für Sie infrage kommt, dann müssen Sie einen Astrologen konsultieren, der auch mit der Edelsteinheilkunde vertraut ist.

Hier nun eine allgemeine Aufstellung der den zwölf Sternzeichen zugeordneten Heilsteine:

◇ **Widder**
Datum: 21. März bis 20. April
Element: Feuer
zugeordneter Planet: Mars
Steine für den Widder: Grant, Rubin, Feueropal, Jaspis, Diamant

◇ **Stier**
Datum: 21. April bis 20 Mai
Element: Erde
zugeordneter Planet: Venus
Steine für den Stier: Achat, Aventurin, Chrysokoll, Karneol, Lapislazuli, Rosenquarz, Saphir, Smaragd, Turmalin

◇ **Zwillinge**
Datum: 21. Mai bis 21. Juni
Element: Luft
zugeordneter Planet: Merkur
Steine für den Zwilling: Citrin, Goldtopas, Tigerauge, Türkis

◇ **Krebs**
Datum: 22. Juni bis 22. Juli
Element: Wasser
zugeordneter Planet: Mond
Steine für den Krebs: Chalcedon, Karneol, Mondstein, Olivin, Opal, Rubin, Smaragd

◇ **Löwe**
Datum: 23. Juli bis 23. August
Element: Feuer
zugeordneter Planet: Sonne
Steine für den Löwen: Bergkristall, Diamant, Goldtopas, Granat, Sonnenstein, Tigerauge

◇ **Jungfrau**
Datum: 24. August bis 23. September
Element: Erde
zugeordneter Planet: Merkur
Steine für die Jungfrau: Azurit, Jaspis, Karneol, Tigerauge

◇ **Waage**
24. September bis 23. Oktober
Element: Luft
zugeordneter Planet: Venus
Steine für die Waage: Aquamarin, Jade, Koralle, Saphir, Smaragd, Turmalin

Konsultieren Sie einen Astrologen, der mit der Edelsteintherapie vertraut ist, wenn Sie nicht nur allgemein wissen wollen, welcher Stern zu Ihrem Sternzeichen passt, sondern auch, welcher Stein im Hinblick auf Ihre genauen Geburtsdaten speziell infrage kommt.

◇ **Skorpion**
Datum: 24. Oktober bis 22. November
Element: Erde
zugeordneter Planet: Pluto
Steine für den Skorpion: Achat, Citrin, Granat, Hämatit, Rubin

◇ **Schütze**
Datum: 23. November bis 21. Dezember
Element: Feuer
zugeordneter Planet: Jupiter
Steine für den Schützen: Amethyst, Lapislazuli, Saphir, Topas, Türkis

◇ **Steinbock**
Datum: 22. Dezember bis 20. Januar
Element: Erde
zugeordneter Planet: Erde
Steine für den Steinbock: Bergkristall, Chrysopras, Onyx, Rauchquarz, Turmalin (schwarz)

◇ **Wassermann**
Datum: 21. Januar bis 19. Februar
Element: Luft
zugeordneter Planet: Uranus
Steine für den Wassermann: Aquamarin, Jade, Lapislazuli, Onyx, Saphir, Türkis

◇ **Fische**
20. Februar bis 20. März
Element: Wasser
zugeordneter Planet: Neptun
Steine für den Fisch: Amethyst, Aquamarin, Koralle, Opal, Perle, Mondstein, Türkis

Heilsteine von A bis Z

Achat

Der Achat besitzt aufgrund der verschiedenen Einlagerungen eine sehr breite Farbenpalette. Bereits in der Antike war er als Schmuck- und Heilstein sehr begehrt. Auch heute noch erfreuen sich Achatanhänger oder -ketten großer Beliebtheit

Der Achat ist aus farblich unterschiedlichen Schichten aufgebaut und wird deshalb auch als Lagenstein bezeichnet. Der berühmte Skarabäus der alten Ägypter wurde aus solchen Lagensteinen geschnitzt.

Der Achat in der Geschichte

Seit Menschengedenken gehören Achate wegen ihrer unterschiedlichen Farben und Muster zu den beliebtesten Schmuck- und Heilsteinen. Der Name soll auf den in der antiken griechischen Literatur erwähnten Fluss *Achates* auf Sizilien zurückzuführen sein, wo angeblich auch die ersten Achate entdeckt wurden. Die alte deutsche Bezeichnung lautet *Agestein*, in den Alpenregionen spricht man auch vom *Augenstein*.

Die Schönheit und den vielfältigen Ausdruck des Achats rühmte bereits in der Antike der griechische Philosoph und Naturforscher Theophrastos (371–287 v. Chr.). Die Griechen waren es auch, die bereits das Schneiden und Schleifen von Achaten meisterlich beherrschten. Noch heute zeugen Gemmen und andere Schmuckstücke, die man in Kunstmuseen und Antikensammlungen bewundern kann, von dieser Blütezeit der Edelsteinbearbeitung.

Die Römer, die von den Griechen diese Kunstfertigkeiten übernahmen, vervollständigten ihr Können durch Kenntnisse und Überlieferungen asiatischer und afrikanischer Volksstämme. Nach dem Untergang Roms kam es in Byzanz zu einem neuen Höhepunkt der kunstvollen Bearbeitung von Achaten, als es gelang, die Farben der Steine durch bestimmte Brennmethoden zu intensivieren.

Die Kenntnisse der Farbveränderungen durch Brennen, insbesondere die des Schwarzfärbens von Achaten, ließen schließlich auch in Deutschland im 18. Jahrhundert vor allem die Edelsteinindustrie in Idar-Oberstein aufblühen, wo man Achatwaren in Silber und Gold (sog. *Bijouterie fausse*) fasste.

Vorkommen, Entstehung und Erscheinungssystem

Den Achat findet man aufgrund seiner Entstehung in ehemaligen vulkanischen Regionen, in Deutschland beispielsweise bei Idar-Oberstein, im Schwarzwald und in Sachsen. Zu den heute bedeutenden Fundorten gehören Brasilien, Mexiko, Indien, Uruguay, Madagaskar, die USA und Australien.

Der Achat entsteht vermutlich bei Temperaturen um 575 °C in den Hohlräumen, die beim Erkalten des Lavastroms durch Gasblasen gebildet werden. Diese Hohlräume füllen sich mit heißer Kieselsäurelösung, die dann

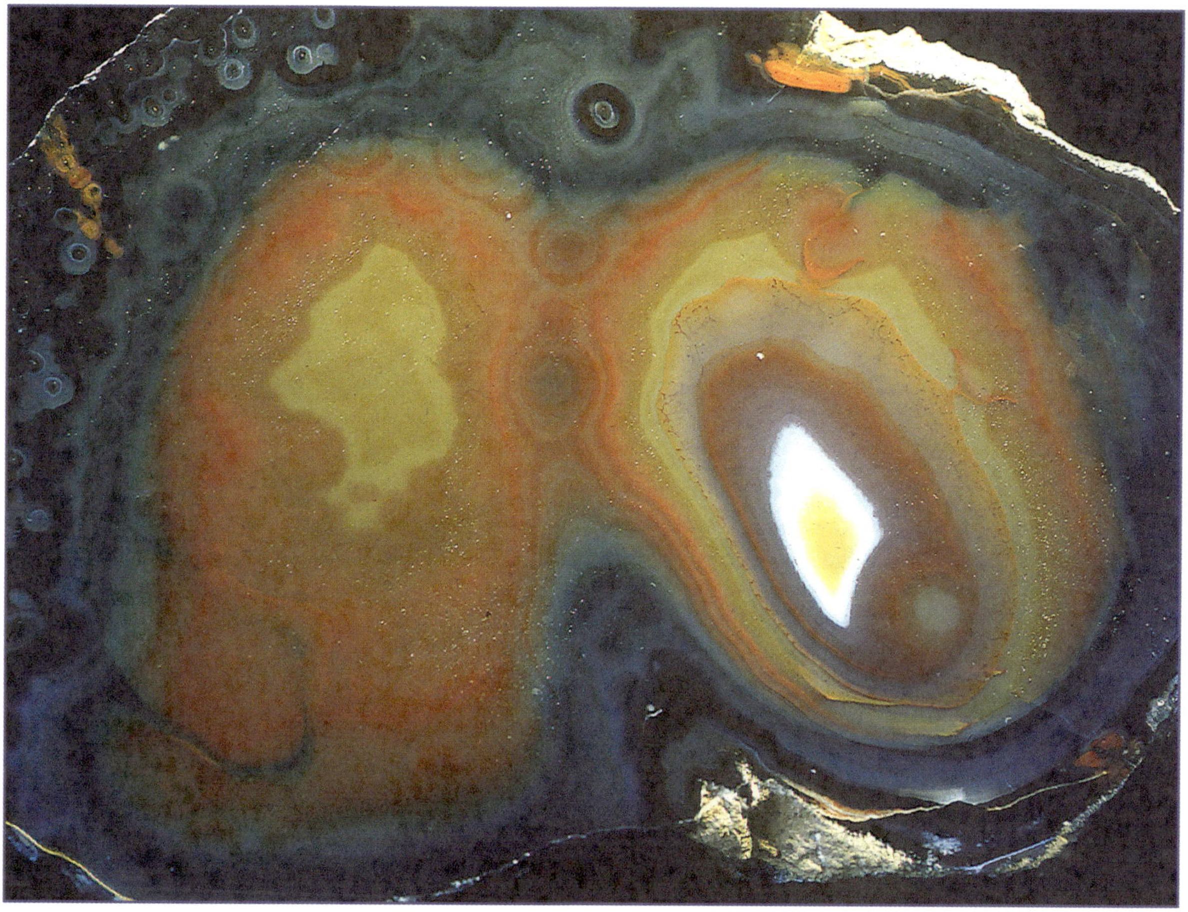

beim langsamen Erkalten zu Quarz erstarrt und sich in mehreren Schichten an den Wänden des Hohlraums ablagert. Diese schichtweise Anordnung führt zu den für den Achat typischen vielfältigen Zeichnungen und Mustern. Die bei diesem Vorgang eingelagerten Fremdstoffe (Eisen, Mangan, Chrom und andere Metalle) verleihen dem Achat ferner eine außerordentlich breite Farbenpalette.

Die unzähligen Muster und Farben sind dafür verantwortlich, dass kein Achat dem anderen gleicht. Typisch für jeden Stein sind jedoch die Bänderungen, die entweder farblich oder auch strukturell deutlich voneinander abgegrenzt sind. Fachleute und Laien haben den verschiedenen Ausformungen vielerlei Namen verliehen, so beispielsweise *Augenachat* (Achat mit kreisförmigen Strukturen), *Feuerachat* (mit bunt schillernden Edelopalen), *Landschaftsachat* (mit Zeichnungen, die Landschaftsbildern ähneln), *Dendritenachat* (mit Einschlüssen aus Eisen- oder Mangannadeln, die Farnen ähneln).

Schließlich gibt es auch graue, schwarze, grüne, blaue, orange, gelbe und weiße Achate, die jedoch im Vergleich zu roten oder braunen sehr sel-

Achat

Mineralklasse
Oxide, Quarz-Gruppe

Kristallsystem
trigonal

Chemische Formel
SiO_2 + Al, Ca, Fe, Mn, Cr

Härte
6,5 bis 7

Verwechslung
Feuerstein, Hornstein
Jaspis

In der Antike als Glücksbringer geschätzt, gilt der Achat auch heute noch als Schwangerschaftsstein für Mutter und Kind. Um seine ganze Heilkraft zu entfalten, sollte der Achat direkt auf der Haut getragen werden.

ten anzutreffen sind. Manchmal sind im Inneren eines Steins Kristalle anderer Quarzgesteine eingeschlossen, so zum Beispiel Amethyst, Bergkristall oder Rauchquarz.

Heilwirkung

SEELE: Löst innere Spannungen und verleiht dem Träger das Gefühl von Geborgenheit und Sicherheit, schützt vor Depressionen und negativen äußeren Einflüssen.

GEIST: Achate erleuchten den Geist; sie fördern das logische Denken, sodass Probleme leichter gelöst werden können.

KÖRPER: Auch heute noch wird der Achat häufig als Schutzstein während der Schwangerschaft verwendet. Er schützt das ungeborene Kind vor Fehlbildungen sowie Behinderungen und die Mutter vor fiebrigen Erkrankungen, Abort und Frühgeburt. Er verringert den Geburtsschmerz, weshalb ihn vor allem Frauen tragen sollten, die ihr erstes Kind erwarten.

Der Achat wirkt lindernd bei Kopfschmerzen, rheumatischen Erkrankungen, Hautleiden, Harnwegsinfektionen und müden Augen. Außerdem wirkt der Achat keimtötend.

VOLKSGLAUBE: In der Antike glaubte man, dass der Achat ein Heilmittel gegen Skorpionstiche und Spinnengift sei. Er wurde zerrieben und direkt auf die Wunde gestreut oder in Wein gelöst getrunken. Um sich vor Stichen und Bissen giftiger Tiere zu schützen trug man dauernd ein Achatamulett. Außerdem galt der Achat als ein Schutzstein gegen Blitz, schwarze Magie und böse Geister.

Vor allem Streifen- sowie mehrfarbige Achate sollen helfen, Glück und Reichtum zu mehren. Sie bewahren das Hab und Gut vor Dieben. Glaubt man den Überlieferungen, so finden diejenigen Männer, die einen Achat mit sich tragen, bei Frauen mehr Aufmerksamkeit.

Wie wendet man den Achat an?

Er sollte immer direkt auf der Haut getragen werden, und zwar auf den betroffenen Körperregionen. Man kann auch ein Edelsteinelixier herstellen: Dazu legt man einen Stein über Nacht in reines Wasser und trinkt dann die Lösung.

Soll er als Schutzstein wirken, dann sollte er immer getragen werden, beispielsweise als Achatkette. Um in den Genuss der psychischen und geistigen Wirkung des Edelsteins zu kommen, sollte man ihn regelmäßig in entspannter Atmosphäre betrachten.

Der Stein sollte einmal im Monat unter fließendem lauwarmem Wasser gereinigt und entladen werden.

Alabaster

Den Alabaster hat Hildegard von Bingen in ihren Schriften als Heilstein aufgeführt, obwohl sie ihm keine besondere Heilwirkung zuerkennt. In der heutigen Edelsteintherapie spielt er auch keine Rolle mehr.

Nur ein Stein für den Notfall

Der Alabaster soll seinen Namen nach der oberägyptischen Stadt Alabastron haben. Doch wird er schon im Altertum nicht wegen seiner heilenden Wirkung geschätzt. Vielmehr wurde er aufgrund seiner leichten Schleif- und Polierbarkeit zur Herstellung von Gefäßen, Statuen, Tierfiguren und Tempelschmuck verwendet.

Der Alabaster in der Hildegard-Medizin

Der Alabaster gehört zu den weniger bekannten Heilsteinen bei Hildegard von Bingen. Sie betont lediglich die gewisse »Neutralität« des Steins. Ihre Meinung ist: »Der Alabaster hat keine rechte Wärme und keine rechte Kälte in sich, sondern er ist sozusagen lauwarm, so daß keine Heilwirkung in ihm gefunden werden kann.«

Vorkommen, Entstehung und Erscheinungssystem

Bei Alabaster handelt es sich um feinkörnigen, reinweißen Gips, der meist pastellfarben getönt ist. Er entsteht an Ufern und auf dem Grund von Salzseen sowie in Buchten oder flachen Meeresbecken. Durch die Verdunstung des Wassers erhält sich die Konzentration von Calcium und Sulfaten, sodass die Salze »ausfallen« und sich zu Alabaster formen. Da dieser Prozess bei normalen Temperaturen abläuft, betont Hildegard wohl auch die »laue Wärme« des Alabasters.

Alabaster findet man in großen Lagerstätten in Ägypten, Frankreich, England, Italien, Österreich, Polen, Spanien, Russland, Kasachstan und in den USA.

Heilwirkung

Der Alabaster hemmt nach Hildegard von Bingen energetische und Stoffwechselprozesse, weshalb er als Heilstein nur äußerst selten angewendet wurde und wird.

Die Ausnahme bilden Situationen, in denen die Emotionen für den Menschen nicht mehr erträglich sind und ihn völlig beherrschen. Hier kann der Alabaster – jedoch nur für einige wenige Augenblicke – in die Hand genommen und betrachtet werden, um die aufwühlenden Gefühle für kurze Zeit einzudämmen. Diese Phase sollte man dann dazu nützen, die Probleme zu überdenken – eventuell mit Hilfe anderer Edelsteine.

Alabaster kann aufwühlende Gefühle für kurze Zeit unterdrücken.

Alabaster

Chemische Formel

$CaSO_4 \times 2H_2O$

Härte

1,5 bis 2

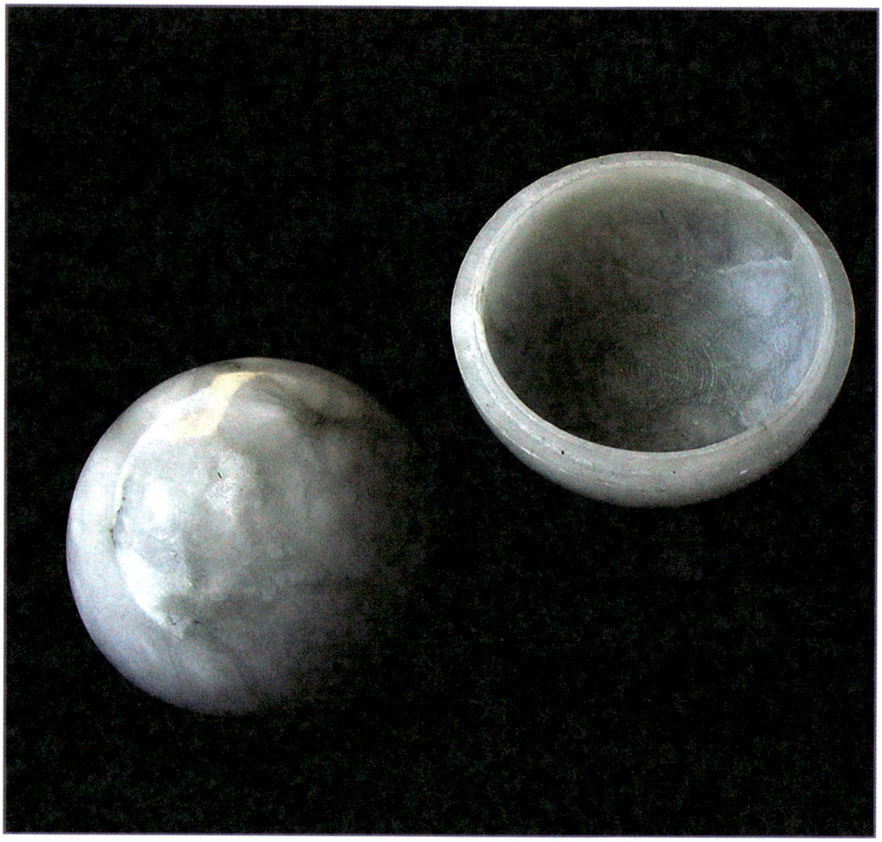

Alabaster wurde schon im Altertum wegen seiner leichten Schleif- und Polierbarkeit zur Herstellung von Gefäßen, Statuen, Tierfiguren und Tempelschmuck verwendet.

Amazonit

Der Amazonit zählt zu den heiligen Steinen der Indianervölker Nord-, Mittel- und Südamerikas, von denen er auch heute noch als »Amazonenstein« verehrt wird.

Der heilige Stein der Indianer

Über den Amazonit ist immer noch nicht allzu viel bekannt, da er erst im 18. Jahrhundert als *Grün-Feldspat* klassifiziert wurde. Man weiß, dass er zu den heiligen Steinen der in Nord-, Mittel- und Südamerika lebenden Indianerstämme gehört, die ihn auch heute noch als Schmuck- und Heilstein sehr schätzen.

In den Reiseberichten von Alexander von Humboldt kann man nachlesen, dass der Gelehrte in Brasilien am Rio Negro auf Menschen traf, die Amulette aus Amazonit getragen haben. Sie berichteten ihm, dass diese Steine »aus dem Land der Weiber ohne Männer« kommen. Der Name Amazonit leitet sich folglich also nicht vom Fluss *Amazonas* ab, sondern von jenem sagenumwobenen Land der »Frauen ohne Männer«, also der indianischen Amazonen.

Vorkommen, Entstehung und Erscheinungssystem

Die bekanntesten Fundorte liegen im US-Staat Colorado, in Brasilien, Madagaskar, Russland, Namibia, Mosambik und Norwegen. Der Amazonit gehört als grüner Feldspat zu einer sehr weit verbreiteten Mineralien-Gruppe, zu der auch beispielsweise der Mondstein zählt. Er entsteht wie alle Feldspate bei der Erkaltung von heißem Magma. Kupfereinschlüsse verleihen dem Amazonit seine grüne bis bläulich grüne Farbe.

Der Amazonit gehört zu den klassischen Heilsteinen und wird heute als Schmuckstein in den unterschiedlichsten Formen (roh, kristallin, geschliffen) angeboten.

Heilwirkung

SEELE: Wirkt beruhigend und stimmungsausgleichend, unterstützt seinen Träger bei der Trauerarbeit, löst Beklemmungen und lindert Depressionen, fördert den ruhigen Schlaf, verhilft zu mehr Vertrauen und verleiht Lebensfreude.

GEIST: Hilft, das Leben wieder selbst kontrollieren zu können, indem er Verstand und Gefühl harmonisch miteinander verbindet.

KÖRPER: Stärkt das Nervensystem und soll sogar Gehirnerkrankungen positiv beeinflussen. Nervenschmerzen sowie Verspannungen in Rücken und Nacken werden gelindert. Aber auch bei Herzbeschwerden, Stoffwechselstörungen sowie Kopfschmerzen und

Nervöse Menschen sollten den Amazonit, z.B. als Amulett oder Kette, direkt auf der Haut tragen. Er sorgt für ein harmonisches inneres Gleichgewicht.

Amazonit

Mineralklasse
Gerüst-Silikat

Kristallsystem
triklin

Chemische Formel
$K[Al\,Si_3O_8] + Cu, Na\,Pb$

Härte
6 bis 6,5

Verwechslung
Jade
Türkis

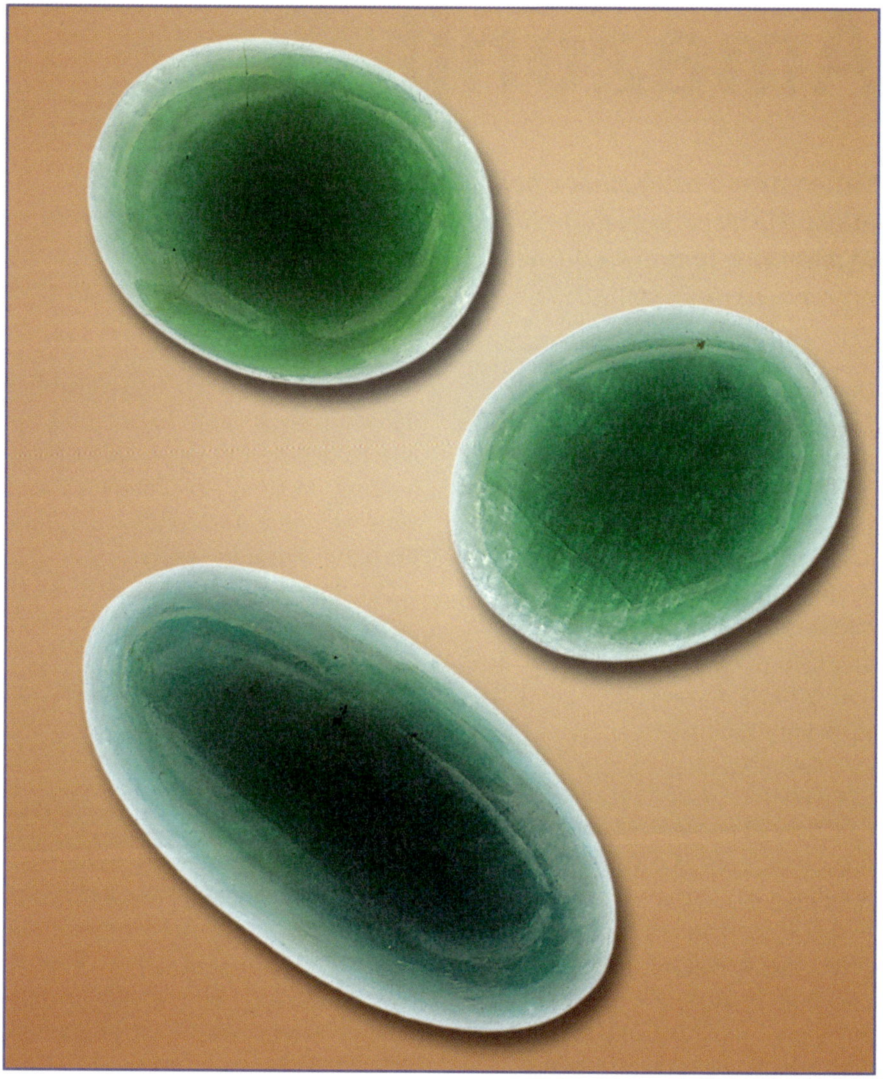

Zur Herstellung von Edelsteinwasser oder -elixier eignen sich vor allem die kleinen Kristalle.

Migräne wird der Amazonit in der Edelsteintherapie eingesetzt.

Wie wendet man den Amazonit an?

Bei Verspannungen und Schmerzen soll ein Stein als Scheibe oder eine Kette mit mehreren Steinen direkt auf die betroffene Körperregion aufgelegt werden. Gegen psychische Beschwerden hilft auch ein Edelsteinelixier. Dazu gibt man den Stein über Nacht in ein Glas reines Wasser und deckt es ab. Am nächsten Tag trinkt man das Wasser schluckweise in mehreren Portionen.

Einmal wöchentlich sollte man den Amazonit unter fließendem lauwarmem Wasser reinigen und entladen. Anschließend lässt man ihn eine Stunde in der Sonne liegen.

Amethyst

Der Amethyst ist ein sehr beliebter Schmuckstein. Man findet ihn häufig in Bischofsringen gefasst, da er als Symbol für Frieden, Reinheit und Keuschheit steht. Deshalb befindet er sich auch stets im sogenannten Fischerring des Papstes.

Geschichte und Mythos des Amethyst

Die Bezeichnung *Amethyst* kommt aus dem Griechischen *(améthystos)* und bedeutet soviel wie »vor Trunkenheit bewahren« oder »unberauscht«. Im antiken Griechenland trug man den Stein als Amulett, das gegen Trunkenheit, Zauberei, Heimweh und böse Gedanken helfen sollte.

Die buddhistischen Mönche in Indien verwenden Amethyste beim Meditieren – etwa so wie bei uns die Gläubigen den Rosenkranz. Amethyste zierten auch den Schmuck der germanischen Könige und Herzöge.

Hildegard von Bingen schrieb dem Edelstein – sie nannte ihn *Ametistus* – eine positive Wirkung bei fleckiger Haut, Insektenstichen und Spinnenbissen sowie Läusebefall zu.

Vorkommen, Entstehung und Erscheinungssystem

Die bekanntesten Fundorte liegen in Brasilien, Uruguay, Mexiko, Australien, Namibia und Sambia.

Der Amethyst entstand vor vielen Millionen Jahren im Rahmen magmatischer Prozesse. Im Vulkangestein bildeten sich Hohlräume, in welche heiße Kieselsäurelösung hineinfloss und dort beim Erkalten der Magma auskristallisierte. Dabei vermischten sich z. B. Eisen-, Mangan- oder Aluminium-Lösungen mit der Kieselsäure.

Für die blauviolette Färbung des Amethysts ist vierwertiges Eisen verantwortlich, das aus zweiwertigem Eisen durch radioaktive Strahlung des umgebenden Gesteins entsteht.

Interessant ist die Kristallisation: Der Amethyst kristallisiert in sechseckigen Prismen; sind diese oben spitz, spricht man von einem männlichen, bei abgeflachten Prismen von einem weiblichen Kristall.

In der Edelsteintherapie verwendet man weibliche Steine für männliche Patienten und umgekehrt männliche Steine für weibliche Patienten. Möchte man hingegen geschlechtsspezifische Eigenschaften stärken, so sollte man den Kristall des jeweils eigenen Geschlechts bevorzugen.

Große Amethystkristalle sind sehr selten und folglich auch teuer. Kleine Kristalle kommen sehr häufig vor, sind günstiger und werden meist zu Kugelketten, Auflagen und Trommelsteinen verarbeitet.

Heilwirkung

SEELE: Hilft bei der Bewältigung von Trauerarbeit, wirkt beruhigend und schafft innere Harmonie.

GEIST: Fördert die Konzentrationsfähigkeit und die geistige Regheit, verleiht

Amethyst

Mineralklasse
Oxide

Kristallsystem
trigonal

Chemische Formel
SiO_2 +
(Al, Fe, Ca, Mg, Li, Na)

Härte
7

Verwechslung
Fluorit
Skapolith
Spinell

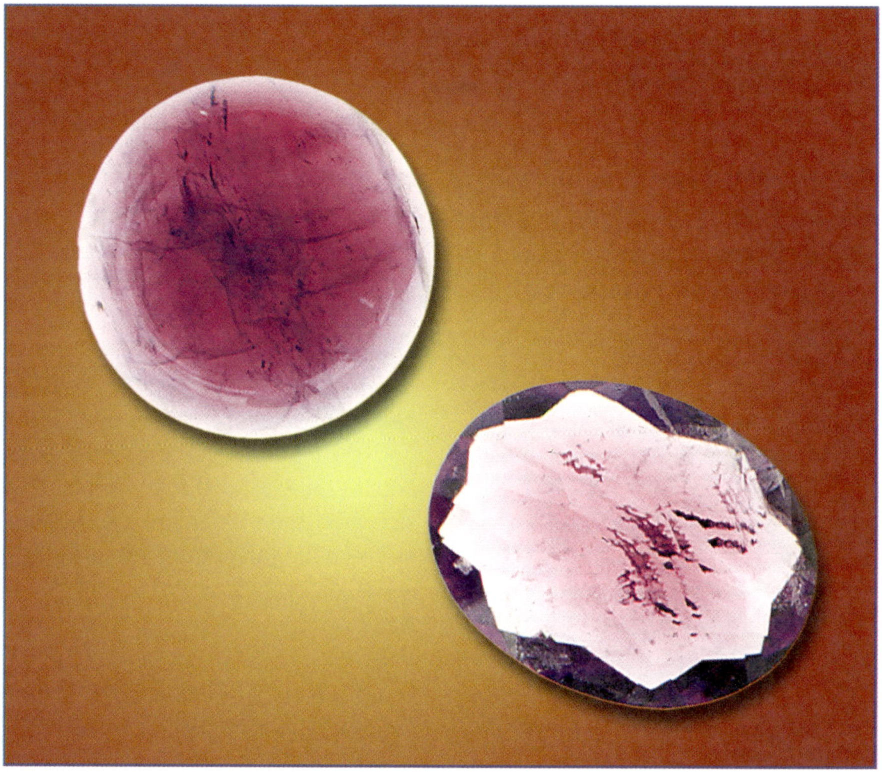

Amethystwasser verhilft zu einer besseren Haut, indem es die Haut nicht nur pflegt, sondern auch die Poren von Mitessern und Schmutz befreit. Außerdem unterstützt es die Haut bei der Speicherung von Feuchtigkeit.

seinem Träger Wärme, Geborgenheit und Harmonie.

KÖRPER: Lindert Migräne und auch stressbedingte Kopfschmerzen, hilft bei Schwellungen, Prellungen, Verletzungen und sogar bei Haarausfall. Ferner positive Wirkungen bei Atemwegserkrankungen, Hautleiden wie z.B. Akne, Krampfadern und Durchfall.

VOLKSGLAUBE: Schützt vor Gicht und bewahrt – unter das Kopfkissen gelegt – den Schlafenden vor bösen Träumen.

Wie wendet man den Amethyst an?

In den Genuss der geistigen und psychischen Wirkung kommt man, wenn man Amethystdrusen im Raum aufstellt. Auch das regelmäßige ruhige Betrachten eines Amethystkristalls hilft bei seelischen oder mentalen Problemen.

Gegen körperliche Erkrankungen sollte man den Stein im Bereich der betroffenen Organe direkt auf die Haut auflegen oder aber das Edelsteinelixier einnehmen (beispielsweise bei Darmbeschwerden) bzw. dieses verdünnt auf die Haut auftragen (so zum Beispiel bei Hautunreinheiten).

Amethyste sollten monatlich unter fließendem warmem Wasser gereinigt und entladen werden.

Achtung: Die Steine dürfen auf keinen Fall in die Sonne gelegt werden, da sie sonst verblassen.

Antimonit

Der Antimonit, ein Antimonsulfid, ist das wohl bedeutendste Antimonerz. Aufgrund seiner geringen Härte kann er sehr leicht zu Pulver verarbeitet werden.

Die Schminke der alten Ägypter

Der Antimonit ist die dunkle Schwefelverbindung des Antimons, ein Element mit vorwiegend metallischem Charakter.

In der Antike war der Antimonit als *Stibitum* bekannt, was vom ägyptischen *Stem* abgeleitet wurde. Bei Stem wiederum handelt es sich um eine von den Frauen im alten Ägypten verwendete Farbe für die Augenlider, die aus natürlich vorkommendem Antimonit hergestellt wurde.

Die antiken Gelehrten Dioskurides und Plinius hielten in ihren Aufzeichnungen fest, dass die ägyptischen Frauen das Antimonerz aus Arabien bezogen, dieses pulverisierten und in reich verzierten Porzellangläschen aufbewahrten. Mit einem Messingstäbchen streuten sie schließlich das Pulver in den Bindehautsack.

Im Altertum trug man pulverisierten, mit tierischem Fett zu einer Salbe vermischten Antimonit zur schnelleren Heilung auf Wunden und Geschwüre auf. Pulverisierter Antimonit allein wurde äußerlich gegen Fisteln, Blutungen und tränende Augen angewendet.

Der Name *Stibitum* blieb dem Antimonit noch bis ins 11. Jahrhundert erhalten. Erst dann wurde der Begriff *Antimonium* geprägt, was soviel heißt wie »Blüte« oder »Ausblühung«. Im 15. Jahrhundert gab man dann dem Antimonit den Namen *Speißglas*. Erst seit dem 19. Jahrhundert – 400 Jahre später also – gilt *Antimonit* als offizieller Name.

Aufgrund seines Erscheinungsbildes (lange, silbrig glänzende Kristalle, die wie die Strahlen der Sonne von einem Punkt ausgehen) erhielt der Antimonit im Volksmund noch weitere Namen wie z.B. *Grauspeißglanz* oder *Antimonglanz*.

Der griechische Gelehrte Dioskurides (1. Jahrhundert n. Chr.) war Militärarzt unter den römischen Kaisern Claudius und Nero. Er verfasste das für Antike und Mittelalter maßgebende Lehrbuch für Pharmakologie, Pharmazie und Botanik. Plinius der Ältere (24–79 n. Chr.) war der Verfasser der *Historia naturalis*, einem Kompendium des gesamten naturwissenschaftlichen Wissens seiner Zeit.

Vorkommen, Entstehung und Erscheinungssystem

Der Antimonit kommt auf selbstständigen Antimon-Quarzgängen oder begleitend auf Blei- bzw. Silbergängen (beispielsweise im Mittelgebirge des Harz) vor und entsteht aus niedrig temperierten Lösungen.

Zum Teil sehr reiche Fundstätten sind in der Tschechischen Republik, in Frankreich (in der Auvergne), in Algerien, China, Südafrika und vor allem in Bolivien.

Das Mineral kommt in Form bleigrauer, stark metallisch glänzender, nadel- bzw. sitftförmiger Aggregate vor. Meistens findet man den Antimonit jedoch als derbe Masse vor.

Antimonit

Mineralklasse
Sulfide

Kristallsystem
rhombisch

Chemische Formel
Sb_2S_3 + Fe, Cu, Pb, Zn + (Co, Ag, Au)

Härte
2

Verwechslung
andere Sulfide wie z. B. Bismuthinit

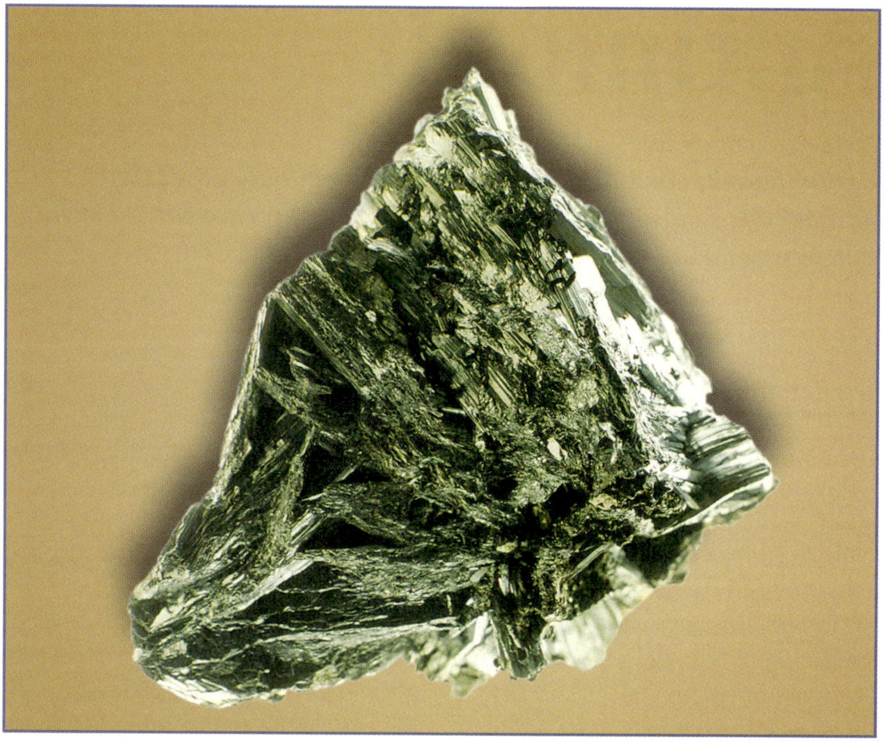

Im 17. und 18. Jahrhundert wurden in Klöstern Trinkbecher aus Antimonmetall hergestellt. Der spezifische Nachgeschmack, der in Verbindung mit Alkohol entsteht, sollte den häufig sehr trinkfreudigen Mönchen die Freude am Alkohol verderben.

Heilwirkung

SEELE: Antimonit hilft, sich gegenüber anderen Menschen abzugrenzen, eigene Gefühle zu kontrollieren (z. B. »Frustessen«), sich mehr auf sich zu konzentrieren und andere sich selbst zu überlassen. Antimonit bessert schlechte Laune bei Vollmond; traurige Gefühle können leichter überwunden werden.

GEIST: Fördert das sachgerechte Überlegen und Handeln.

KÖRPER: Beschleunigt die Wundheilung, lindert Hauterkrankungen (beispielsweise Psoriasis und Schuppenflechte), wirkt bei trockener, rissiger Haut sowie Ekzemen und juckenden Ausschlägen, hilft außerdem bei Magen-Darm-Beschwerden wie Übelkeit, Erbrechen, Verdauungsstörungen sowie Sodbrennen.

Wie wendet man den Antimonit an?

Gegen körperliche Beschwerden sollte man einzelne Antimonitkristalle direkt auf die Haut legen – dabei sehr vorsichtig sein, weil der Antimonit sehr empfindlich ist. Große Kristallaggregate können zur vollen Entfaltung ihrer Kraft für Geist und Seele im Raum aufgestellt werden.

Wegen seiner Empfindlichkeit darf der Antimonit nicht mit Wasser gereinigt werden. Man sollte ihn deshalb zum Reinigen in ein Schale mit Hämatit-Trommelsteinen und zum Aufladen an die Sonne legen.

Apophyllit

Der Apophyllit – ein »sanfter« Stein – ist erst seit relativ kurzer Zeit als Heilstein bekannt. Er löst Verkrampfungen der Nerven und wirkt entspannend auf die Seele.

Ein »neuer« Stein

Den Apophyllit kennt man erst seit Mitte des 18. Jahrhunderts. Der französische Mineraloge René Juste Haüy (1743–1822) gab dem Stein seinen Namen (aus griechisch *apo* = »ab« und *phyllon* = »Blatt«, also »abblättern«) und bezeichnete damit eine typische Eigenschaft des Apophyllits: Wenn man den Stein stark erhitzt, spaltet er sich in einzelne »Blätter« auf. Wegen der perlmuttartig glänzenden Bruchstellen nennt man ihn in Deutschland auch *Fischaugenstein*.

Vorkommen, Entstehung und Erscheinungssystem

Fundstätten befinden sich hauptsächlich in Indien, Island, Norwegen, Australien, Mexiko und Brasilien. Die Färbungen variieren von Weiß über Rosa und Hellgrün bis zu Smaragdgrün. Der Apophyllit entsteht aus sehr dünnflüssigen fluorhaltigen Kieselsäurelösungen, die in Hohlräumen von vulkanischem Gestein erkalten.

Beim Apophyllit handelt es sich um eine Verbindung aus Kalium, Calcium, Fluorit und Silizium. Wegen des Wassergehalts lassen sich die einzelnen Silikatschichten relativ leicht gegeneinander verschieben. Dadurch erklärt sich auch die gute Spaltbarkeit des Kristalls.

Die rechteckigen und häufig doppelendigen Apophyllitkristalle bilden oft blätterartige Aggregate und können entweder vierflächige oder quadratische Spitzen haben. Man spricht dann von einem pyramidalen bzw. würfeligen Habitus.

Heilwirkung

SEELE: Seelische Blockaden, die man selbst noch gar nicht wahrgenommen oder ins Unbewusste verdrängt hat, werden aufgedeckt. Der Stein verleiht Zuversicht für neue Lebenssituationen und hilft seinem Träger außerdem, wieder auf einen zufriedeneren und glücklicheren Lebensweg zu gelangen; er vertreibt Ängste und sorgt für eine ausgeglichene Stimmung.

Unter allen Apophylliten gilt der grüne als der Schutz- und Heilstein mit der kräftigsten Wirkung.

GEIST: Verschafft Gedankenklarheit und löst negative Gedankenmuster.

KÖRPER: Wichtiger Heilstein bei Lähmungen der motorischen Nerven, schützt vor Gesichtslähmungen und Trigeminusneuralgien bzw. lindert dieselben. Ferner wird er als Therapiestein bei Multipler Sklerose und Rückenmarktumoren eingesetzt, er hilft bei Atemwegsbeschwerden, vor

Apophyllit

Mineralklasse

Schichtsilikate

Kristallsystem

tetragonal

Chemische Formel

$KCa_4[F/(Si_4O_{10})_2] \times 8H_2O$

Härte

4,5 bis 5

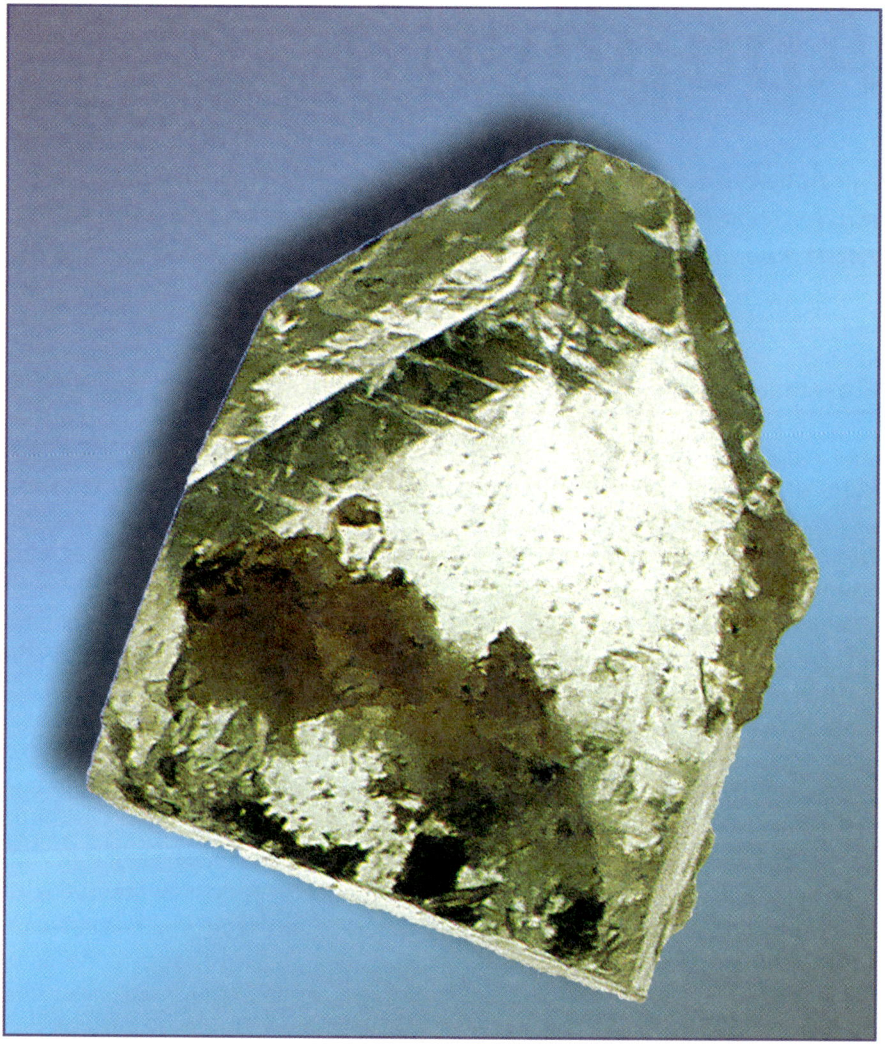

Besonders schöne Apophyllitkristalle kommen aus Indien.

allem bei Asthma, und er unterstützt die Regeneration von Haut und Schleimhaut.

Wie wendet man den Apophyllit an?

Gegen körperliche Beschwerden sollte man Apophyllitkristalle immer bei sich tragen und bei akuten Beschwerden, beispielsweise bei einem Asthmaanfall, direkt auf die Brust legen.

Die geistige Heilwirkung entfaltet sich beim Betrachten kleiner Kristallaggregate.

Der Apophyllit sollte einmal im Monat unter fließendem lauwarmem Wasser entladen und gereinigt werden. Aufladen kann man ihn, indem man ihn gemeinsam mit grünem Turmalin oder Aventurin für einige Stunden in ein Glas Wasser legt. Man kann ihn auch an einer Bergkristallgruppe aufladen.

Aquamarin

Als Schutz- und Heilstein hat der Aquamarin eine lange Geschichte. Aus ihm wurde die erste bekannte Brille gefertigt, und er wird auch heute noch als Heilstein bei Augenerkrankungen verwendet.

Wasser der Meere

Der schon seit vielen Jahrhunderten sehr geschätzte und bekannte Heilstein wurde im Mittelalter als *blaugrüner Beryll* bezeichnet. Erst zu Beginn der Renaissance erhielt er seine heute noch gültige Bezeichnung *Aquamarin* (aus dem lateinischen *aqua marina* = »Wasser des Meeres«), was auf die transparente, blaugrüne Färbung des Steins hinweist.

Die alten Griechen verehrten den Aquamarin als Symbol der Reinheit, Keuschheit und Liebe sowie als Stein zum Schutz des ehelichen Glücks. Sie nannten ihn den *Schatzstein der Meerjungfrauen*. Den Arabern gilt der Aquamarin als Stein der Freude, der seinem Träger zu einem harmonischen Gleichgewicht verhilft.

Auch im Mittelalter galt der Aquamarin als Symbol für Keuschheit und Reinheit, weshalb Bildnisse und Figuren der Jungfrau Maria mit ihm geschmückt wurden, und man glaubte damals auch, er könnte das Meer beruhigen.

Der Aquamarin gehört zu den zwölf Heilsteinen, die Hildegard von Bingen in ihren Schriften erwähnte, wo er allerdings zusammen mit anderen Varietäten als *Beryll* bezeichnet ist (siehe Seite 48).

Vorkommen, Entstehung und Erscheinungssystem

Lager- und Abbaustätten befinden sich in den USA, in Brasilien, Nigeria, Madagaskar, Indien, Sri Lanka, Sambia, Pakistan, Afghanistan sowie in Russland im Ural. Der größte jemals gefundene Stein wog 221 Pfund, war 41 Zentimeter breit und 48,5 Zentimeter lang. Aus diesem Rohstein wurden zahlreiche Aquamarine mit einem Gesamtgewicht von über 100 000 Karat geschliffen.

Wie alle Berylle entsteht auch der Aquamarin bei Temperaturen zwischen 500 und 700 °C aus Magma-Lösungen. Berylle können sich erst dann bilden, wenn nahezu das gesamte Magma und damit auch die meisten Mineralien bereits erstarrt sind, eine Erklärung dafür, dass diese Steine nur selten vorkommen. Die restliche Schmelze reichert sich dann mit den bei diesen Temperaturen noch flüchtigen Verbindungen wie Wasser und Säuren sowie seltenen Mineralien wie eben Beryll an. Der Aquamarin bildet sechseckige prismatische Kristalle.

Das für diesen Edelstein farbgebende Element ist Eisen, das ihm in seiner zweiwertigen Form eine grünliche, in seiner dreiwertigen Form eine bläuliche Färbung verleiht. Das berühmte

Der Aquamarin ist der Schutzstein der Seeleute und Abenteurer: Er wehrt plötzlich auftretende Unglücksfälle ab und schützt auch gegen Gift.

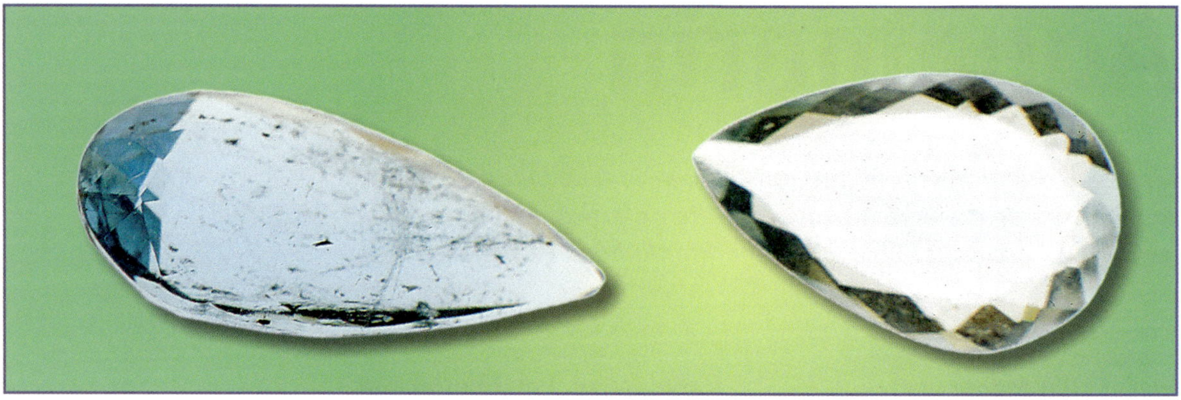

Aquamarin

Mineralklasse

Ringsilikate

Kristallsystem

hexagonal

Chemische Formel

$Be_3Al_2(Si_6O_{18})$ + K,Li,Na + (Fe)

Härte

7,5 bis 8

Verwechslung

Apatit
Topas
Turmalin
Zirkon

Aquamarinblau wirkt umso leuchtender, je blauer der Himmel ist.

Am beliebtesten ist die tiefblaue Varietät, die man auch *Santa-Maria-Aquamarin* nennt. Der Name kommt von der Santa-Maria-Mine in Brasilien, wo Steine von hoher Qualität abgebaut werden.

Heilwirkung

SEELE: Lindert Depressionen und fördert das Selbstbewusstsein, stärkt Liebe und Treue in Partnerschaft und Ehe und wirkt beruhigend sowie entspannend.

GEIST: Gilt als Stein der Klarheit, er entwirrt also die Gedanken, wirkt ausgleichend und hilft seinem Träger, Ordnung in sein Leben zu bringen; darüber hinaus fördert er das logische Denken.

KÖRPER: Reguliert den Hormonhaushalt wegen seiner ausgleichenden Wirkung auf Schilddrüse und Hypophyse, hilft außerdem bei Atemwegserkrankungen wie Asthma, Bronchitis, Halsschmerzen, Erkältung sowie Entzündungen von Kehlkopf und Stimmbändern. Das Bestreichen der Haut mit lauwarmem Aquamarinwasser lindert Akne und Hautallergien, Mundspülungen helfen bei Zahnschmerzen. Stärkt die Sehkraft bei Kurz- und Weitsichtigkeit.

VOLKSGLAUBE: Durch einen Farbwechsel des Steins von Hell nach Dunkel soll Falsch und Wahr angezeigt werden; wirkt er fast weißlich, so wird dies als eine Warnung vor falschen Freunden angesehen.

Wie wendet man den Aquamarin an?

Bei Hautallergien oder Zahnschmerzen verwendet man Aquamarinwasser, das mit möglichst dunkelblauen Aquamarinen über Nacht hergestellt wird. Zur Vorbeugung von Hormon- und Stoffwechselstörungen legt man den Stein nachts unter das Kopfkissen. Um die Sehkraft zu stärken, legt man einen Stein direkt auf die Augen.

Es empfiehlt sich, den Aquamarin öfter unter fließendem lauwarmem Wasser zu entladen. Nach häufigem Gebrauch lädt man ihn in der Sonne wieder auf.

Aventurin

Als Quelle für Kraft und Vitalität gilt dieser Edelstein, den es in den verschiedensten Tönungen zwischen Braunrot, Gelb, Grün und Weiß gibt. Blaue Exemplare sind äußerst selten.

Der Stein des kaiserlichen Siegels

Der Aventurin war früher vor allem in China sehr beliebt. So war auch das kaiserliche Siegel aus ihm geschnitten, weil man damals dachte, alle Steine des Himmels enthalten die Farbe Grün. Später hat die Jade den Aventurin als beliebtesten Stein in China abgelöst.

Über die Heilkraft ist kaum etwas bekannt. Im antiken Griechenland glaubte man, dass der Aventurin seinem Träger Mut, Optimismus, Ehrgeiz und Zielsicherheit verleiht. Deshalb nähte man damals den Kriegern einen Stein in die Uniform ein.

Außerdem sprach man ihm die Kraft zu, er könnte einem helfen, wahre von falschen Freunden zu unterscheiden, also die Menschenkenntnis erheblich zu stärken. Auch Fröhlichkeit und Humor führte man auf seinen Einfluss zurück.

Vermutlich stammt der Name *Aventurin* aus dem Italienischen (*a ventura* = »aufs Geratewohl«). Damit werden die willkürlich – aufs Geratewohl – im Stein verteilten Mineralstückchen beschrieben. Synonyme für den Aventurin sind *Chryoquarz, Tibetstein, Venturin, indischer Smaragd* oder *Indien-Jade*.

Vorkommen, Entstehung und Erscheinungssystem

Der Aventurin gehört zur Familie der Quarze. Man findet ihn vor allem in Brasilien (blaue Steine), in Sibirien (braune Steine), Indien (grüne Steine), Nepal (grüne Steine), Tansania, Madagaskar (braune und blaue Steine) und in Russland im Ural.

Er bildet nur selten Kristalle aus und entsteht meist in großen Massen durch Einlagerung von Hämatit- und Glimmerteilchen in magmatischer Kieselsäure oder durch Einbettung des von Kieselsäurelösung durchdrungenen Glimmers in sich bildenden Quarz oder aber durch Mischung von Glimmer, Hämatit und Quarz. Seine Farben sind auf Einlagerungen von Chrom-Glimmer (grüner Aventurin), von Muskovit und Biotit (gelblicher Aventurin) sowie von Hämatit und Sepidokrolit (orangefarbener bzw. roter Aventurin) zurückzuführen. Unabhängig von der jeweiligen Färbung aber schimmern und schillern die eingelagerten Metallblättchen, was man als »aventurisieren« bezeichnet.

Je transparenter der Aventurin ist, desto besser ist seine Qualität und desto höher damit sein Wert. Je mehr Licht in den Stein eindringen kann, desto mehr Kraft besitzt er, um die Energie seiner Einschlüsse in die menschliche Aura abzustrahlen.

Heilwirkung

SEELE: Wirkt gegen Ängste aus dem frühen Kindesalter, die in den ersten

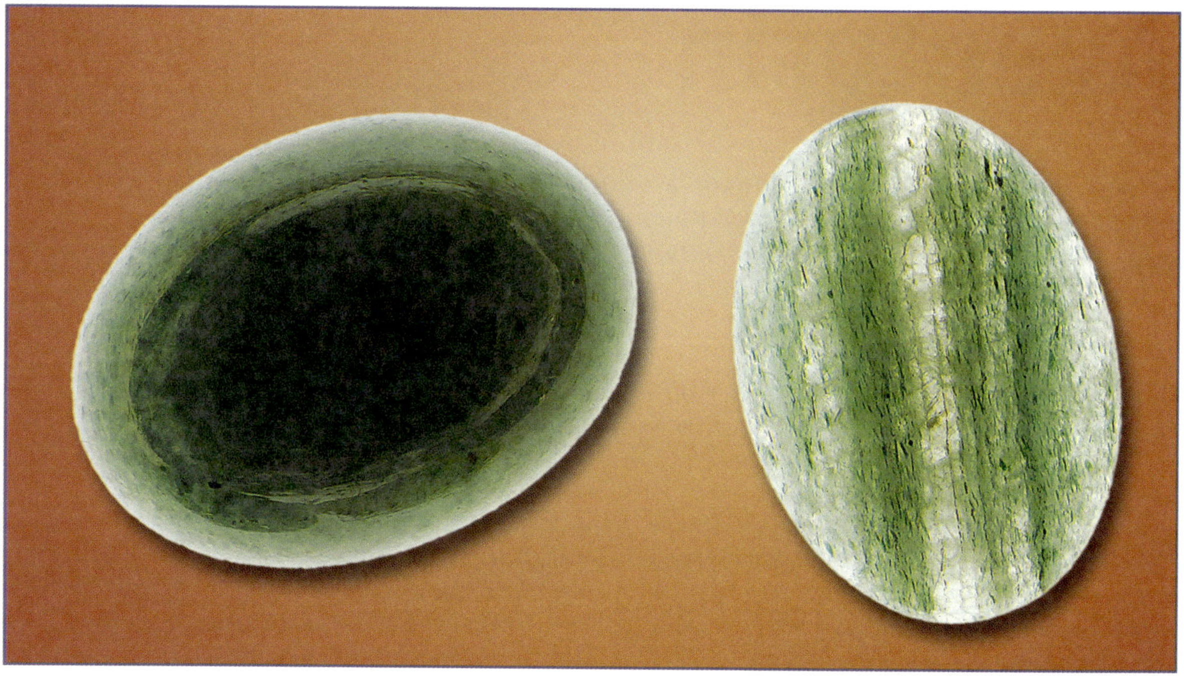

Aventurin

Mineralklasse
Oxide

Kristallsystem
trigonal

Chemische Formel
$SiO_2 + KAl_2 [(OH, F)_2/Al Si_3O_{10}] + (Cr)$

Härte
7

Verwechslung
Dolomit
Glasfluss
Sonnenstein

sieben Lebensjahren entstehen, er beruhigt, entspannt, verleiht Gelassenheit und stärkt die Selbstbestimmung, er verhilft seinem Träger zu Humor und Heiterkeit sowie zu einer positiven Lebenseinstellung.

GEIST: Für neue Ideen legt der Aventurin den Grundstein. Er fördert die Begeisterungsfähigkeit, aber auch Toleranz und Akzeptanz gegenüber den Gedanken anderer Menschen.

KÖRPER: Die stärkste heilende Wirkung wird bei Hauterkrankungen und -unreinheiten wie Allergien, Akne, Pickel sowie bei Schuppenflechte und Ekzemen entfaltet. Beseitigt gespaltene Haarspitzen und Schuppen und kräftigt das Haar. Außerdem zeigt er eine positive Wirkung bei Augenleiden und beruhigt überanstrengte Augen. Auch Rückenschmerzen können verschwinden, wenn man einen Aventurin auflegt. Schließlich stimuliert er den Fettabbau und kann Beschwerden von Herz und Nerven beheben.

Wie wendet man den Aventurin an?

Bei Hauterkrankungen sollte man den Aventurin über Nacht in ein Glas mit Wasser legen und die befallenen Hautstellen am nächsten Tag mit dem Edelsteinwasser reinigen. Der Stein kann aber auch über längere Zeit am Körper getragen oder direkt auf die betroffenen Hautbereiche aufgelegt werden.

Der Aventurin ist ein pflegeleichter Stein. Es genügt, ihn zweimal monatlich unter fließendem lauwarmem Wasser zu entladen. Da er das Licht liebt, lässt er sich durch Sonneneinwirkung leicht wieder aufladen.

Azurit

Vor allem der dunkelblaue Azurit – der blaue Stein und Namensgeber für die Farbe Azurblau – ist ein wahres Energiebündel und schon seit Beginn des Bergbaus bekannt.

Die blaue Farbe

Die Bezeichnung *Azurit* kommt vom arabischen *lazaward*, was »blaue Farbe« bedeutet. *Lazaward* ist ebenfalls der Ursprung für den Namen *Lapislazuli*. Erst 1824 legte der französische Mineralologe François Bendant den Namen *Azurit* eindeutig für das Mineral fest. Synonyme sind *Bergblau, Blauer Malachit, Kupferblau, Kupferlasur, Lasur* und *Lasurmalachit*.

Im antiken Griechenland und Rom wurde zu Pulver vermahlener Azurit als Medizin verwendet.

Das aus Azurit gewonnene blaue Pigment verwendete man bereits im alten Ägypten, allerdings konnte es sich nicht gegen das leicht herzustellende Ägyptisch Blau durchsetzen. Im europäischen Mittelalter wurde es dann zum wichtigsten Blaupigment. Die italienischen Freskomaler benutzten das Azuritpigment häufig; so ist in der Arenakapelle in Padua das gesamte Deckengewölbe mit blau leuchtendem Azurit ausgemalt. Im 15. und 16. Jahrhundert diente Azurit als blaue Grundierung für Lapislazuli. Auch im fernen Osten – in China und Japan – war das Pigment weit verbreitet. Die Indianer bauten das Mineral in Arizona ab und stellten daraus ebenfalls Farben her.

Die Herstellung von Preußisch Blau zu Beginn des 18. Jahrhunderts und kurz danach von Ultramarin führte dazu, dass man das Pigment Azurit Ende des 18. Jahrhunderts allmählich immer seltener verwendete. Heute wird Azurit vor allem für Restaurationsarbeiten an alten Gemälden benötigt.

Vorkommen, Entstehung und Erscheinungssystem

Azurit ist ein blaues Mineral, das in der Natur fast immer zusammen mit Malachit (Seite 103) auftritt. Große Lagerstätten befinden sich in Tsumeb in Namibia und in Arizona, kleinere Vorkommen gibt es im Schwarzwald, in Großbritannien und Australien.

Der Azurit entsteht durch Eindringen von sauerstoffhaltigem bzw. kohlensäurehaltigem Grundwasser in kupferreiche Gesteinsschichten. Besonders Kupfer-Schwefelverbindungen (Kupfersulfide) reagieren mit dem Carbonat aus dem Wasser zu Azurit oder Malachit.

Im Gegensatz zum Malachit enthält der Azurit kein oder nur wenig Wasser. Durch Wasseraufnahme kann er sich in Malachit umwandeln (Pseudomorphose).

Der Azurit bildet meist derbe, längere, hell bis dunkelblaue Aggregate aus. Nur selten findet man tiefblaue bis schwarzblaue Kristalle. Verantwortlich für die Farbe des Steins ist das Kupfer, weshalb das Vorkommen von Azurit ebenso wie von Malachit

Azurit

Mineralklasse
Carbonate

Kristallsystem
monoklin

Chemische Formel
$Cu_2[(OH)_2/(CO_3)_2]$

Härte
3,5 bis 4

Verwechslung
Lapislazuli
Sodalith

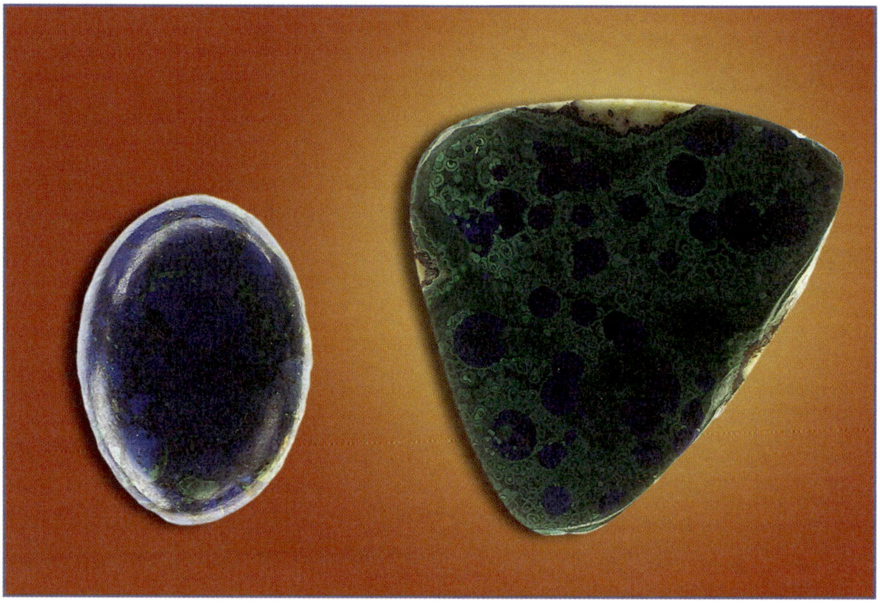

Bei Arbeiten am Bildschirm sollte man immer einen Azurit in Kombination mit Bergkristall und Rosenquarz auf den Arbeitstisch legen.

auf den Kupfergehalt des Gesteins schließen lässt.

Heilwirkung

SEELE: Hilft seinem Träger, seine in der Vergangenheit vollzogene Prägung zu erkennen und sich bei Bedarf davon zu lösen.

GEIST: Stärkt die Konzentrationsfähigkeit, schärft den Verstand und steigert die Aufmerksamkeit.

KÖRPER: Beeinflusst das gesamte Nervensystem positiv. Kräftigt die Knochen, stärkt die Gelenke und fördert das gesunde Knochenwachstum. Außerdem wirkt der Stein entgiftend und stimuliert die Funktionen von Leber und Schilddrüse. Azuritelixier beschleunigt die Wundheilung nach Operationen und Verletzungen. In Kombination mit Bergkristall und Rosenquarz schützt er vor Computer- und Handystrahlen. Deshalb sollte man bei Bildschirmarbeit immer einen Azurit in Kombination mit Bergkristall und Rosenquarz auf den Arbeitstisch legen.

Wie wendet man den Azurit an?

Zur geistigen und psychischen Stärkung sollte der Stein dort aufgestellt werden, wo man ihn so oft wie möglich während der Meditation betrachten kann.

Das Azuritelixier zur Wundheilung erhält man, wenn man einen Stein über Nacht in ein Glas reines Wasser legt. Ansonsten entfaltet der Azurit seine heilende Wirkung auf den Körper durch Auflegen auf die Haut.

Der Azurit ist ein pflegeintensiver Stein, den man mindestens einmal im Monat über Nacht in einer Schale mit kleinen Hämatit-Trommelsteinen entladen sollte. Keinesfalls darf er mit Wasser entladen werden!

Bergkristall

Der Bergkristall gehört wohl zu den bekanntesten Edelsteinen. Bei nahezu allen Völkern der Antike lässt sich durch schriftliche Quellen oder Fundstücke die Verwendung des Bergkristalls als Heil- und Schmuckstein nachweisen.

Der Stein aus »Eis«

Der Bergkristall galt im antiken Griechenland als eine Art versteinertes Eis, das, nach der damals herrschenden Ansicht, nicht mehr aufgetaut werden kann.

Dieser Glaube gab dem Mineral auch seinen Namen, denn die Griechen bezeichneten es als *krystallos*, was soviel wie »Eis« bedeutet. Diese Legende vom versteinerten Eis hielt sich bis ins 18. Jahrhundert. Erst danach entstand der heutige Name *Bergkristall*.

Seiner Ähnlichkeit mit dem Diamanten, die vor allem im geschliffenen Zustand besteht, verdankt der Bergkristall noch andere Bezeichnungen wie *Alaska-Diamant*, *Böhmischer Diamant*, *Irischer Diamant*, *Mexikanischer Diamant* oder *Schweizer Diamant*.

In Nordirland nennt man die dort gefundenen Bergkristalle auch *Godstones*, also »Gottessteine«. Diese gibt man dort zum Teil auch heute noch den Toten mit ins Grab, da sie das göttliche Licht in sich bergen und sie die Seele in den Himmel, in das göttliche Licht ziehen.

Da der Bergkristall vollkommen durchsichtig ist, galt er bei vielen antiken Völkern als Regenmacher: Bauern vergruben häufig einen Stein in ihrem Acker.

Auch als Durstlöscher war der Bergkristall bekannt: Der römische Kaiser Nero (37–68 n. Chr.) trank aus diesem Grund seinen Wein ausschließlich aus Bergkristallpokalen und die Chinesen legten sich bei längeren Reisen ein Stück auf die Zunge, um so ihren Durst zu löschen.

Die nordamerikanischen Indianer legen den Babys auch heute noch einen Bergkristall ins Bettchen, damit das Neugeborene so vor allem Bösen geschützt ist.

Buddhisten verwenden den Bergkristall bei der Meditation; er gilt als der Stein der wahren Erleuchtung.

Doch auch als Schmuckstein war der Bergkristall in vielen Kulturen sehr beliebt. In einem ägyptischen Grab aus der Zeit etwa 3000 v. Chr. fand man zwei aus Bergkristall geschliffene Vasen.

Heute noch kann man im British Museum in London Schalen und Lampen aus Bergkristall bewundern, die aus dem mittelalterlichen Italien stammen. Briefbeschwerer und allerlei Figuren aus Bergkristall erfreuen sich auch in unserer Zeit sehr großer Beliebtheit.

Bei der Entstehung von Bergkristallen kann es zu Wachstumspausen von bis zu mehreren Millionen Jahren kommen. Wächst der Kristall weiter, bleiben die während der Pause entstandenen Ablagerungen auf den Kristallflächen im Inneren des Steins schemenhaft sichtbar. Man bezeichnet einen solchen Stein als *Phantomquarz*.

Bergkristall

Mineralklasse
Oxide

Kristallsystem
trigonal

Chemische Formel
SiO_2

Härte
7

Verwechslung
als Kristall keine

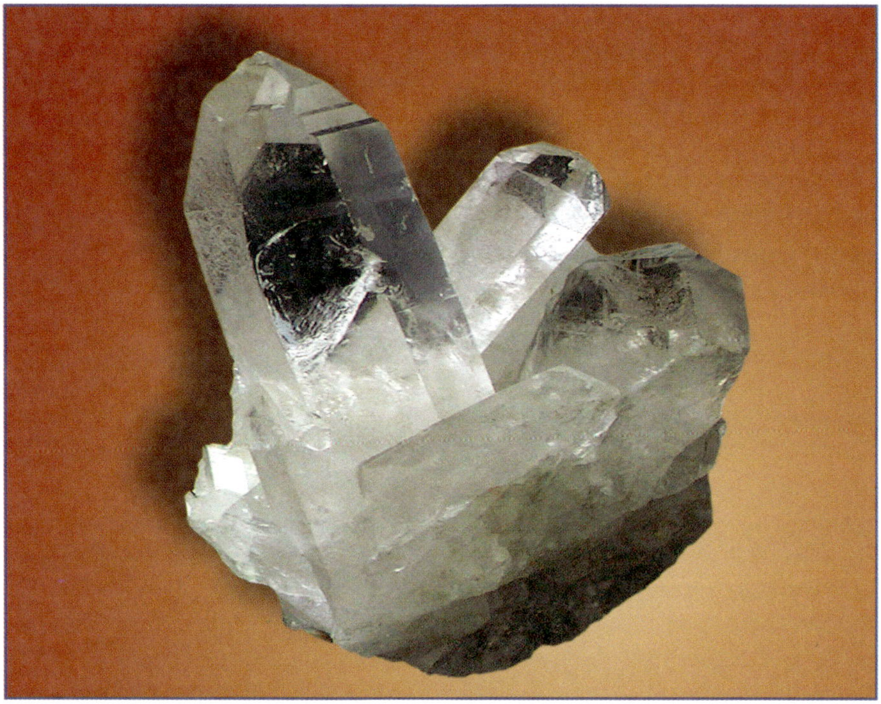

Die Kugeln von Hellsehern werden meist aus Bergkristall hergestellt. Diese Kugeln müssen vollkommen durchsichtig sein; man sollte nicht sehen, ob sich die Kristallkugel dreht oder still liegt.

Der Bergkristall in der Hildegard-Medizin

Aus der Beschreibung der Äbtissin Hildegard über die Entstehung des Bergkristalls – von ihr *Cristallus* genannt – kann man ersehen, dass der Glaube, es handle sich beim Bergkristall um versteinertes Eis auch im Mittelalter noch existierte: »Der Bergkristall entsteht aus gewissen kalten Gewässern, die von schwärzlicher Farbe und von solcher Kälte sind, dass sie alles Feuer vertreiben. Wenn eine Kälte aus der Luft kommt und dieses Wasser berührt, erstarrt das Wasser an manchen Stellen zu einer festen Masse, so als verdichte sich das Innerste des Wassers zu einem festen Körper. Wenn später die Wärme der Luft oder der Sonne dieses Wasser berührt, so nimmt sie aus dieser Masse die weiße Farbe, sodass sie fast klar wird, ohne aber von der Sonne aufgelöst zu werden. Wenn daraufhin wieder Kälte über dieses Gebilde kommt, verdichtet es sich noch mehr und wird noch klarer. Nun ist es von solcher Festigkeit, dass es durch die Wärme nicht mehr aufgelöst werden kann, wenn das ganze Eis darum wegschmilzt. So entsteht der Kristall und bleibt ein Kristall.«

Hildegard empfiehlt den Stein bei den unterschiedlichsten Erkrankungen. So soll der zuvor in der Sonne erwärmte Bergkristall bei eingeschränkter Sehfähigkeit (»Verdunkeln« der Augen) helfen. Geschwollene Drüsen verschwinden, wenn man den von der Sonne erwärmten Stein über Tag oder Nacht über die betroffene Drüse bindet. Dies hilft auch gegen Kropf, der aber auch durch Bergkristallwein zurückgeht (Wein, der über einen von der Sonne erwärmten Kristall gegossen wurde). Bergkristallwasser lindert nach Hildegard Herz-, Magen- und Darmbeschwerden. Um Bergkristallwasser herzustellen übergießt man den von der Sonne erwärmten Bergkristall mit Wasser und lässt ihn für eine Stunde im Wasser liegen. Dann nimmt man ihn heraus und trinkt das Wasser; dies sollte so oft wie möglich wiederholt werden. Ohnmachtsanfälle sollten nach Hildegard mit dem Auflegen eines von der Sonne erwärmten Bergkristalls auf den Nabel kuriert werden. Auch bei Nesselsucht sollte man den erwärmten Stein auf die betroffenen Stellen auflegen.

Vorkommen, Entstehung und Erscheinungssystem

Bergkristall bildet sich aus reinster Kieselsäure. Reine Kristalle können jedoch nur entstehen, wenn die Rahmenbedingungen, also Temperatur, Druck etc., über sehr lange Zeit konstant bleiben. Heute findet man den Bergkristall hauptsächlich in den Alpen, in Brasilien, Arkansas (USA), Madagaskar, Mexiko, Indien und Russland.

Ebenso wie der Amethyst kristallisiert auch der Bergkristall männlich (rechtsdrehend) oder weiblich (linksdrehend) aus. Dies zu erklären, ist nicht ganz einfach: Der Bergkristall besteht aus Silicium- und Sauerstoffatomen. Dabei ist jedes Siliciumatom von vier Sauerstoffatomen umgeben; dadurch bildet sich ein Tetraeder. Alle Tetraeder sind über die Sauerstoffatome miteinander vernetzt, indem sie sich wegen der festgelegten Bindungswinkel von Sauerstoff und Silicium links oder rechts um eine gedachte Achse in die Höhe drehen. Auf diese Weise bilden sich rechts- bzw. linksdrehende Kristalle.

In der Edelsteintherapie verwendet man einen Stein des jeweils anderen Geschlechts. Möchte man jedoch typische männliche oder weibliche Eigenschaften stärken, so sollte man den Kristall des eigenen Geschlechts bevorzugen.

Der Bergkristall kristallisiert – wie der Amethyst – männlich (rechtsdrehend) oder weiblich (linksdrehend).

Heilwirkung

SEELE: Löst seelische Blockaden und ermöglicht dadurch mehr Ausgeglichenheit und Ruhe; gibt die Kraft, die Mitmenschen gerechter zu behandeln und absorbiert alle störenden Strahlen im Raum (Computer-, Handy-, Erd- und Wasserstrahlen).

GEIST: Auch geistige Blockaden werden vom Bergkristall aufgelöst. Er schenkt uns Selbsterkenntnis und Klarheit.

KÖRPER: Schützt und reinigt die Blutgefäße, vor allem die Herzkranzgefäße, löst Ablagerungen in den Gefäßen, die sich dort aufgrund einer ungesunden Lebensweise (fettes Essen, wenig Bewegung, Alkohol, Nikotin, Stress) gebildet haben, und leitet diese zur Entgiftung in Leber und Niere. Auf diese Weise kann man mit dem Bergkristall einem drohenden Herzinfarkt vorbeugen. Außerdem beseitigt der Stein Magen-Darm-Beschwerden, er wirkt entschlackend, stabilisiert den Blutdruck, stärkt das Nervensystem und lindert Kopf-, Rücken- und Gliederschmerzen sowie zyklusbedingte Unterleibsschmerzen. Aber auch bei Augenerkrankungen, Kurzsichtigkeit und stark tränenden Augen ist der Bergkristall hilfreich.

VOLKSGLAUBE: Der Bergkristall gilt als äußerst wirksames Abwehrmittel gegen Krankheit und Unglück. So soll er, als Anhänger um den Hals getragen, böse Träume verhindern oder, als Ring am Finger getragen, Frost und Kälte abwehren.

Wie wendet man den Bergkristall an?

Bei der Auswahl der Steine muss man darauf achten, dass die negative Strahlen absorbierende und die positive Strahlen aussendende Kraft mit der Größe und der Klarheit des Kristalls wächst.

In der modernen Edelsteintherapie gehört der Bergkristall zu den wichtigsten Heilsteinen. Es gibt ihn in vielerlei Formen (Rohstein, Kristall, Kette, Kugel, Pyramide, Obelisk, Massagestab, Anhänger, Donuts). Der Fantasie sind hier keine Grenzen gesetzt. Bei der Auswahl der Steine muss man jedoch beachten, dass die negative Strahlen absorbierende und die positive Strahlen aussendende Kraft mit Größe und Klarheit des Kristalls wächst. Hervorzuheben sind hier die Schweizer Bergkristalle, die über enorme heilende Kräfte verfügen.

Bei Schmerzen soll man den Bergkristall direkt auf den betroffenen Bereich des Körpers legen (beispielsweise Bauch, Rücken, Kopf etc.). Auch Magen-Darm-Beschwerden lassen sich mit einem Bergkristallelixier behandeln. Dazu legt man den Kristall zusammen mit einem Magnesit und einem roten Jaspis über Nacht in ein Glas Wasser. Das Wasser trinkt man allmorgendlich über einen Zeitraum von ein bis zwei Monaten. Bei Herzbeschwerden bzw. verengten Blutgefäßen sollte man immer einen Bergkristall bei sich tragen. Gegen negative Strahlen stellt man eine große Bergkristallgruppe im Raum auf.

Der Bergkristall sollte einmal im Monat unter fließendem lauwarmem Wasser entladen werden. Aufgeladen wird er entweder durch die Sonne oder durch die Anwesenheit einer Kristallgruppe.

Bernstein

Jeder von uns kennt den Bernstein, der oft wunderschöne Einschlüsse aus der Urzeit, so zum Beispiel Käfer, Fliegen, Spinnen, Pflanzenreste, Wassertropfen oder Holzstückchen, enthält. Das fossile Harz gehört zu den stärksten und vielseitigsten Heilsteinen überhaupt.

Der älteste Heil- und Schmuckstein

Der Bernstein gehört zu den ältesten Schmucksteinen der Welt und ist auch heute noch sehr begehrt. Als Heilstein wird er seit über 7000 Jahren verwendet.

Von Ovid ist folgende mythologische Entstehung des Bernstein überliefert: Die Heliaden beweinten ihren durch Zeus' Blitzstrahl in den Fluss Eridamis geschleuderten Bruder Phaeton und wurden deshalb von den erzürnten Göttern in Schwarzpappeln, ihre Tränen aber in Bernstein verwandelt.

Die alten Griechen nannten den Stein *elektron*, was soviel wie »sonnengolden« bedeutet. Unser Wort *Elektrizität* hat seinen Ursprung im griechischen *elektron*, also im Bernstein: Im antiken Griechenland fand man heraus, dass sich der Stein durch Reiben mit einem Tuch elektrostatisch auflädt und damit magnetisch wird. Dieser Eigenschaft des Bernsteins hat schon der griechische Philosoph Theophrastos (372 bis 287 v. Chr.) beschrieben.

Verschiedene arabische Völker trugen Bernsteinamulette um den Hals, die vor bösen Geistern schützen und mehr Gespür für echte Freunde verleihen sollten.

Seinen deutschen Namen verdankt der Bernstein seiner Eigenschaft, brennbar zu sein (niederdeutsch *bernen* = »brennen«). Als Synonym findet man unter anderem auch *Agstein, Electrium, Karuba, Ligurius* oder *Saftstein*. Enthält der Bernstein Einschlüsse, besonders Insekten, bezeichnet man ihn als *Inklusen-Bernstein* oder *Inkluse*.

Theophrastos ist der bekannteste Schüler von Aristoteles. Er hinterließ viele dialektische, metaphysische und physikalische Schriften. Von ihm soll auch das älteste europäische Buch über Steine stammen.

Der Bernstein in der Hildegard-Medizin

Hildegard von Bingen beschreibt die Entstehung des Bernsteins – sie nannte ihn *Ligurius* – wie folgt: »Der Bernstein ist warm. Er entsteht aus einer bestimmten Art, aber nicht jeder, des Luchsurins. Denn der Luchs ist kein wollüstiges, ausschweifendes oder unreines Tier, er besitzt vielmehr ein ausgeglichenes Wesen. Seine Kraft ist so groß, dass sie sogar Steine durchdringt, daher hat er auch seinen scharfen Blick, und sein Augenlicht lässt nur selten nach. Aus seinem Urin entsteht aber nur dann der Bernstein, wenn die Sonne heiß brennt und die

Bernstein

Mineralklasse

organischer Stein (fossiles Harz)

Kristallsystem

amorph

Chemische Formel

C (77,8%), H (9,9%), O (11,7%), S (0,4%), Asche (0,2%)

Härte

2 bis 2,5

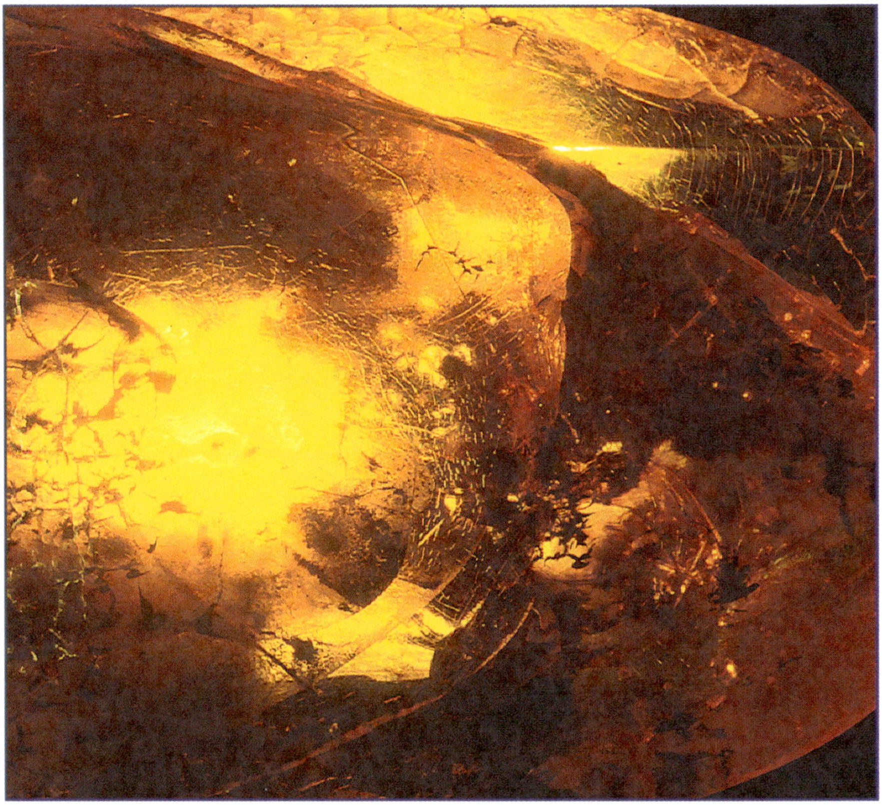

Hildegard von Bingen, die den Bernstein *Ligurius* nennt, betont in ihrer Beschreibung die starke Wärme des Heilsteins.

Luft leicht, mild und warm ist. Dann genießt das Tier die Wärme und Reinheit der Sonne und den angenehmen Wind. Will es urinieren, gräbt es zuvor mit der Pfote eine Grube und setzt seinen Urin dahin ab. So wächst der Ligurius unter der Wärme der Sonne. Durch die Reinheit der Sonne und den milden Lufthauch, die das Tier umgeben, und durch seine grobe Stimmung und seine große Kraft erwärmt sich sein Urin. Wenn er dann abgelassen wird, formt er sich in einer Weise zu einem Stein, der weicher ist als alle anderen, und dies geschieht in der Erde.«

Wie man aus dieser Beschreibung erkennen kann, betont Hildegard von Bingen die starke Wärme des Bernsteins. Sie empfiehlt den Ligurius beispielsweise gegen Magenschmerzen. Hierzu soll man den Stein eine Stunde in Wein, Bier oder Wasser legen, von dem man 15 Tage lang nach dem Essen – keinesfalls auf nüchternen Magen – trinkt. Das Bernsteinelixier darf, so die Meinung Hildegards, jedoch ausschließlich bei Magenschmerzen angewendet werden. Andernfalls kann es zu starken Kopfschmerzen, Herzkrankheit und sogar zum Tode kommen.

Auch bei Harnverhalten setzte Hildegard von Bingen Ligurius ein. Dazu musste der Stein einen Tag lang in Kuh- oder Schafsmilch – keinesfalls Ziegenmilch – gelegt werden. Am nächsten Tag nimmt man den Stein aus der Milch, die man anschließend erwärmt und dann trinkt. Wenn man so fünf Tage lang verfährt, ist das Harnverhalten verschwunden.

Vorkommen, Entstehung und Erscheinungssystem

Beim Bernstein handelt es sich um ein fossiles Harz der Bernsteinkiefer, das im Laufe von 50 Millionen Jahren versteinert ist. Der Bernstein ist also kein Mineral, er ist organischen Ursprungs.

Häufig findet man im Bernstein die unterschiedlichsten Einschlüsse, beispielsweise Wassertropfen, Baumrinde, kleine Äste, Blätter, Insekten oder sogar kleine Tiere. Bernstein gibt es in nahezu allen Farbschattierungen von Gelb über Orange und Braun. Äußerst selten sind blauer und grüner Bernstein.

Die bekanntesten Bernstein-Vorkommen befinden sich im Baltikum, in der Dominikanischen Republik, im Libanon, in Jordanien, Spanien, auf Sizilien und in Birma. Der größte Stein, der jemals gefunden wurde, wog zirka 24 Kilogramm.

Heilwirkung

SEELE: Lässt Ängste verschwinden, schenkt Lebensfreude und hellt das Gemüt auf. Auf diese Weise hilft er gegen Depressionen und Traurigkeit.

GEIST: Fördert die Kreativität und die Fantasie.

KÖRPER: Eine Stärke des Bernsteins liegt in der Linderung von Hauterkrankungen und Allergien wie beispielsweise Ekzeme, Pickel, Pusteln sowie Hautschuppen und -flechten. Dazu sollte man einen Stein direkt auf der Haut tragen.

Wie ein Bonbon gelutscht hilft er auch bei Pollenallergien sowie Entzündungen im Mund- und Rachenbereich. Eine Kette aus Bernstein um den Hals gelegt lindert bei Babys die Beschwerden beim Zahnen.

Ein weiterer Schwerpunkt bei der Heilanwendung (Bernsteinelixier) ist die Behandlung von Muskel- und Knochenerkrankungen, beispielsweise Arthritis, Rheuma, Gicht, Arthrose sowie Entzündungen von Gelenken, Sehnen und Nerven. Außerdem stimuliert Bernstein den Stoffwechsel und reguliert das Zusammenspiel der Verdauungsorgane Leber, Dünndarm, Magen und Galle. Der Stein fördert die Wundheilung und aktiviert die Schilddrüse.

VOLKSGLAUBE: In der Schweiz, vor allem in Bern, trägt man heute noch Bernsteinketten gegen eine zu starke Kropfbildung.

Wie wendet man den Bernstein an?

Gegen körperliche Erkrankungen trägt man den Bernstein über längere Zeit direkt auf der Haut. Bernsteinelixier stellt man her, indem man eine Handvoll Bernstein in ein Glas gibt und mit klarem Wasser auffüllt. Das Elixier lässt man über Nacht ziehen und trinkt es am nächsten Morgen auf nüchternen Magen.

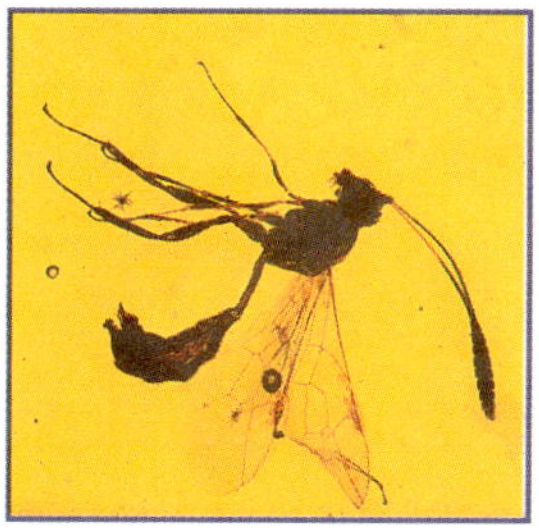

Im Bernstein findet man häufig die unterschiedlichsten Einschlüsse wie Insekten, Pflanzenteile, Holzstückchen und Wassertropfen.

Beryll

Die Beryllfamilie umfasst viele Mitglieder mit unterschiedlichsten Farben. Jedoch nicht alle werden in der Edelsteintherapie eingesetzt. Der farblose Vertreter wird als* Beryll *oder* Goshenit *bezeichnet.

In der Antike wurden aus Beryll kostbare Sehhilfen angefertigt. Das Wort Brille leitet sich vom griechischen *beryllos* ab.

Der Stein für die Augen

Schon im Altertum wurde einer Mineralfamilie der Name *Beryll* gegeben, derselben Mineralfamilie, die diesen Namen auch heute noch besitzt. Vor allem der farblose Beryll wurde von den Juden als magischer Stein verehrt. Sie glaubten daran, dass der Stein den Glauben an Gott festigen kann. Nach ihrem Willen sollte der Beryll eines Tages an der achten Stelle der Mauern der neuen Stadt Jerusalem stehen.

Die Griechen sahen im Beryll eher eine praktische Hilfe. Sie erkannten, dass der Beryll die Fähigkeit besitzt, das Licht zu brechen und somit die Sehfähigkeit zu verbessern; sie fertigten aus Beryll die ersten Brillen an. Diesem praktischen Nutzen verdanken wir unser heute gängiges Wort für eine Sehhilfe, die *Brille*. Es leitet sich von *beryllos* ab, der griechischen Bezeichnung für Beryll.

Vom römischen Kaiser Nero wurde überliefert, dass er sich von dem zu seiner Zeit auf Elba gefundenen farblosen Beryll kostbare Augengläser schleifen ließ, um die Gladiatorenkämpfe besser verfolgen zu können.

Im Mittelalter schrieb man dem Beryll die Kraft zu, die eheliche Liebe neu erwecken und bewahren zu können.

Der Beryll in der Hildegard-Medizin

»Der Beryll ist warm und entsteht jeweils zwischen der dritten Tagesstunde und der Mittagszeit aus dem Schaum des Wassers, wenn ihn die Sonne kräftig durchglüht. Seine Kraft stammt mehr von der Luft und vom Wasser als vom Feuer, aber doch ist er feuerartig.« Nach dieser Beschreibung des Berylls spricht Hildegard von Bingen dem Stein sowohl die kühlende Eigenschaft des Wassers als auch die antreibende Kraft der Sonne zu. Da bereits zu Hildegards Lebzeiten mehrere Vertreter der Beryllfamilie bekannt waren, weiß man heute nicht genau, welche Beryllvarietät sie beschrieben hat, doch geht man davon aus, dass es sich sehr wahrscheinlich um den auch in unserer Zeit als Beryll bezeichneten farblosen Goshenit handelte. Den Smaragd, der ebenfalls zur Beryllfamilie gehört, behandelt sie gesondert.

Nach Hildegard besitzt der Beryll zwei Wirkungen, wobei bei ihr die entgiftende Wirkung wohl im Vordergrund stand. Sie empfahl jedem, der Gift zu sich genommen hatte, vom Beryll etwas Pulver abzuschaben, dieses in Quellwasser zu schütten und das Wasser sofort zu trinken. Führt man

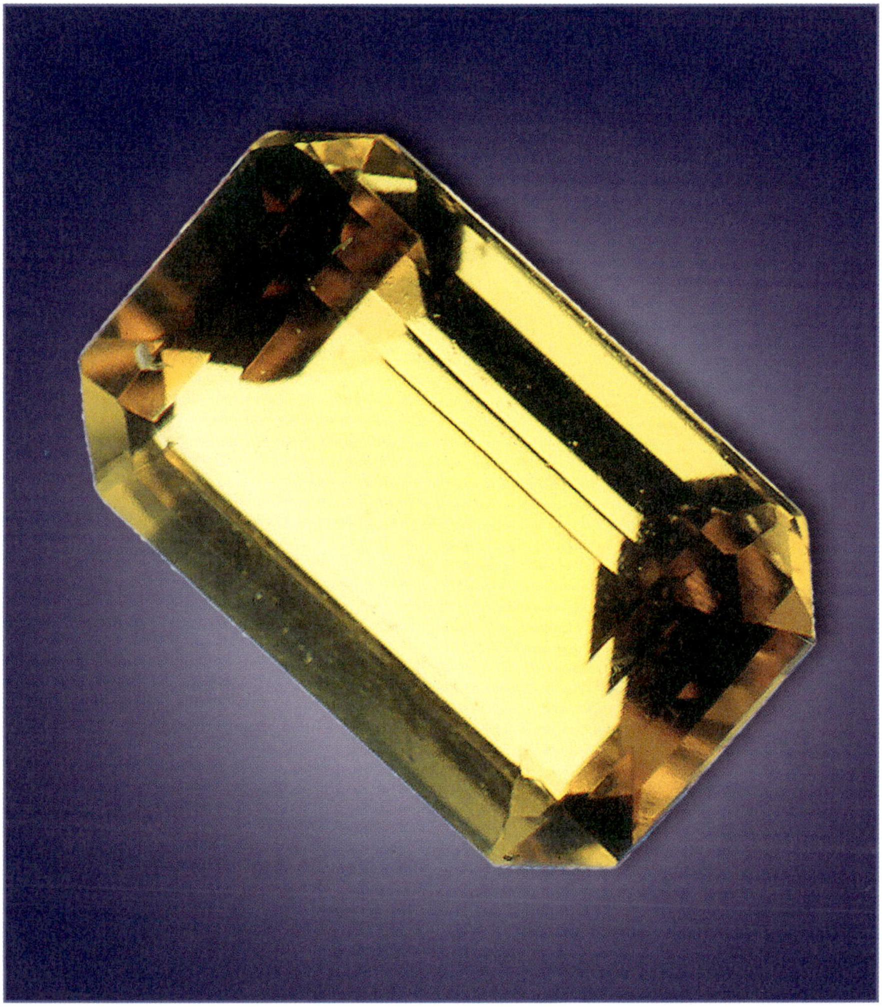

Beryll

Mineralklasse
Ringsilikate

Kristallsystem
hexagonal

Chemische Formel
$Be_3Al_2(Si_6O_{18})$ + C, Ca, Cs, K, Li, Mg, Mn, Na, Rb + (Cr, Cu, Fe, N, Ni, U, V)

Härte
7,5 bis 8

Verwechslung
Apatit
Bergkristall
Jade
Spinell
Topas
Turmalin
Zirkon

diese Maßnahme fünf Tage lang fort, so wird man nach ihrer Ansicht das Gift erbrechen oder ausscheiden. Natürlich sollte man heute nicht mehr so verfahren. Vergiftungen aller Art müssen immer ärztlich behandelt werden.

Die zweite Wirkung, die Hildegard dem Beryll zuschrieb, ist auch heute noch gültig. Er soll, wenn man ihn immer bei sich trägt, häufig in der Hand hält und betrachtet, Streit abwehren, die eigene Streitlust dämpfen und beruhigen.

Vorkommen, Entstehung und Erscheinungssystem

Der Beryll entsteht bei der Kristallisation hydrothermaler Silikatlösungen in Gesteinsgängen schon erstarrter Magmas. Bei diesem Prozess reichert er sich mit seltenen Elementen an, was zu der breiten Farbpalette der Beryllfamilie führt.

Man findet alle Farbschattierungen außer Schwarz und Weiß. Die wichtigsten Vertreter sind Aquamarin (blau),

Die Beryllfamilie ist sehr groß und farbenreich. Man findet alle Farbschattierungen außer Schwarz und Weiß.

Beryll ist ein sehr sanfter Heilstein. Bei Beschwerden sollte er direkt am Körper getragen oder während der Meditation betrachtet werden.

Bixbit (rot), Davidsonit (gelb bis grüngelb), Goldberyll (gold), Goshenit (farblos), Heliodor (gelb bis hellgrün), Morganit (rosa), Smaragd (smaragdgrün), Vanadiumberyll (grün) und Worobjewit (rot). Der Beryll bildet sechseckige Kristalle.

Fundstätten sind in Brasilien, Madagaskar, Südwestafrika, Sri Lanka, Südafrika, Australien, China, Pakistan sowie in den USA und der Ukraine.

Heilwirkung

SEELE: Oft auch als *Stein der Reisenden* bezeichnet, lindert er Reisefieber und Heimweh und ist auch bei Stress sehr hilfreich.

GEIST: Fördert Zielstrebigkeit, Sicherheitsbewusstsein sowie konsequentes Handeln.

KÖRPER: Beim Beryll handelt es sich um einen sehr sanften Heiler. Er wirkt gegen leichte Magen- und Darmbeschwerden wie Durchfall (z.B. auf Reisen) oder Verstopfung, indem er entkrampft und entgiftet. Auch bei Augenerkrankungen soll er sehr hilfreich sein, und er vermag Kurz- und Weitsichtigkeit zu reduzieren.

VOLKSGLAUBE: Im Mittelalter herrschte der Volksglaube, dass sich der Beryll in der Hand eines Menschen schwärzlich verfärbt, wenn dieser vor Gericht lügt. Außerdem soll er zwischen Eheleuten Eintracht stiften, wenn beide ihn als Ring oder Halsschmuck tragen.

Wie wendet man den Beryll an?

Den Beryll bekommt man als Trommelstein, Rohstein, Kristall, Kette und Kugel. Bei körperlichen Beschwerden sollte er direkt am Körper getragen oder während der Meditation betrachtet werden. Gegen Augenerkrankungen wird er abends auf die geschlossenen Augen aufgelegt.

Man entlädt den Beryll je nach Bedarf unter fließendem lauwarmem Wasser. Dabei sollte er gerieben werden. Unter der Sonne wird er dann aufgeladen, wenn er sich durch Tragen am Körper nur noch sehr langsam erwärmt.

Biotit, Biotit-Linse

Biotit und Biotit-Linse werden von den Experten der Edelsteintherapie hinsichtlich ihrer Bedeutung und Wirkung kontrovers diskutiert. Während die einen ausschließlich dem Biotit eine Heilwirkung zuschreiben und die Biotit-Linse als Pseudoheilstein bezeichnen, sehen die anderen allein in der Biotit-Linse den eigentlichen für die Edelsteintherapie verwendbaren Stein.

Das Katzengold

Seinen Namen erhielt der Biotit 1846 nach dem französischen Physiker Jean Baptist Biot (1774–1862). Der Stein gehört zur Familie der Glimmer, die wegen ihres Glitzerns diesen Namen bekommen haben. Aufgrund des Glimmerns und Glitzerns dachte man früher, dass es sich bei diesem Stein um einen Edelstein handelt, was sich jedoch schon bald als falsch herausstellte. Deshalb bezeichnet man die Glimmer auch als *Katzengold*. Für den Biotit findet man unter anderem noch folgende Synonyme: *Eisenglimmer, Magnesiaeisenglimmer* oder *Talkglimmer*.

In Portugal gilt die Biotit-Linse als Schutzstein, den man mancherorts über Türen und Fenster eingemauert vorfindet. Die Biotit-Linse wird auch als *gebärender Stein* bezeichnet.

Vorkommen, Entstehung und Erscheinungssystem

Den Biotit findet man überall auf der Welt, vor allem aber in Brasilien, Norwegen, Russland, Südafrika, Australien und in den USA. Er bildet sich aus Magmatiten (beispielsweise Granit, Porphyrit) und Metamorphiten (zum Beispiel Gneis, Glimmerschiefer).

Die Biotit-Linse besteht aus Glimmeraggregaten, die bei der Gesteinsbildung in Nordportugal entstanden sind. Durch starke Sonneneinstrahlung blähen sich die Steine vor allem im heißen Sommer auf, was ihnen die Form einer Linse verleiht. Bei diesen raumfördernden Prozess sprengt die Biotit-Linse das Gestein und fällt heraus.

Die Biotit-Linse wird auch als *gebärender Stein* bezeichnet.

Heilwirkung

SEELE: Der Biotit, beispielsweise als Biotitscheibe, löst nach Meinung einiger Experten durch Stress verursachte psychische Blockaden auf. Die Biotit-Linse lindert stressbedingte Symptome wie Schlafstörungen, Depressionen und Schlaflosigkeit.

GEIST: Die Biotit-Linse klärt unseren Geist und fördert die Kreativität. Entschlüsse können mit ihrer Hilfe in die Tat umgesetzt werden.

KÖRPER: Der Biotit löst Verkrampfungen und reguliert die Verdauung. Er

Biotit

Mineralklasse
Schicht-Silikate

Kristallsystem
monoklin

Chemische Formel
Biotit:
$K(Mg, Fe)_3[(OH, F)_2/Al\ Si_3O_{10}]$ + Ba, Cs, Li, Mn, Na, Sr, Ti
Biotit-Linse:
$K(Mg, Fe, Mn)_3[(OH, F)_2/(Al, Fe)Si_3O_{10}]$ + Ba, Cs, Li, Na, Sr, Ti

Härte
2,5 bis 3

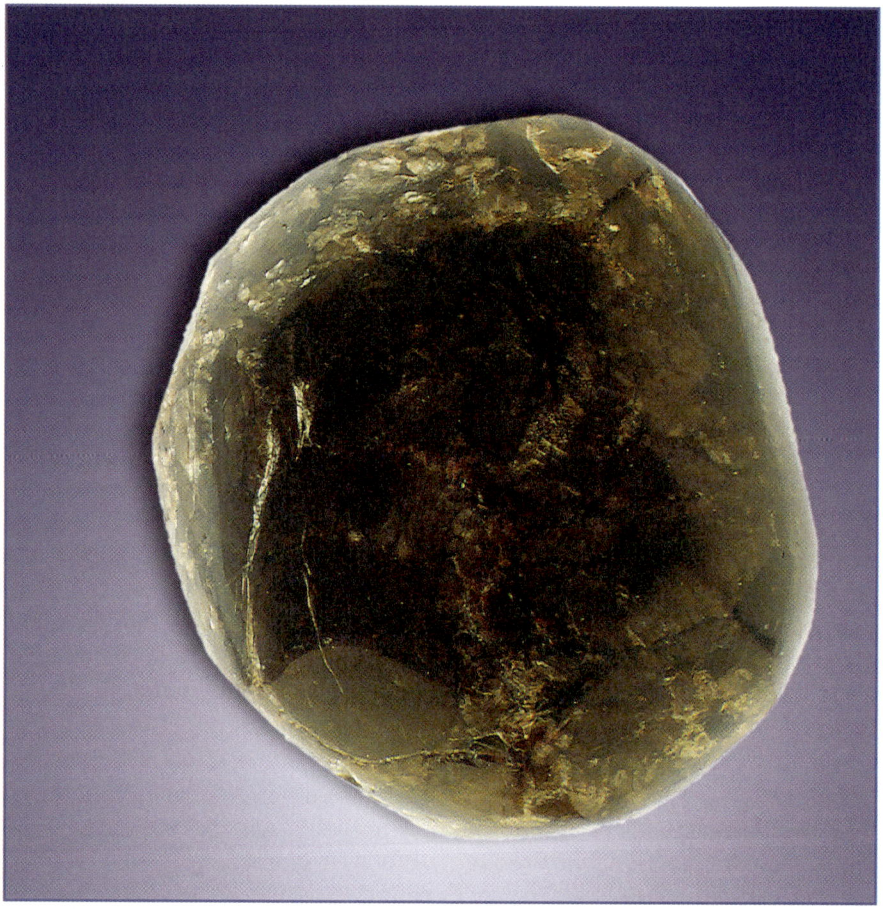

Die Biotit-Linse beschleunigt und erleichtert die Geburt, indem sie die Wehentätigkeit fördert, den Beckenboden lockert und den Muttermund weitet.

stimuliert den Stoffwechsel und entschlackt so den Körper.

Die Biotit-Linse verwendet man in der Geburtshilfe. Sie fördert die Wehentätigkeit und lockert gleichzeitig den Beckenboden und weitet den Muttermund. Außerdem besitzt die Biotit-Linse eine entgiftende und entschlackende Wirkung. Sie erleichtert den Stuhlgang und hilft bei Gicht, Rheuma sowie Ischias.

Wie wendet man den Biotit an?

Zur Regulierung von Stoffwechsel und Verdauung sowie zur Entschlackung trinkt man mehrere Tage lang Biotitwasser. Dazu lässt man ein ungefähr 10 Zentimeter großes Biotitstück rund sechs Stunden lang in einem Liter Mineralwasser ziehen. Das Biotitwasser sollte man vor dem Essen trinken.

Die Biotit-Linse trägt man im Allgemeinen am Körper. Um die Wehen auszulösen legt man sie auf das Schambein.

Sowohl der Biotit als auch die Biotit-Linse werden je nach Bedarf unter fließendem lauwarmem Wasser entladen. Zum Aufladen legt man Biotit und Biotit-Linse für mehrere Stunden in die Sonne.

Calcit, Kalkstein

Hildegard von Bingen verwendete noch den Kalkstein als Heilstein. Heute wird dagegen das Mineral Calcit für therapeutische Zwecke eingesetzt.

Der Stein der mexikanischen Indianer

Der Calcit hat seinen Namen von der griechischen Bezeichnung des Kalksteins *chalix*, was soviel wie »kleine Steine« oder eben »Kalk« bedeutet. Aufgrund der bei der Entstehung des Calcits beigemengten unterschiedlichen Mineralstoffe gibt es diesen Stein in den verschiedensten Farben. Für einige davon findet man interessante historische Überlieferungen.

So wurde beispielsweise der Orangen-Calcit (dunkelorange bis gelborange) von den Indianern im alten Mexiko sehr verehrt. Sie nannten ihn *brennenden Stein*, und sie glaubten, dass der Stein im Laufe des Tages sehr viel Sonnenlicht speichert und so auch nachts noch leuchtet. Der Orangen-Calcit sollte nach ihren Vorstellungen böse Geister abwehren.

Vom blauen Calcit glaubten die Indianer Mexikos, dass er an sehr heißen Tagen vom Himmel auf die Erde fällt, diese kühlt und deswegen vor Sonnenbrand schützt. Sie legten den blauen Calcit unter das Kopfkissen, damit er Geister und Feinde in der Nacht abwehrt, vor Brand und Blitzschlag schützt und der Familie immer Schatten, Trinkwasser und Fruchtbarkeit schenkt.

Der grüne Calcit galt bei den Indianern als Kind des gelben und blauen Calcits. Sie glaubten, dass die Götter die beiden Elemente Erde und Wasser vereinten, um so das heilige Land für die Indianer zu schaffen. An der Stelle, an der der grüne Calcit entstand, sollte der Nabel der Welt sein. Nach indianischer Vorstellung verkörpert der grüne Calcit Natur, Hoffnung und Leben.

Aufgrund der eingelagerten unterschiedlichen Mineralstoffe gibt es den Calcit in vielen Farben.

Der Kalkstein in der Hildegard-Medizin

In den Schriften Hildegards ist der Kalkstein wie folgt beschrieben: »Der Kalk ist warm. Wird er gebrannt, entsteht aus ihm Kreide, und so ist auch die Kreide warm. Denn wenn der Kalk durch Feuer zu Pulver zerfällt, wird er noch stärker und bindet mit seinem Feuer Erde und Sand zusammen. Wenn ein Mensch oder ein Tier Kalk isst, greift dessen Wärme den, der davon gegessen hat, an und macht ihn krank.«

Hildegard empfiehlt gegen infizierte Wunden gebrannten und ungebrannten Kalk im Verhältnis 1:2 zu mischen und mit Essig oder essigsaurem Wein zu einer dünnen Paste zu verrühren. Diese Paste solle fünf Tage lang auf die eitrige Wunde aufgetragen wer-

Calcit

Mineralklasse

Carbonate

Kristallsystem

trigonal

Chemische Formel

$CaCO_3$ + Ba, Co, Fe, Mn, Pb, Sr, Zn, seltene Erden

Härte

3

Verwechslung

Aragonit
Dolomit
Magnesit

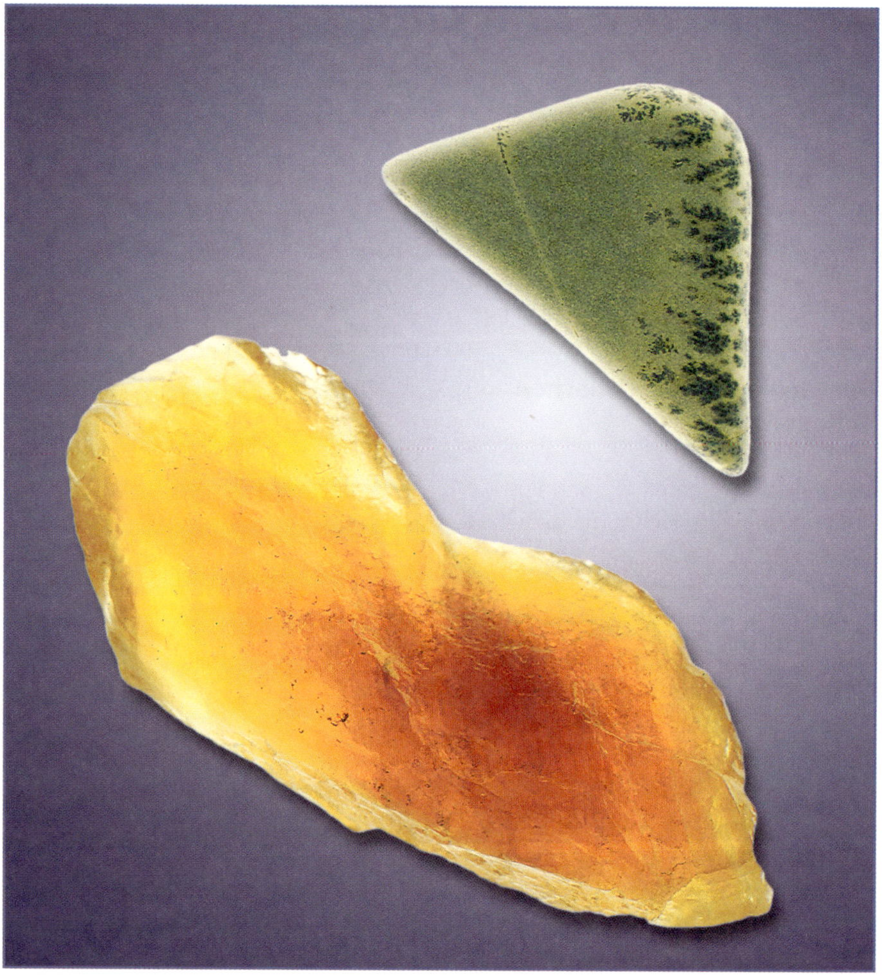

den. Anschließend soll man Aloe und Myrrhe (3:1) zu Pulver verreiben, mit Wasser vermischen und die Paste auf ein Hanftuch streichen, das man dann zwölf Tage lang um die Wunde bindet. Die Kombination von gebranntem und ungebranntem Kalk erzeugt nach Hildegard Hitze, die sich wieder mit der Schärfe des Essigs verbindet. Die so entstandene Mischung tötet die Würmer ab, die die Wunde befallen haben, und zieht den Eiter heraus. Aloe und Myrrhe verstärken die heilende Wirkung noch.

Vorkommen, Entstehung und Erscheinungssystem

Kalkstein und Calcit findet man überall auf der Welt. Eine Ausnahme bilden hier der Orangen- sowie der blaue und grüne Calcit, die ausschließlich in einem kleinen Gebiet Mexikos abgebaut werden. Der graue Kalkstein hat sich in verschiedenen geologischen Perioden entwickelt. Kalk bildet sich durch Ablagerungen an kalkhaltigen Gewässern oder – sehr selten – durch das Ausfallen aus übersättigten Lösungen. Calcit entsteht aus in Wasser gelöstem Kalk. Die Farbpalette – die Farben bestimmen Art und Menge der eingelagerten Mineralstoffe – der Calcitkristalle reicht von Farblos über Weiß, Grau, Blau, Grün, Gelb bis zu Rot und Braun. Schwarzer Calcit ist äußerst selten.

Heute dient der Kalkstein hauptsächlich als Baustoff sowie als Rohstoff beispielsweise für Farben und Kosmetika. Als Heilstein verwendet man heute nur noch Calcit.

Heilwirkung

SEELE: Verleiht seinem Träger mehr Selbstvertrauen; der Orangen-Calcit wirkt beruhigend und schützt in der Nacht vor Albträumen; der blaue Calcit stärkt das Selbstvertrauen.

GEIST: Stärkt unser Gedächtnis und hilft, Ideen in die Tat umzusetzen; der blaue Calcit befreit von starrem Gedankengut, der Orangen-Calcit stärkt die Intuition; bei Kindern fördert der Calcit die geistige Entwicklung.

KÖRPER: Da der Calcit hauptsächlich aus Calcium, einem der wichtigsten Grundbausteine der Knochen, besteht, ist es nicht verwunderlich, dass er die Knochen festigt und vor Knochenkrankheiten, vor allem vor Knochenschwund (Osteoporose) schützt.

Bei Kindern fördert vor allem der Orangen-Calcit das gesunde Knochenwachstum. Er hilft auch bei Völlegefühl, Übelkeit und Brechreiz.

Auch der blaue Calcit stärkt das Knochenwachstum sowie Zähne und Wirbelsäule. Außerdem lindert er Zahnschmerzen und Schilddrüsenerkrankungen.

Der grüne Calcit entfaltet seine Wirkung hauptsächlich im Bereich des Herzens: Er schützt seinen Träger vor Erkrankungen der Herzkranzgefäße und der Herzkammer und beugt Herzrhythmusstörungen sowie Herzinfarkt vor. Frauen bewahrt er vor gut- und bösartigen Brusterkrankungen.

Allgemein stärkt der Calcit das Immunsystem und reguliert die Blutgerinnung.

VOLKSGLAUBE: In dem in der Schweiz gelegenen Simmathal wird der Kalkstein auch heute noch für Umschläge bei Hautausschlägen, Ekzemen und eitrigen Wunden verwendet.

Wie wendet man den Calcit an?

Bei körperlichen Beschwerden sollte der Calcit lange Zeit direkt am Körper getragen werden. Auch als Handschmeichler hat er sich bewährt. Zur Prophylaxe von bösartigen Tumorerkrankungen sollte man Calcitwasser trinken. Dazu legt man eine Handvoll Kristalle über Nacht in ein Glas reines Wasser, das man dann in kleinen Schlucken über einen längeren Zeitraum hinweg regelmäßig trinkt.

Gegen Albträume und zur Beruhigung sollte man den Calcit unter das Kopfkissen legen.

Einmal monatlich muss der Calcit unter fließendem lauwarmem Wasser entladen werden. Er lässt sich in einer Bergkristallgruppe über Nacht wieder aufladen.

Bei körperlichen Leiden sollte der Calcit über längere Zeit direkt am Körper getragen werden. Der Heilstein hat sich aber auch als Handschmeichler bewährt.

Chalcedon

Als Chalcedon bezeichnet man im Allgemeinen den blauen Chalcedon, einen fast weißen bis hell- oder taubenblauen Stein. In der mineralogischen Terminologie hingegen ist mit diesem Begriff eine ganze Familie gemeint, zu der beispielsweise auch der Chrysopras (Seite 63), der Heliotrop (Seite 84), der Karneol (Seite 93), der Sarder (Seite 145), der Sardonyx (Seite 148), der Prasem (Seite 130) und der Onyx (Seite 118) gehören.

Der blaue Chalcedon gilt als Stein des Redners; Demosthenes soll mit einem Chalcedon im Mund geübt haben, mit lauter und klarer Sprache das Rauschen des Meeres zu übertönen.

Der blaue Chalcedon

Sehr wahrscheinlich kommt der Name *Chalcedon* von der griechischen Stadt *Kalchedon* am Bosporus, in der Nähe der türkischen Hauptstadt Istanbul; dort waren auch die ersten Fundstätten. Nach einer anderen Meinung ist der Name auf das nordafrikanische *Karthago* (griechisch *Karchedon*) zurückzuführen.

Im alten Ägypten waren aus Chalcedon geschnittene Gemmen sehr beliebt. Sie enthielten häufig die Symbole der Götter für Luft und Wasser, was dem blauen Chalcedon auch die Bezeichnung *Stein des Wetters* einbrachte. Man glaubte, der Stein beseitigt wetterbedingte Beschwerden.

Bei Plinius werden Edelsteine beschrieben, die er als *charchedonia* bezeichnet. Doch handelt es sich nach heutigen Erkenntnissen hierbei nicht um den blauen Chalcedon, sondern um einen roten Stein. Erst bei Marbod von Rennes (ca. 1035–1123) Beschreibung dürfte es sich tatsächlich um den blauen Chalcedon handeln.

Der blaue Chalcedon gilt auch als *Stein des Redners*; so schreibt man über Demosthenes, dass er mit einem Chalcedon im Mund geübt habe, mit lauter und klarer Sprache das Rauschen des Meeres zu übertönen.

Der Chalcedon in der Hildegard-Medizin

Bis heute ist man sich nicht ganz sicher, welchen Chalcedon Hildegard von Bingen in der Auflistung ihrer Heilsteine gemeint haben könnte. Doch spricht ihre Beschreibung in allen Einzelheiten – sie bezeichnet den Stein als *Calcedonius* – für den blauen Chalcedon: »Der Chalcedon wächst, wenn die Sonne abends schon fast untergegangen, die Luft aber noch etwas warm ist. Daher zieht er seine Wärme mehr aus der Luft als aus der Sonne, und er besitzt gute Kraft.«

Hildegard empfiehlt den blauen Chalcedon bei Schwächezuständen. Dabei soll der Stein direkt auf die Haut über einer Ader aufgelegt werden. Dies hilft laut Hildegard auch gegen die mit der körperlichen Schwäche oftmals einhergehende nervliche Schwäche, die sich unter anderem durch Gereiztheit äußert.

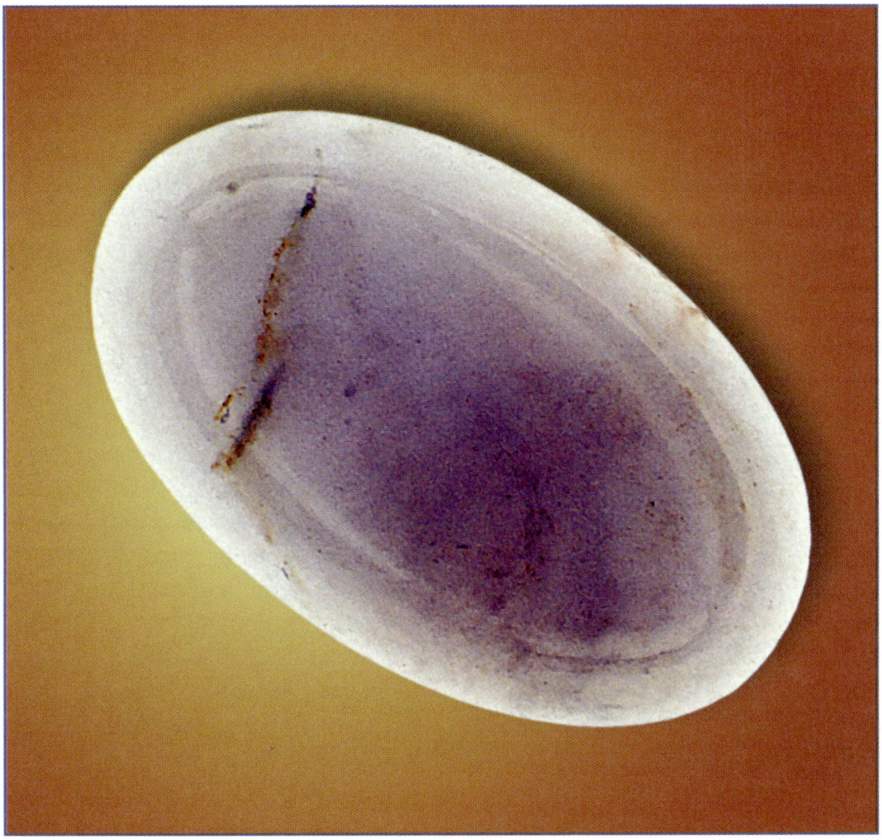

Blauer Chalcedon

Mineralklasse
Oxide, Quarz-Gruppe

Kristallsystem
trigonal

Chemische Formel
SiO_2

Härte
6,5 bis 7

Wie schon in der Antike so schreibt auch Hildegard dem blauen Chalcedon die Eigenschaft zu, die Redegewandtheit verbessern zu können. Dazu soll man den Chalcedon in einer Hand halten, ihn anhauchen und dann die Feuchtigkeit mit der Zunge ablecken.

Vorkommen, Entstehung und Erscheinungssystem

Der blaue Chalcedon bildet sich beim Auskristallisieren kieselsäurehaltiger Lösungen in Hohlräumen und Gesteinsspalten. Die Temperatur liegt dabei unter 100 °C. Seine blaue Farbe verdankt er nicht den beigemengten Mineralstoffen, sondern dem sogenannten Tyndalleffekt (benannt nach dem irischen Physiker John Tyndall): Dabei wird der rote Anteil des Lichts absorbiert und nur der blaue reflektiert.

Die schönsten Steine findet man ausschließlich im südlichen Afrika (Namibia), wo die Abbaugebiete jedoch nahezu erschöpft sind. Qualitativ deutlich schlechtere blaue Chalcedone gibt es in Südafrika, Indien, Brasilien und der Türkei.

Die schönsten Chalcedone findet man in Namibia, wo die Abbaugebiete jedoch nahezu erschöpft sind.

Heilwirkung

SEELE: Vermittelt Ruhe und Gelassenheit, schenkt Selbstvertrauen und

Aufgrund seines beruhigenden Einflusses auf die Psyche wird der blaue Chalcedon auch gegen Prüfungsangst eingesetzt.

baut Stress ab. Nachts schützt der Stein vor Albträumen.

GEIST: Auch heute noch verwendet man den blauen Chalcedon dazu, die Redegewandheit zu verbessern, was ihm auch den Beinamen *Stein der Diplomatie* einbrachte. Bei Kindern fördert der Stein die Sprachentwicklung und schützt sie vor Sprachfehlern wie Stottern. Außerdem erhöht er allgemein die Kreativität.

KÖRPER: Wird in erster Linie zur Heilung von Entzündungen des Halses, der Mandeln und der Stimmbänder sowie zur Beschleunigung der Schleimhautregeneration eingesetzt. So wird bei Heiserkeit empfohlen, mit Salz aufgekochtes Chalcedonwasser zu trinken. Bei Gebärenden regt er die Milchbildung an und bewahrt sie vor Entzündungen der Brustdrüse.

Wie wendet man den Chalcedon an?

Den Chalcedon gibt es als Trommelstein und Kette bzw. Anhänger. Gegen Angst beim Reden sollte man einen Trommelstein in der Hand halten. Wenn man Albträume hat, soll man den Stein unter das Kopfkissen legen. Kindern mit Sprachschwierigkeiten hängt man eine Chalcedonkette um. Das salzige Chalcedonwasser gegen Heiserkeit erhält man, indem man einen Stein eine Stunde lang in reinem Wasser ziehen lässt, dann aufkocht und etwa zwei Messerspitzen Salz auf 0,3 Liter Wasser hinzugibt.

Einmal im Monat sollte der Chalcedon unter fließendem lauwarmem Wasser entladen werden. Durch Aufbewahren in einer Amethystdruse lädt sich der Chalcedon über Nacht wieder auf.

Charoit

Der Charoit ist im Westen erst seit der Öffnung der Grenzen zum Osten bekannt. Deshalb ist man hinsichtlich seiner Heilwirkung vielfach noch auf einzelne Erfahrungen angewiesen.

Ein neuer Stein

Im Westen ist der Charoit erst seit wenigen Jahren bekannt, genauer erst seit dem Zusammenbruch der Sowjetunion. Deswegen weiß man bei uns auch sehr wenig über die Geschichte dieses Heilsteins. Den Namen hat er von seiner zur Zeit einzigen bekannten Fundstelle am Fluss Chara.

Die Bewohner von Sibirien und der Mongolei sind davon überzeugt, dass der Charoit als Taschenstein sie vor Infektionen und Seuchen schützt. Sie kochen im Winter den Stein im Tee mit. Diesen Tee trinkt dann die ganze Familie an besonderen Feiertagen, um so die Familienbande zu stärken und alles Böse von den Familienmitgliedern fern zu halten.

Vorkommen, Entstehung und Erscheinungssystem

Die einzige bisher bekannte Fundstelle liegt in Ostsibirien, und zwar südlich der Stadt Olekminsk im Murmansker Massiv zwischen den Flüssen Chara und Tokko. Charoit entsteht teilweise aus von Magma stammenden, teilweise aus den aus dem Gestein gelösten Mineralstoffen. Damit ist der Charoit ein aus vielen verschiedenen Mineralien und Metallen zusammengesetzter Stein. Seine Farbe reicht von Grau oder Braun über Purpur bis Violett. Farbige Einschlüsse machen sein Aussehen noch eindrucksvoller.

Da der Charoit sich gut schleifen lässt, wird er, vor allem in Russland, zu Schmuck- und Ziergegenständen verarbeitet. Bei uns findet man den Stein nur relativ selten im Handel.

Heilwirkung

SEELE: Da man über den Charoit noch sehr wenig weiß, umgibt ihn eine geheimnisvolle Aura; er soll übertriebene Ängste lindern, seinen Träger für Stress unangreifbar machen und allgemein beruhigen.

GEIST: Hilft seinem Träger, rasch die richtige Entscheidung zu treffen.

KÖRPER: Kräftigt das Abwehrsystem. Charoittee schützt vor Tumoren. Befinden sich diese noch im Frühstadium, kann er sie sogar heilen. Außerdem absorbiert der Stein schädliche Strahlen wie UV- und Erdstrahlen.

Wie wendet man den Charoit an?

Den Charoit gibt es als Roh- und als Trommelstein, als Handschmeichler

Charoit ist sehr selten, da es bisher nur eine einzige bekannte Fundstelle gibt, und zwar im Murmansker Massiv zwischen den Flüssen Chara und Tokko.

Charoit

Mineralklasse

Schicht-Silikate

Kristallsystem

monoklin

Chemische Formel

$(Ca, Na)_4(K, Sr, Ba)_2[(OH, F)_2Si_9O_{22}] \times H_2O$

Härte

5 bis 6

Verwechslung

Lepidolith
Sugilith

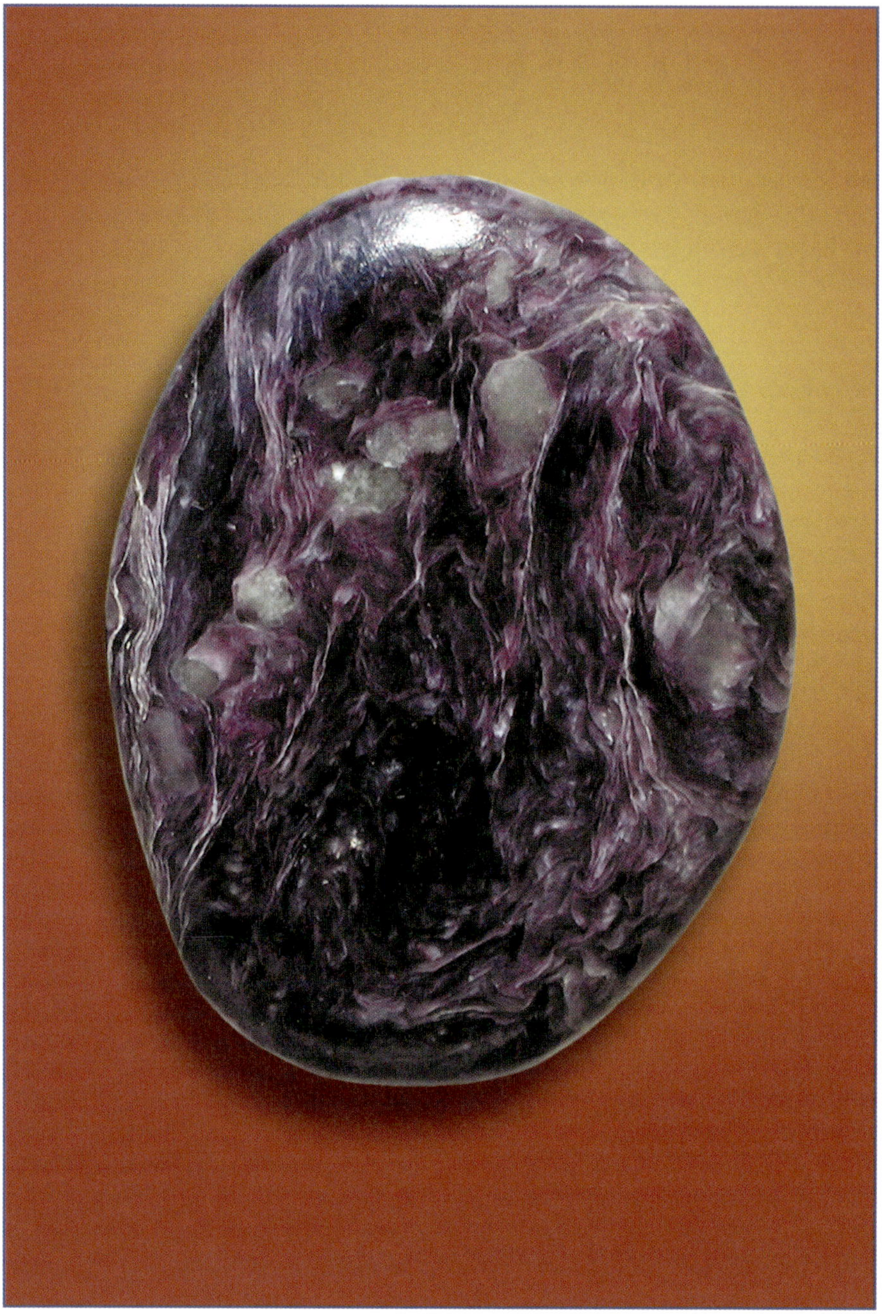

und Kette, aber auch als Donuts und Kugeln. Seine psychische und physische Wirkung entfaltet er am besten bei direktem Hautkontakt.

Nach Gebrauch sollte man den Stein unter fließendem lauwarmem Wasser entladen. Aufgeladen wird er an der Sonne.

Chrysokoll

Der Chrysokoll – ein relativ seltener Stein – wird auch heute noch als Heil- und Schmuckstein sehr geschätzt. Er ist bei uns in vielen Formen erhältlich.

Der Goldstein

Der Name Chrysokoll setzt sich aus den griechischen Wörtern *chrysos* (»Gold«) und *kolla* (»Stein«) zusammen, bedeutet also soviel wie »Goldstein«. Warum der Stein diesen Namen trägt ist nicht genau bekannt.

Schon die alten Ägypter schätzten ihn als »weichen Bruder« des Türkis. Sie verehrten ihn als weisen Stein, denn er verlieh seinem Träger die Fähigkeit, kluge Kompromisse zu schließen und bewahrte ihn vor seelischen Belastungen. Seine ausgleichende und beruhigende Wirkung entfaltet der Chrysokoll vor allem bei Cholerikern, die durch ihn sensibler und toleranter werden können. Die ägyptische Königin Kleopatra, die als Cholerikerin bekannt war, soll immer einen Chrysokoll bei sich getragen haben, der ihre berüchtigten Tobsuchtsanfälle mildern sollte.

Andere Völker in der Antike verehrten den Chrysokoll als Stein der Hoffnung.

Vorkommen, Entstehung und Erscheinungssystem

Der Chrysokoll bildet sich, wenn kieselsäurehaltiges Grund- und Sickerwasser auf kupferhaltiges Gestein trifft und das Kupfer aus diesem herauslöst. Die Farben des auch als *Kieselkupfer* oder *Kieselmalachit* bezeichneten Chrysokoll reicht von Türkisblau bis Grün. Die wichtigsten Fundorte liegen in den US-Staaten Arizona und Nevada, in Peru, auf Elba, in Südafrika, Israel, Chile sowie in den GUS-Staaten.

Heilwirkung

SEELE: Beruhigt die Nerven, löst Stress und wirkt ausgleichend auf das Gemüt. Zorn, Unmut und Hass kann er in Ruhe, Toleranz und Liebe verwandeln.

GEIST: Hilft seinem Träger auch in schwierigen Situationen einen klaren und kühlen Kopf zu bewahren.

KÖRPER: Bei Kindern beugt er Wirbelsäulenverkrümmungen und fehlerhaftem Knochenbau vor. Wunden heilen schneller, wenn man Chrysokollwasser aufbringt, das auch unschöne Narbenbildung verhindert. Brandwunden heilt man am besten mit flachen Schmeichelsteinen. Auf diese Weise bilden sich keine Brandblasen. Chrysokollwasser lindert auch Halsentzündungen. Legt man einen Stein auf die Stirn, so wirkt dieser fiebersenkend und kühlend. Menstrua-

Bildet sich der Chrysokoll zur selben Zeit wie andere Kupfermineralien, z.B. Malachit oder Türkis, entstehen sogenannte Verwachsungen, beispielsweise der Eilath-Stein aus Chrysokoll, Malachit und Türkis.

Chrysokoll

Mineralklasse
Ring-Silikate

Kristallsystem
monoklin

Chemische Formel
$CuSiO_3 \times 2H_2O$ + Al, Fe, P

Härte
2 bis 4

Verwechslung
Variscit
Türkis
Eilath-Stein

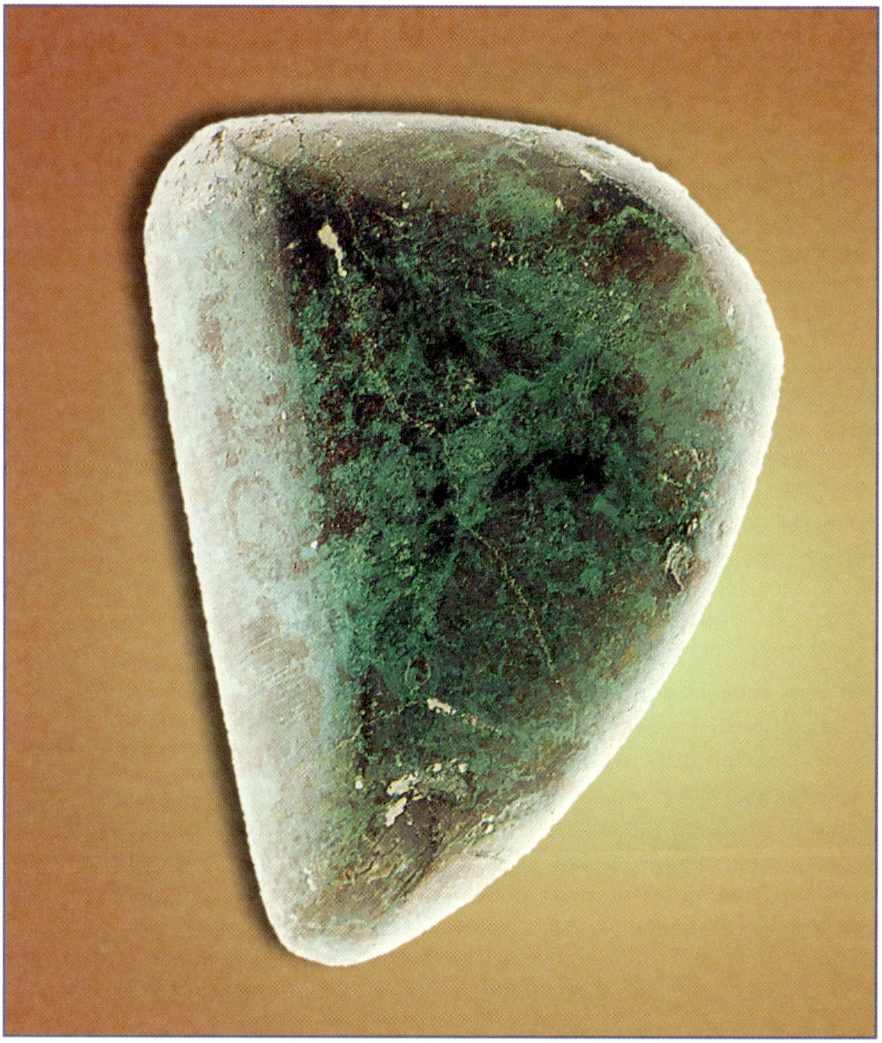

Der Chrysokoll entfaltet seine Wirkung auf Körper, Geist und Seele besonders gut als Handschmeichler in der Tasche.

tionsbeschwerden lassen sich ebenfalls lindern. Schließlich reguliert er die Schilddrüsenfunktion und den Hormonhaushalt.

Wie wendet man den Chrysokoll an?

Seine Wirkung gegen körperliche Beschwerden entfaltet der Chrysokoll am besten, wenn man ihn direkt auf der Haut trägt. Chrysokollwasser gegen Halsentzündung sollte man in kleinen Schlucken trinken. Zur Herstellung legt man einen Trommelstein über Nacht in ein Glas mit Wasser. Seelisch und geistig hilft der Chrysokoll am besten, wenn man ihn als Kette oder Anhänger trägt.

Man sollte den Chrysokoll einmal monatlich unter fließendem lauwarmem Wasser entladen. Aufladen kann man ihn über Nacht in einer Schale mit Hämatit-Trommelsteinen.

Chrysopras

Der Chrysopras gehörte im Mittelalter zu den wertvollsten und meistbegehrten Steinen. Der apfelgrüne Stein ist auch heute noch nicht nur als Heil-, sondern auch als Schmuckstein sehr beliebt.

So wertvoll wie Gold

Der Chrysopras verdankt seinen Namen den goldfarbenen Beimengungen (griechisch *Chrysos* = »Gold«). Im antiken Griechenland war er ebenso wertvoll wie Gold. Die Griechen begehrten ihn, weil er Depressionen und schlechte Laune von ihnen fernhielt. Außerdem glaubte man damals, dass der Stein die Liebe der Eheleute auffrischt und erhält sowie der Familie großes Ansehen verleiht. Um dies zu erreichen, musste der Stein bei Halbmond nachts aufgeladen werden.

Im alten Ägypten galt der Chrysopras als Schutz- und Heilstein gegen schwarze Magie und auch gegen Pest.

Die im 14. Jahrhundert in Schlesien gewonnenen Steine wurden beim Bau der St.-Wenzel-Kapelle auf der Prager Burg verwendet.

Der Chrysopras in der Hildegard-Medizin

Für Hildegard von Bingen spielten beim Chrysopras – sie nannte ihn *Crisoprassus* – zwei Eigenschaften die wesentliche Rolle, nämlich seine ausgleichende Wirkung und die ihn umgebende geheimnisvolle Kraft. Sie beschreibt ihn wie folgt: »Der Chrysopras wächst zu der Stunde, wenn sich die Sonne schon ganz zurückgezogen hat und Luft und Wasser mehr eine trübe und grünliche Färbung annehmen. Deshalb hat der Stein die Kraft jener Nächte, wenn der Mond von der Sonne gestärkt ist und er halb, aber noch nicht ganz voll ist. Seine große Kraft schöpft er aus einer ausgeglichenen Wärme, er ist nicht allzu warm, sondern eher gemäßigt.«

Sie empfiehlt, den Stein unter anderem bei Gicht bzw. rheumatischen Beschwerden auf die betroffenen Gelenke zu legen. Epileptiker sollten, so Hildegard, immer einen Chrysopras (er beugt Anfällen während der Nacht vor) und einen Smaragd (er verhindert Anfälle am Tag) bei sich tragen. Auch zornigen Menschen empfiehlt die Äbtissin den Chrysopras. Sie sollen ihn, wenn sie in Zorn geraten, so lange an die Kehle halten, bis er sich erwärmt und der Zorn sich gelegt hat. Nicht ganz eindeutig ist Hildegards Rat, den Stein bei Vergiftungen anzuwenden. Vielleicht dachte sie weniger an reales Gift, als vielmehr an solches, das durch Hass, Zorn, Neid und Missgunst verbreitet wird.

Ein im Mittelalter sehr wichtiges Anwendungsgebiet war, einen vom Teufel besessenen Menschen vom Dämon zu befreien. Hierzu empfahl Hildegard, ein wenig Wasser über den

Der Chrysopras war der Lieblingsstein vom preußischen König Friedrich dem Großen.

Chrysopras

Mineralklasse
Oxide, Quarz-Gruppe

Kristallsystem
trigonal

Chemische Formel
SiO_2 + (Ni)

Härte
6,5 bis 7

Verwechslung
Chromchalcedon
Jade

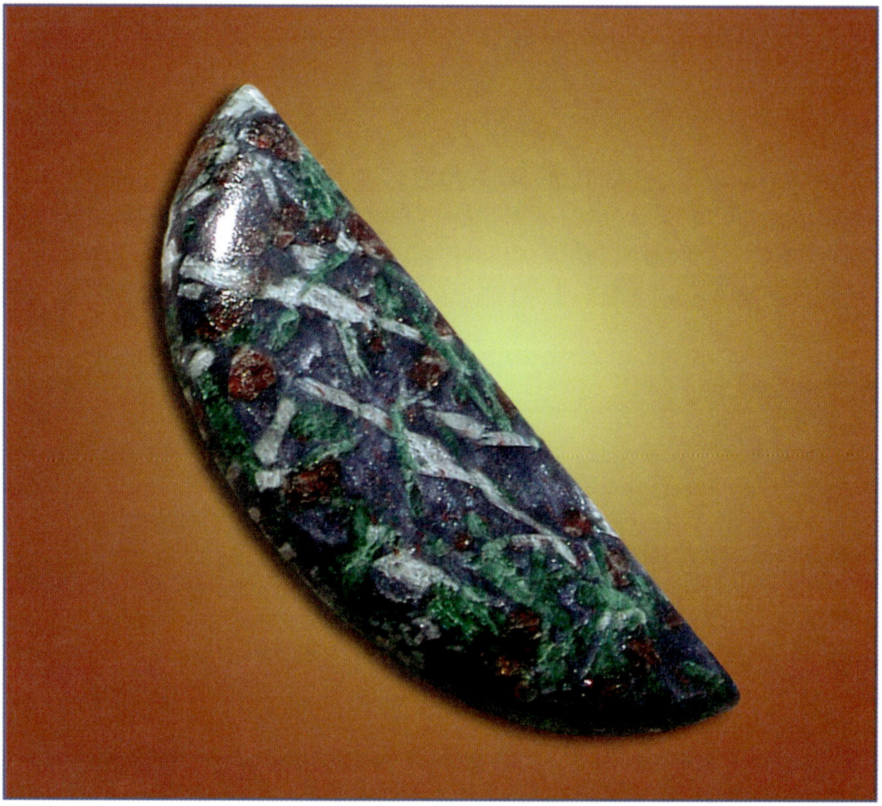

Chrysopras eignet sich sehr gut als Schmuckstein, beispielsweise als Anhänger.

Stein zu gießen und dabei folgende Worte zu sprechen: »Oh Wasser, ich gieße dich über diesen Stein mit jener Macht, durch welche Gott die Sonne mit dem Lauf des Mondes verknüpfte.« Wenn der Besessene von diesem Wasser trinkt, so Hildegard, werde der Teufel immer schwächer, bis sein Einfluss ganz und gar schwindet.

Vorkommen, Entstehung und Erscheinungssystem

Der grüne bis apfelgrüne Chrysopras gehört zur Chalcedonfamilie. Seine leuchtende Farbe verdankt er Nickelsilikat-Einlagerungen. Er entsteht aus kieselsäurehaltiger Lösung, die sich im Rahmen von Verwitterungsprozessen an der Oberfläche sowie im Gestein bildet und zu den tiefer liegenden Schichten fließt. Dort verbindet sie sich mit Nickel.

Die schönsten Chrysoprassteine findet man heute hauptsächlich in Australien, wobei die Abbaugebiete allerdings bald ausgeschöpft sein werden. Qualitativ deutlich schlechter sind die brasilianischen Steine. Die schlesischen Fundstätten sind bereits erschöpft.

Heilwirkung

SEELE: Schafft Harmonie, beruhigt und stellt bei seinem Träger wieder das innere Gleichgewicht her: Eifersucht und Liebeskummer verschwinden.

GEIST: Hilft, die Gedanken richtig zu ordnen und fördert positives Denken.

KÖRPER: Ein Stein für das Herz: Er reinigt die Herzkranzgefäße von schädlichen Ablagerungen, schützt den Herzmuskel vor Sauerstoffmangel und kräftigt ihn. Auf diese Weise beugt er Angina pectoris, Bluthochdruck und Herzinfarkt vor. Herzoperationen hilft er besser zu verkraften. Raucher und Übergewichtige – Menschen mit einem erhöhten Risiko für Arteriosklerose, Bluthochdruck und Herzerkrankungen – sollten immer einen Chrysopras als Kette um den Hals tragen. Auch bei Erkrankungen der Fortpflanzungsorgane wirkt der Chrysopras. Er steigert die Potenz und Fruchtbarkeit.

Aufgrund seiner entgiftenden Wirkung beschleunigt er die Ausscheidung schädlicher Substanzen wie zum Beispiel Schwermetalle und Chemikalien aus dem Körper. Dadurch lindert er Hauterkrankungen wie Neurodermitis und Ekzeme.

VOLKSGLAUBE: Michael Psellus – der Stotterer – berichtet, dass der Chrysopras die Sehkraft schärft sowie Magenschmerzen und Schwellungen lindert. Psellus lebte von 1018 bis 1078 (oder bis 1086, das ist nicht eindeutig geklärt). Er war Philosoph und Staatsmann am oströmischen Hof in Byzanz und verfasste mehrere Werke zu allen Wissensbereichen, darunter auch ein Buch über Steine.

Wie wendet man den Chrysopras an?

Chrysopras zeigt seine volle Wirkung auf Körper, Geist und Seele, wenn man ihn über längere Zeit direkt am Körper trägt, beispielsweise als Kette und Anhänger, als Scheibe, Donut, Handschmeichler, Kugel oder Trommelstein.

Er sollte unmittelbar vor jedem Gebrauch kurz unter fließendem lauwarmem Wasser entladen werden. Zum Aufladen legt man den Stein über Nacht in eine Bergkristallgruppe.

Der Chrysopras zeigt seine volle Wirkung auf Körper, Geist und Seele, wenn man ihn über längere Zeit direkt am Körper trägt.

Citrin

Die Heilkraft eines Citrinkristalls hängt von der Intensität seiner Farbe, seiner Reinheit und seiner Größe ab. Seine Eigenschaften sind umso ausgeprägter, je größer, farbintensiver und reiner der Kristall ist.

In der Antike galt der Citrin als Lebensretter und im Mittelalter wurde er als Stein des Lichts verehrt, der ewiges Leben schenken sollte.

Der Stein des Lichts und der Sonne

Gelb wie eine Zitrone ist der Citrin, was ihm auch seinen Namen gab. *Citrin* kommt aus dem Griechischen und bedeutet soviel wie »Zitronenstein«.

Die römischen Legionen unter Cäsar trugen diesen damals noch sehr häufig vorkommenden Stein auf der Brust, um sich auf diese Weise vor dem »bösen Blick« des Feindes und vor aus Neidgefühlen geknüpften Intrigen zu schützen. Außerdem galt der Citrin damals als Lebensretter im Kampf.

Auch noch im Mittelalter wurde der Citrin als Stein des Lichts, der Sonne und des Lebens verehrt, der ewiges Leben schenken sollte.

Vorkommen, Entstehung und Erscheinungssystem

Der Citrin gehört zur Familie der Quarze. Seine leuchtend gelbe Farbe verdankt er entweder Einlagerungen von dreiwertigem Eisen oder radioaktiver Strahlung, die in Spuren enthaltenes Aluminium ionisiert. Folglich werden mit Citrin zwei eigentlich unterschiedliche Quarze bezeichnet – einmal ist dreiwertiges Eisen, einmal ionisiertes Aluminium für die Farbgebung verantwortlich.

Die wichtigsten Fundorte für Citrin liegen in Brasilien, Sambia, Madagaskar, Spanien, Frankreich und in den GUS-Staaten.

Heilwirkung

SEELE: Hilft allen sensiblen Menschen, die leicht zu Schwermut, Melancholie oder Depressionen neigen; verleiht Selbstsicherheit und wirkt auch stimmungsaufhellend.

GEIST: Schafft einen klaren Kopf, unterstützt zielstrebige und entschlossene Menschen während ihres beruflichen bzw. schulischen Werdegangs und bei der Realisierung von Plänen.

KÖRPER: Wirkt entgiftend und entschlackend, indem er unser Abwehrsystem stärkt und unseren Stoffwechsel ankurbelt. Der Stein reguliert die Insulinproduktion und stärkt die in der Bauchspeicheldrüse lokalisierten Inselzellen; auf diese Weise kann der Citrin die Zuckerkrankheit mildern bzw. sogar heilen, wenn sie noch nicht zu weit fortgeschritten ist. Darüber hinaus regeneriert und stärkt er die Le-

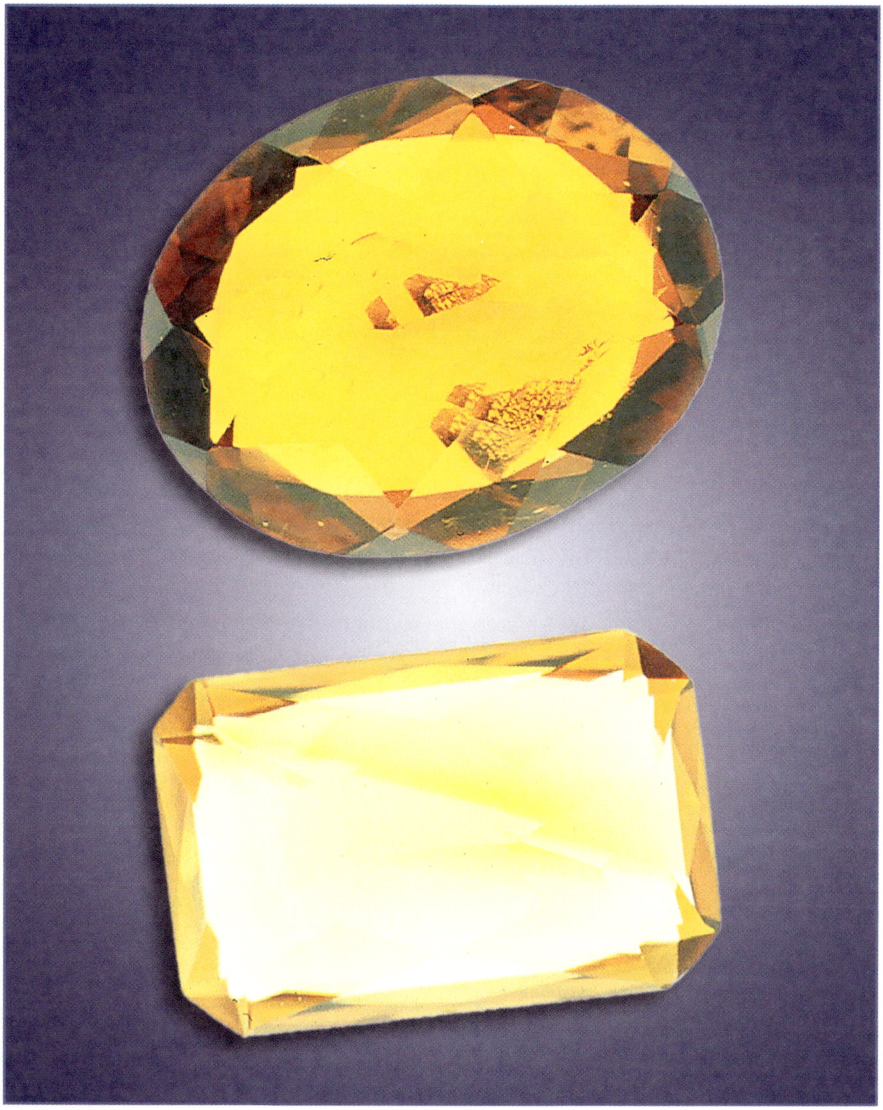

Citrin

Mineralklasse
Oxide, Quarz-Gruppe

Kristallsystem
trigonal

Chemische Formel
SiO_2 + (Al, Fe, Ca, H, Mg, Li, Na)

Härte
6,5 bis 7

Verwechslung
Beryll
Topas
Turmalin

ber, fördert die Verdauung und gibt Nieren sowie Darm Kraft. Kälteempfindlichen Menschen verleiht der Citrin Wärme.

Wie wendet man den Citrin an?

Bei Stoffwechsel- sowie Magen- und Darmerkrankungen soll man den Stein beispielsweise als Kette direkt auf der Haut tragen. Man kann auch mit einer Kugel oder einem Kristall meditieren.

Nach jedem Gebrauch muss der Citrin entladen werden. Dies geschieht am besten unter fließendem lauwarmem Wasser. Er regeneriert sich, wenn man ihn über Nacht in eine Schale mit Hämatit- und Amethyst-Trommelsteinen legt.

Die leuchtend gelbe Farbe des Citrins wird entweder durch Eisen- oder Aluminium-Einlagerungen verursacht.

Diamant

Der Diamant ist der einzige Edelstein, der sich lediglich aus einem chemischen Element in reiner Form – dem kristallinen Kohlenstoff – zusammensetzt. Auch ist der Diamant der härteste Stein, der bis heute bekannt ist.

Seit jeher ranken sich um Diamanten Geschichten und Mythen von Ruhm und Macht, aber auch von Unglück, Neid und Mord.

Der Mythos um den Diamanten

Der Diamant hat seinen Namen aus dem Griechischen: Wegen seiner Härte und anderen, zum Teil mythischen Eigenschaften, nannten die Griechen diesen Edelstein *adamas*, was »unbezwingbar« bedeutet. Veraltete Synonyme sind *Adamant, adamas, Anachites, Diamas, Iras, Itam* und *Mond der Berge*.

Seit man die ersten Diamanten gefunden hat, ranken sich um diesen Stein Geschichten und Mythen von Ruhm und Macht, aber auch von Unglück, Neid und Mord. Im Altertum, als der Glanz und das Feuer des Diamanten noch nicht im Mittelpunkt standen, schätzte man ihn wegen seiner magischen Fähigkeiten. Plinius bezeichnete den Diamanten als »das wertvollste unter allen menschlichen Gütern, [...] lange nur Königen, und zwar wenigen, bekannt«.

1456 erfand der Belgier Louis van Berquen den Brillantschliff, durch den sich der Glanz des Diamanten erst richtig entfalten konnte. Im Mittelalter galt der Diamant als »göttlicher Glanz auf Erden«. Auch van Berquen glaubte an die Wirksamkeit von Edelsteinen als Talisman wegen ihrer »geheimen und wunderbaren Eigenschaften«. Heute geht man davon aus, dass er eben diesen therapeutischen Eigenschaften der Edelsteine durch einen besonderen Schliff zu noch stärkerer Intensität verhelfen wollte.

Die größten und damit kostbarsten Diamanten gelten auch heute noch als Unglücksbringer. Dies betrifft beispielsweise den *Stern von Afrika*, den *Cullinan IV* und den *Kohinor*, die alle im Tower von London aufbewahrt werden. Unglücksbringer sind auch der *Hope*, der wahrscheinlich während der Französischen Revolution den Besitzer wechselte und der *Florentiner*, der seit dem Ersten Weltkrieg nicht mehr auffindbar ist. Mit Abenteuern verbunden sind auch der *Großmogul*, der *Orlow* und der *Jubilee*.

Der Adamas in der Hildegard-Medizin

Nach Hildegard von Bingen entsteht der Diamant, sie nannte ihn *adamas*, durch die verschiedenen Naturgewalten. Sie beschreibt dies so: »Der Diamant ist warm. Er stammt von bestimmten Bergen im Süden, die fast schieferartig und glasartig wie bestimmte Kristalle sind. Aus diesem Gestein kommt manchmal ein dröhnendes Geräusch wie von einem

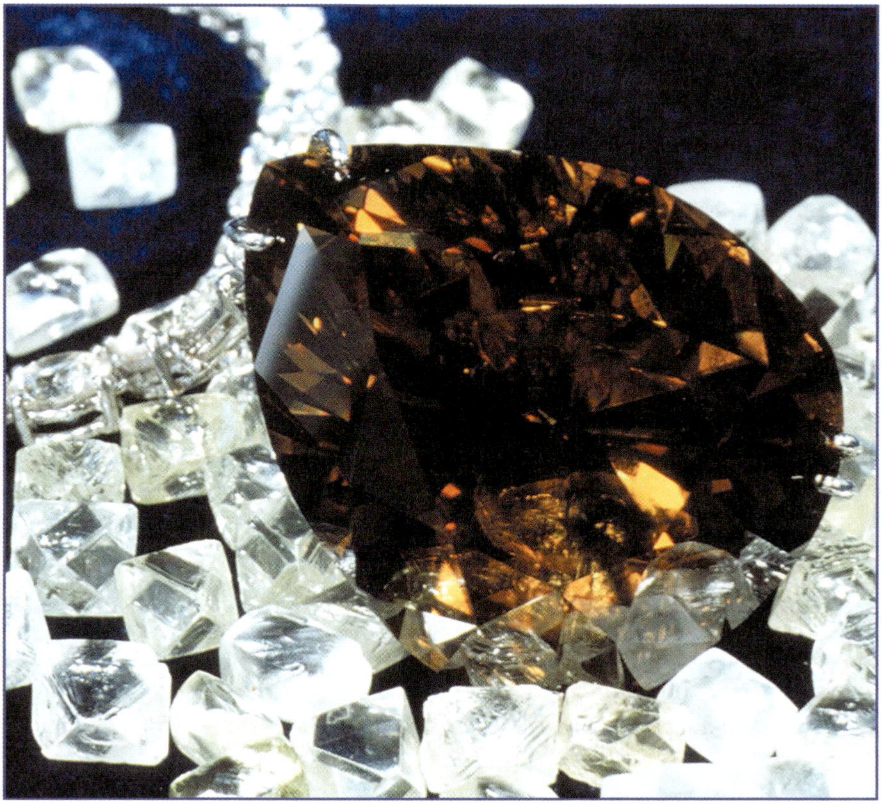

Diamant

Mineralklasse

Natürliche Elemente

Kristallsystem

kubisch

Chemische Formel

C_n + (Al,Ca,Cr,Fe,Mg, Mn,N,Si,Sr,Ti)

Härte

10

Verwechslung

Bergkristall
Glas
Zirkon

großmächtigen Herzen. Weil der Diamant, schon bevor er groß wird, stark und hart ist, spaltet sich das Gestein der Berges da, wo der Diamant liegt, und so fällt dieser wie ein Kiesel und auch ungefähr so groß in das Wasser. Wenn sich aber später an derselben Stelle in diesem Gestein ein Diamant bildet, dann ist er schwächer als der vorige. Und wenn dann die Flüsse anschwellen und über die Ufer treten, spülen sie diesen Stein in andere Gegenden fort.« »Der Diamant ist so hart, daß keine Härte ihm beikommen kann. Daher greift er sogar Eisen an und ritzt es. Weil somit weder Eisen noch Stahl seiner Härte etwas anhaben können, macht er Stahl so hart, dass dieser nicht nachgibt und auch nicht eher bricht, als bis man ihn durchschneidet.«

Hildegard setzte den Diamanten bei starken Beschwerden ein, beispielsweise bei Gicht, Schlaganfall und Gelbsucht. Dazu sollte man den Diamanten einen Tag lang in Wein oder Wasser legen und die überstehende Flüssigkeit trinken. Bösartigen und cholerischen Menschen empfiehlt Hildegard, immer einen Diamanten in den Mund zu nehmen. Dies gilt auch für geisteskranke und jähzornige Menschen. Auch eine Fastenkur führt nach Hildegard mit Hilfe des Diamanten zum Erfolg, denn der Stein reduziert das Hungergefühl. Ebenfalls lässt sich der Teufel mit einem Diamanten vertreiben.

Zwar ist der Diamant auch in seiner Rohform sehr wertvoll, doch erst der Brillantschliff, den Louis van Berquen 1456 erfunden hat, machte ihn weltweit zum gesuchtesten und teuersten Schmuckstein.

Der Diamant ist der härteste Stein (Härte 10), weshalb er auch von der Industrie als Bohr- und Schleifmittel verwendet wird.

In der Steinheilkunde steht der Diamant für Weisheit und Erleuchtung sowie Reinheit und Klarheit. Er schützt seinen Träger, erhält den Frieden und verhilft zu Macht.

Vorkommen, Entstehung und Erscheinungssystem

Den Diamanten findet man hauptsächlich in Afrika (Kimberly), Brasilien, Australien und Sibirien. Er entsteht in Tiefen von etwa 150000 bis 200000 Metern in den Gesteinen Peridotit und Eklogit. In diesen Tiefen wird Kohlenstoff, der hier als Graphit vorliegt, aufgrund des hohen Drucks und der hohen Temperatur von 2000 °C enorm schnell in Diamant verwandelt. Man bezeichnet dies als Metamorphose. Durch Vulkanausbrüche gelangt der Diamant dann innerhalb weniger Stunden an die Erdoberfläche, wo man ihn in den Gesteinen Kimberlit und Lamproit findet.

Der Diamant ist idealerweise farblos klar bis gelblich. Im Diamanthandel teilt man die Steine in folgende Farben ein: *Jager* (feines Blauweiß), *River* (Blauweiß), *Top Wesselton* (feines Weiß), *Wesselton* (Weiß), *Top Crystal* (sehr, sehr leicht gelblich), *Crystal* (sehr leicht gefärbt), *Very light Brown* (sehr leicht Braun), *Top Cape* (leicht gelblich), *Cape* (gelblich), *Light Yellow* (Hellgelb), *Light Brown* (Hellbraun) und *Yellow* (Gelb). Durch eingelagerte Fremdstoffe kann der Diamant auch intensiv gefärbt sein. Dabei verursachen Aluminium, Sauerstoff, Magnesium, Eisen und Bor eine blaue Färbung, Stickstoff eine gelbe und grüne, und Mangan eine rosa Färbung.

Der Diamant ist der härteste Stein (Härte 10), weshalb er auch als Bohr- und Schleifmittel verwendet wird.

Heilwirkung

Seele: Hilft, Angst, Depressionen und das Gefühl der Sinnlosigkeit zu überwinden, wirkt unterstützend bei der Bewältigung von Krisen, die aufgrund des Scheiterns von Plänen auftreten. Durch den Diamanten gelangen die Ursachen von Problemen oder Erkrankungen ins Bewusstsein. Er ermöglicht es, diese neutral zu betrachten. Dadurch kann man seine Gefühle und Stimmungen und letztendlich auch sein Leben viel besser kontrollieren.

Geist: Hilft, die Folgen des eigenen Handelns zu überblicken, fördert das logische Denken, und erleichtert es, größere Zusammenhänge zu erkennen, unterstützt die Lernfähigkeit und die Anwendung bekannter Lösungen auf neue Zusammenhänge; dadurch kann man Erlerntes schneller anwenden. Darüber hinaus fördert der Diamant die Entscheidungsfähigkeit.

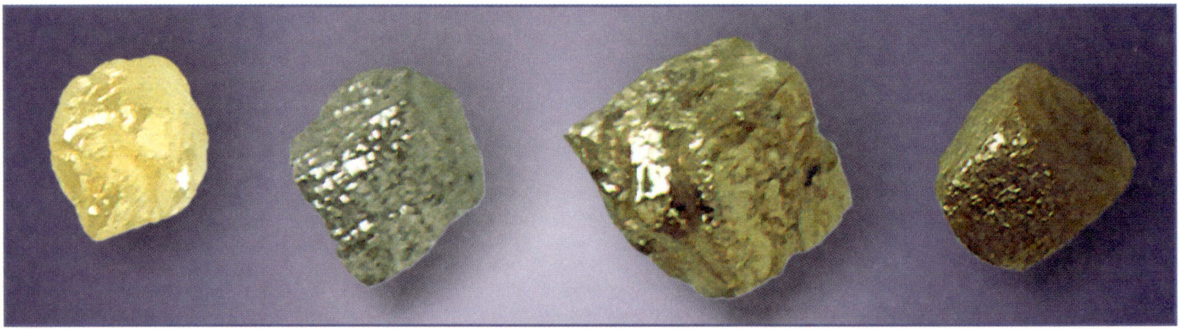

KÖRPER: Der Diamant kann dann verwendet werden, wenn eine schon längere Zeit überfällige Veränderung im Leben erforderlich ist. Er unterstützt die Heilung von Krankheiten, bei denen Organe betroffen sind, die direkt mit der geistigen Leistung zusammenhängen, beispielsweise Gehirn, Nerven, Ohren, Augen, Nase, Mund und Hormon produzierende Drüsen. Zusätzlich hilft der Stein bei Nierenleiden, Leberentzündungen und Blasenschwäche und stimuliert somit alle Reinigungsprozesse des Organismus. Er verstärkt die Kontrolle des Körpers und hilft bei Energiemangel und Antriebslosigkeit.

VOLKSGLAUBE: In Österreich, Deutschland, Italien, Spanien und Frankreich glaubt man, dass der Diamant – am linken Arm getragen – als Talisman vor jedem Gift sowie bösen und feindlichen Geistern schützt.

Wie wendet man den Diamanten an?

Am häufigsten wird der Diamant als gefasster Schmuckstein am Körper getragen. So hilft er beispielsweise gegen Gelbsucht und hohes Fieber, wenn man ihn an einer Kette um den Hals trägt. Mit Diamantwasser werden die betroffenen Stellen, beispielsweise geschwollene Drüsen, eingerieben. Es entfaltet seine heilende Wirkung aber auch, wenn es getrunken wird.

In der Meditation wird der Diamant auf die Stirn gelegt; man spricht dann von einem »dritten Auge«. Außerdem verstärkt der Diamant die Wirkung anderer Heilsteine.

Der Diamant kann dann verwendet werden, wenn eine schon längere Zeit überfällige Veränderung im Leben erforderlich ist.

Dioptas

Der Dioptas ist wegen seiner klaren tiefgrünen Farbe als Heil- und Schmuckstein sehr beliebt. Er kommt extrem selten vor.

Der Dioptas hilft Heranwachsenden, besser mit den körperlichen und seelischen Veränderungen in dieser Zeit zurecht zu kommen.

Der »Durchsichtige«

Bis fast ins 19. Jahrhundert wurden der Dioptas und der Smaragd wegen ihrer Farbe häufig miteinander verwechselt, obwohl sie chemisch nicht verwandt sind. Erst im Jahre 1806, als man erkannt hatte, dass es sich um ein Kupfermineral und nicht um ein Beryllmineral handelte, bekam der Stein von dem französischen Mineralogen René Juste Haüy (1743–1822) den Namen *Dioptas*. Dieser kommt vom griechischen *diopteia* = »durchsichtig« und beschreibt die Transparenz des Steins, die übrigens nur wenige Kupfermineralien besitzen.

Die äußerliche Ähnlichkeit mit dem Smaragd spiegelt sich auch in einigen Synonymen wider: *Kupfersmaragd, Smaragdmalachit* oder *Smaragdochalcit*.

In der Antike gehörte der Dioptas, den man auch *Stein der Venus* nannte, zu den begehrtesten Schmucksteinen. Er galt in dieser Zeit als Stein, der den Menschen sowohl Wohlstand als auch Schönheit erhält.

Vorkommen, Entstehung und Erscheinungssystem

Der Dioptas bildet sich aus kupfer- und kieselsäurehaltigen Lösungen in Klüften von Kalk- und Sandsteinen. Er entsteht aber auch in Oxidationszonen von Kupferlagerstätten; er bildet kleine trigonale Kristalle aus, die in Aggregaten zusammen stehen.

Die wichtigsten Fundorte liegen in Kasachstan, Zaire, Namibia und im Kongo. Weitere Vorkommen gibt es in Tsumeb in Namibia und im US-Staat Arizona.

Heilwirkung

SEELE: Stärkt das Selbstbewusstsein, unterstützt die Persönlichkeitsentfaltung, betont das Gefühlsleben und wirkt beruhigend.

GEIST: Fördert Kreativität und Fantasie, stärkt die Vorstellungskraft und hilft, Träume zu realisieren – auch in materieller Hinsicht.

KÖRPER: Beschleunigt vor allem bei schweren Erkrankungen den Gesundungsprozess, lindert Schmerzen und wirkt entkrampfend bei Leber- und Gallenbeschwerden. Kopfschmerzen verschwinden. Außerdem heilt er Geschlechtskrankheiten und steigert die Potenz. Kinder schützt der Dioptas vor Atemwegs- und Bluterkrankungen, die durch Umweltschadstoffe verursacht sind. Aber auch allergische und entzündliche Infektionen der Atemwege werden abgewehrt.

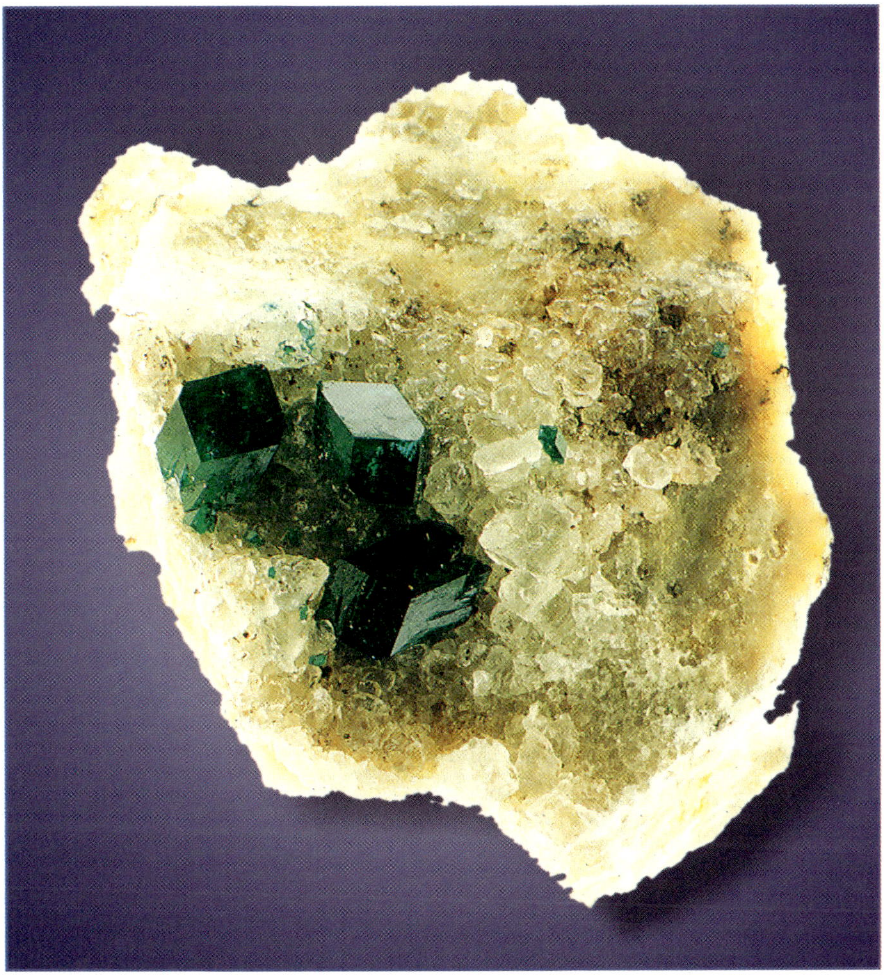

Dioptas

Mineralklasse
Ring-Silikat

Kristallsystem
trigonal

Chemische Formel
$Cu_6(Si_6O_{18}) \times 6H_2O$

Härte
5

Verwechslung
Smaragd

Heilungs- bzw. Linderungschancen bestehen bei Grünem und Grauem Star. Der Stein beugt der Erblindung vor, aber auch bei anderen Augenerkrankungen wie Bindehautentzündung oder Netzhautablösung wirkt er heilend.

Wie wendet man den Dioptas an?

Seelische Wirkungen entfaltet der Dioptas durch meditative Betrachtung oder beim vorsichtigen Auflegen des Steins auf die Stirn. Gegen körperliche Beschwerden hilft es, den Kristall vorsichtig auf die entsprechenden Körperstellen zu legen. Bei Augenerkrankungen sollten man ihn auf die geschlossenen Augen legen.

Der Dioptas sollte nicht mit Wasser, sondern einmal monatlich über Nacht in einer Schale mit Hämatit-Trommelsteinen gereinigt und entladen werden. Aufgeladen wird der Dioptas, indem man ihn einmal im Monat mit klaren Bergkristallen und rosa Kunzit ruhen lässt.

Der Dioptas wird als kleine, leicht zerbrechliche Kristallgruppe oder – wegen der Zerbrechlichkeit jedoch selten – geschliffen und gefasst angeboten.

Falkenauge

In der Steinheilkunde gilt das Falkenauge als ein Stein, der den Energiefluss im Körper blockiert. Er darf deshalb nicht länger als vier Tage ununterbrochen getragen werden.

Das Falkenauge wurde als Schmuckstein in der Zeit nach seiner Entdeckung ausschließlich in Idar-Oberstein geschliffen.

Gegen den »bösen Blick«

Seinen Namen verdankt das Falkenauge den faserartigen Einlagerungen aus Krokydolith und Hornblende. Diese verleihen ihm im runden Schliff das Aussehen eines Auges. Das »Auge« soll als Amulett getragen vor dem »bösen Blick« schützen. Während der Inquisition hielt man den der Hexerei verdächtigten Frauen ein Falkenauge vor das Gesicht. Eine Frau galt als Hexe überführt, wenn sie ihren Blick von diesem Stein abwandte.

Viel positiver wird das Falkenauge in arabischen Überlieferungen beschrieben: Es verleiht dem Träger Lustigkeit und einen scharfen Verstand. Man glaubte auch, dass es die Einigkeit unter Ehepartnern erhält sowie Gesundheit und Jugendlichkeit bewahrt.

Vorkommen, Entstehung und Erscheinungssystem

Das blaugrüne bis blaugraue oder blauschwarze Falkenauge entsteht durch den festen Einschluss von Krokydolithfasern (eisenreiches Asbestmineral) und Hornblendfasern bei Erstarren kieselsäurereicher Lösungen.

Fundstellen gibt es hauptsächlich in Südafrika, in Westaustralien, Indien und in den USA.

Das Falkenauge bildet keine Kristalle, sondern derbe Quarzadern im Gestein.

Heilwirkung

Seele: Hilft, Stimmungsschwankungen gut zu verarbeiten und eigene Schwächen zu erkennen. Nervosität verschwindet.

Geist: Verleiht dem Träger Zielstrebigkeit und Entscheidungsstärke.

Körper: Aufgrund seines Aussehens wurde das Falkenauge schon in früheren Zeiten gegen Augenerkrankungen eingesetzt. Es mildert Kurzsichtigkeit, lindert und schützt vor Augenerkrankungen wie Hornhautentzündung, vor Augenverletzungen sowie vor überanstrengten Augen. Es vertreibt Kopfschmerzen sowie Migräne. Auch chronische Atemwegserkrankungen wie Asthma können geheilt werden. Außerdem schützt es vor Computerstrahlen.

Wie wendet man das Falkenauge an?

Das Falkenauge gibt es als Trommelstein, Handschmeichler, Anhänger und Kette oder (allerdings seltener)

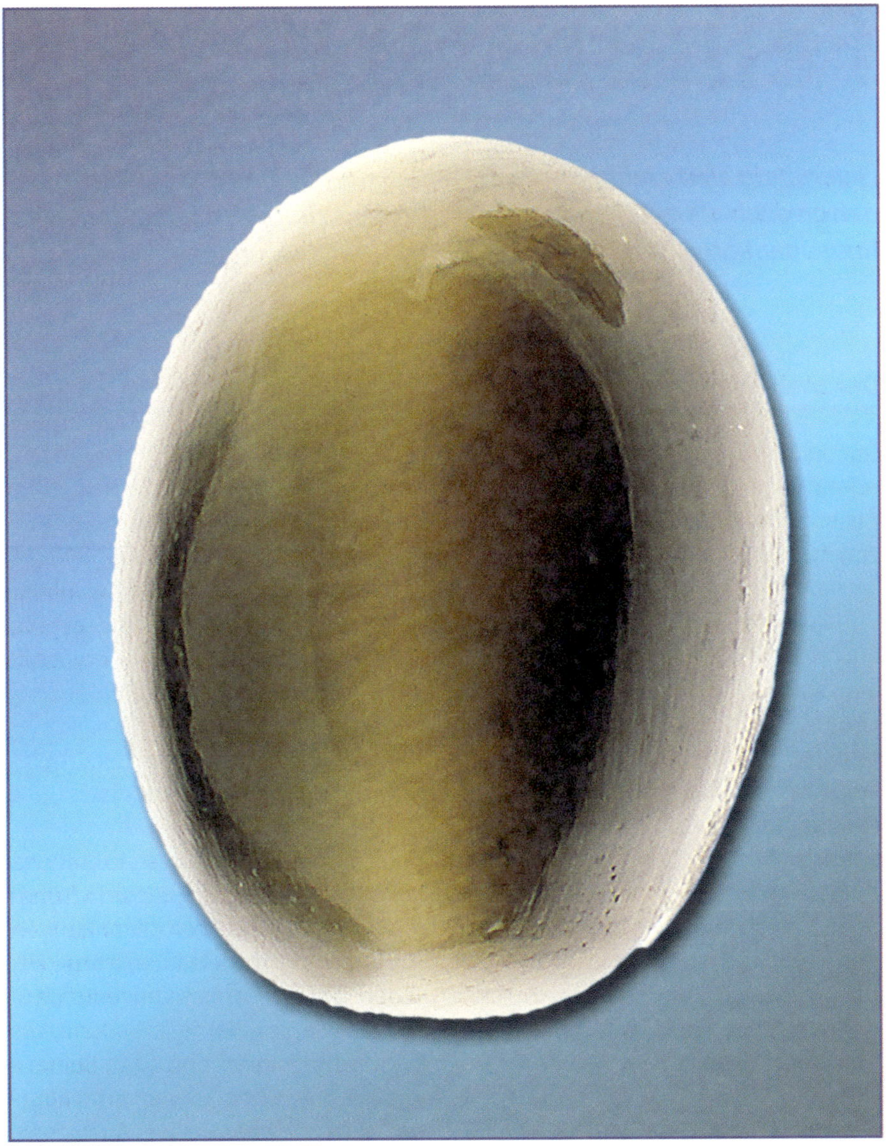

Falkenauge

Mineralklasse

Oxide, Quarz-Gruppe

Kristallsystem

trigonal

Chemische Formel

$SiO_2 + Na_2(Mg, Fe, Al)_5(OH/Si_4O_{11})_2$

Härte

7

als Donut. In den Genuss seiner Wirkung auf die Seele kommt man am besten durch meditatives Betrachten. Bei Augenerkrankungen oder Kurzsichtigkeit legt man in Wasser erwärmte Scheiben des Steins auf die geschlossenen Augen. Gegen Computerstrahlen hilft eine Kette aus Falkenaugekugeln.

Das Falkenauge darf unter keinen Umständen mit Wasser entladen werden, sondern es sollte zu diesem Zweck über Nacht in eine Gruppe trockener Hämatit-Trommelsteine gelegt werden. Einmal im Monat lädt man das Falkenauge in einer Kombination aus Tigerauge und Bergkristall über Nacht auf.

Bei Augenerkrankungen oder Kurzsichtigkeit legt man in Wasser erwärmte Scheiben vom Falkenauge auf die geschlossenen Augen.

Feueropal

Feueropale sind nicht nur begehrte Schmucksteine, sondern sie gelten auch als potente Heilsteine. Da sie sehr selten sind, liegt ihr Preis im oberen Bereich.

Der Feueropal kann bei zu starker Anforderung trüb werden. Man reinigt ihn mit trockenem Meersalz. Wichtig ist, dem Stein etwas Ruhe zu gönnen.

Der Stein der Liebe

Der Feueropal spielt in der indianischen Astrologie eine sehr wichtige Rolle. Bei uns kennt man diesen Stein erst seit der Übermittlung dieser indianischen Wissenschaft.

Bei den Indianern gilt der Feueropal auch heute noch als das Symbol der innigsten Liebe. Der Stein verleiht die nötige Kraft, um drohende Gefahren rechtzeitig wahrzunehmen und ihnen auszuweichen. Außerdem hilft er, falsche von richtigen Freunden zu unterscheiden.

Den Namen *Feueropal* trägt der Stein wegen seiner feurigen orangeroten Farbe.

Vorkommen, Entstehung und Erscheinungssystem

Der Feueropal bildet sich aus kieselsäurehaltigen Lösungen, die Eisenoxid aufnehmen. Der Kieselsäure wird beim Kristallisationsprozess langsam das Wasser entzogen, jedoch nicht vollständig. Abhängig vom Eisengehalt reicht die Farbpalette des Feueropals von fast Farblos über Gelb, Orange bis zu Feuer- und Dunkelrot.

Die wichtigsten Vorkommen liegen in Mexiko sowie in den USA und in der Türkei.

Heilwirkung

SEELE: Verleiht Vitalität, Impulsivität und Spontaneität, bewahrt jedoch vor starken Stimmungsschwankungen; unterstützt den Träger, Ideen und Anregungen schneller in die Tat umzusetzen.

GEIST: Hilft, uns und unsere Umgebung besser zu verstehen.

KÖRPER: Stabilisiert den Kreislauf und lindert Schwäche- und Schwindelanfälle sowie Kreislaufschwäche bei körperlichen Anstrengungen; steigert die Hormonproduktion der Nebennieren und der Geschlechtsorgane, wodurch Libido, Potenz und Fruchtbarkeit steigen.

Der Stein besitzt entzündungshemmende Eigenschaften, er tötet Viren und Bakterien ab.

Wie wendet man den Feueropal an?

Den Feueropal gibt es als Roh- und Trommelstein, als Handschmeichler sowie als Cabochon. Seine Wirkung auf Körper, Geist und Seele entfaltet er durch direktes Tragen auf der Haut.

Keinesfalls darf der Stein an der Sonne aufgeladen werden.

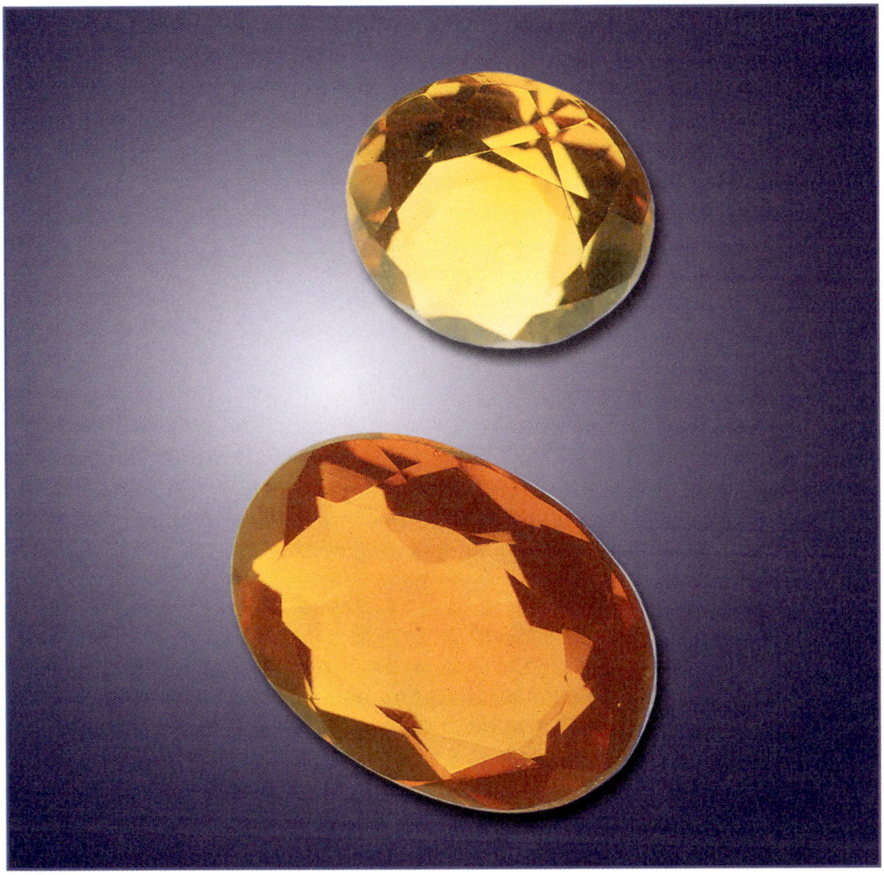

Feueropal

Mineralklasse

Oxide, Opal-Gruppe

Kristallsystem

meist tetragonal

Chemische Formel

$SiO_2 + (Fe_2O_3) + H_2O$

Härte

5,5 bis 6

Granat

Der Granat kann in den vielfältigsten Farben – außer Blau – auftreten. Die gesamte Gruppe der Granate umfasst 16 eigenständige Mineralien, die alle dieselbe Struktur aufweisen, sich aber hinsichtlich der eingebetteten Metallionen unterscheiden.

Im Mittelalter bezeichnete man den Granat als *Karfunkel*, was »glühender« oder »leuchtender Stein« bedeutet.

Schon seit langer Zeit bekannt

Granat bedeutet »der Körnige« (lateinisch *granum* = »Korn«). Nicht eindeutig geklärt ist, ob sich dieser Name auf die typische Kristallform des Steins oder auf seine rote Farbe bezieht, die der der Blüte bzw. des Kerngehäuses eines Granatapfels ähnelt. Im Mittelalter war es wohl der Granat, der als *Karfunkel* bezeichnet wurde, was soviel wie »glühender« oder »leuchtender Stein« bedeutet. Diesen Namen dürfte der Stein wohl einer uralten Sage zu verdanken haben, nach der der Stein im Dunkeln aus sich selbst heraus leuchtet. *Karfunkel* leitet sich vom lateinischen *carbunculus* ab, das soviel wie »kleine Kohle« bedeutet und sich wohl auf die Farbe des Steins bezieht. Plinius, der im ersten Jahrhundert nach Christus lebte, verwendete *carbunculus* als Überbegriff für verschiedene Edelsteine, wobei er auch von sich selbst behauptete, den Unterschied zwischen diesen Steinen nur sehr schwer erkennen zu können. Schon seit Menschengedenken spielt der Granat wegen seiner Schönheit und auch wegen der ihm nachgesagten Wirkungen auf Körper, Geist und Seele bei fast allen Völkern eine besondere Rolle. Er gehört zu jener 29 Steine umfassenden Gruppe, die seit dem Altertum als die Grundsteine des Lebens verehrt werden.

Im jüdischen Talmud kann man nachlesen, dass ein einziger großer Granat in der Arche Noah als Lichtquelle diente. In der indischen Mythologie gilt der Granat als Besitzer des Kundalinifeuers, der Inbegriff des befreienden Feuers der Verwandlung. Im Buddhismus wird der Granat als heiliger Stein verehrt, der die Seele seines Besitzers erhellt und ihm Weisheit verleiht. In der Kaiserkrone von Otto dem Großen (912–973) wurde der damals berühmteste Granat, *der Weise*, verarbeitet.

Der Karfunkel in der Hildegard-Medizin

Hildegard von Bingen zählt den Karfunkel (Carbunculus) zu den Heilsteinen. Diese Bezeichnung kann nach den heutigen Erkenntnissen auf drei unterschiedliche Steine angewendet werden, nämlich auf den Rubin, den Granat und den roten Spinell. Hildegard erwähnt keinen dieser drei Steine; deshalb ist auch heute noch nicht eindeutig geklärt, auf welchen Stein ihre Beschreibung zutrifft. Man geht jedoch davon aus, dass sie wohl den

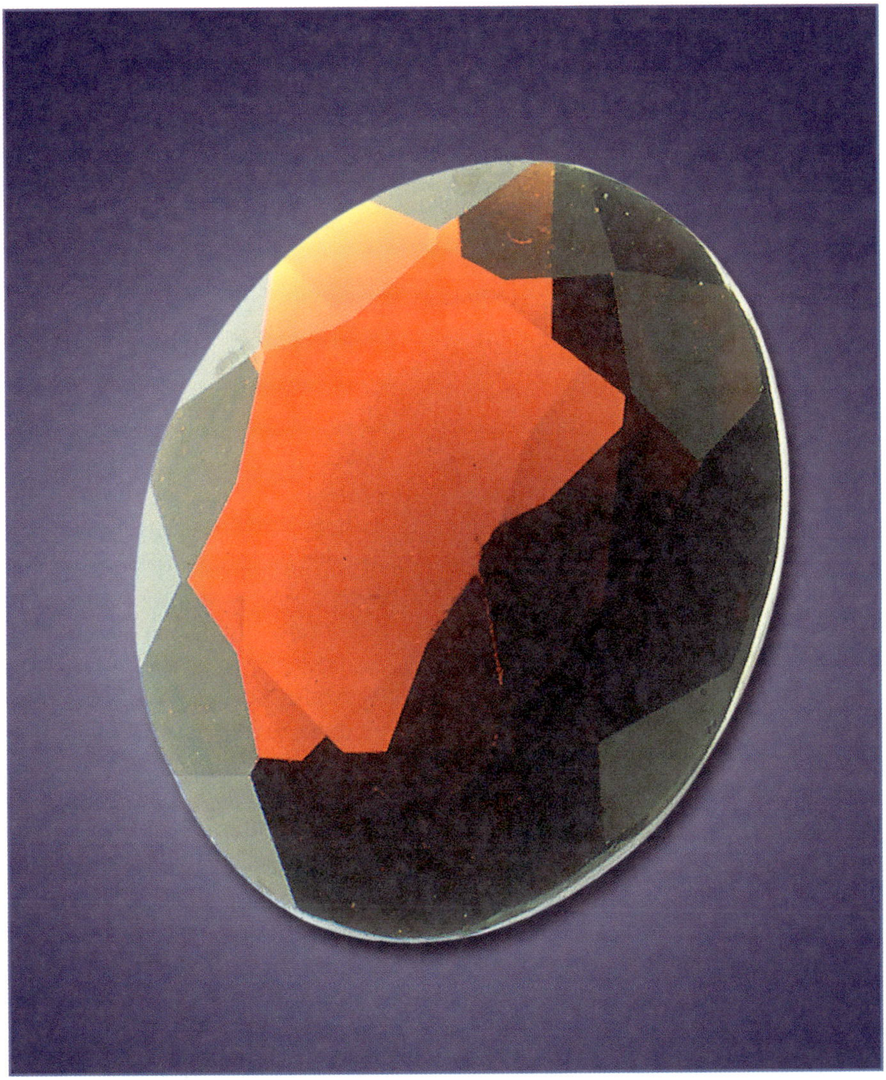

Granat

Mineralklasse

Insel-Silikate

Kristallsystem

kubisch

Chemische Formel

$Me^{2+}{}_3Me^{3+}{}_2(SiO_4)_3$
Me^{2+} = Cu, Fe, Mg, Mn;
Me^{3+} = Al, Cr, Fe, Mn, Ti, V, Zr)

Härte

7,5 bis 7,5

Verwechslung

untereinander
geschliffen mit Peridot
Rubin
Smaragd
Spinel
Topas
Turmalin
Zirkon

Erst durch den richtigen Schliff erhält der Granat sein Feuer und seine Farbe; er kommt so erst richtig zur Geltung.

Granat gemeint hat. Dafür spricht auch, dass zu Lebzeiten Hildegards der Granat als einziger dieser drei Steine in Europa gefunden und bereits damals als Schmuckstein sehr geschätzt wurde.

Sie beschreibt den Karfunkel wie folgt: »Der Karfunkel wächst bei Mondfinsternis. Wenn diesem etwas zuwider ist, möchte er gleichsam verschwinden. Daher zeigt er sich manchmal finster, wenn er auf göttliches Geheiß Hunger, Pest oder Veränderungen in der Regierung ankündigt. Dann konzentriert die Sonne ihre ganze Kraft auf das Firmament, wärmt den Mond mit ihrer Hitze, facht ihn mit ihrem Feuer an und lässt ihn zunehmen und wieder leuchten. Sie legt ihre Zunge in dessen Mund, um ihn, der bereits tot ist, wieder vom Tod zu erwecken. In dieser Stunde entsteht dann

Die Gruppe der Granate umfasst insgesamt 16 eigenständige Mineralien, davon werden heute neun als Heilsteine verwendet.

der Karfunkel. Daher hat er seinen Glanz vom Feuer der Sonne, wenn der Mond zunimmt, sodass er mehr in der Nacht als am Tag leuchtet. Und so wächst er, bis die Glut der Sonne ihn hervorbringt. Weil eine Mondfinsternis selten ist, ist auch dieser Stein selten, und auch seine Kraft ist selten. Man muss ängstlich darauf achten, dass man sehr vorsichtig und sorgfältig damit umgeht.«

Sie empfiehlt diesen Stein unter anderem bei Infektionen, Fieber, Schüttelfrost und Schwäche. Man soll den Karfunkel um Mitternacht auf den Nabel des Kranken legen und dort so lange belassen, bis der Kranke eine aufsteigende Wärme empfindet. Dann muss der Stein sofort entfernt werden. Für Hildegard spielt der Zeitpunkt der Anwendung, nämlich Mitternacht, eine wichtige Rolle: Zu dieser Zeit arbeiten nämlich Leber und Galle auf Hochtouren.

Gegen Kopfschmerzen hilft, so Hildegard, ebenfalls der Karfunkel, den man eine knappe Stunde auf den Scheitel legen soll. Der Stein wird abgenommen, wenn die Kopfhaut warm geworden ist. Die belebende Wirkung des Karfunkels deutet sich ebenfalls in der Empfehlung an, den Stein auf Kleider zu legen, um sie so frisch zu erhalten.

Vorkommen, Entstehung und Erscheinungssystem

Die Gruppe der Granate umfasst insgesamt 16 eigenständige Mineralien, nämlich Almadin, Andradit, Calderit, Goldmanit, Grossular, Henritermierit, Hibschit, Katoit, Kimzeyit, Knorringit, Majorit, Morimotoit, Pyrop, Schorlomit, Spessartin, Uwarowit. Als Heilsteine werden heute die folgenden Granate verwendet:

- **Almandin:** $Fe_3Al_2(SiO_4)_3$ + Ca, Mg, Mn, Ti; Farben: rot, braunrot, braun, schwarzrot, schwarz; Fundstätten: Österreich, Skandinavien, Nepal, Indien, Sri Lanka, Thailand, Australien, Brasilien, Alaska
- **Andradit:** $Ca_3Fe_2(SiO_4)_3$ + Al; Farben: schwarz, braun, gelbgrün, kaki; Fundstätten: Skandinavien, Schottland, Kanada, USA, Japan, Australien, Namibia, Afghanistan, Russland
- **Grossular:** $Ca_3Al_2(SiO_4)_3$ + Fe, Mn; Farben: farblos, grau, bräunlich, gelblich, grün, rosa; Fundstätten: Alpen, Russland, Skandinavien, Schottland, Irland, Namibia, Kanada, USA
- **Hessonit:** $Ca_3(Al, Fe)_2(SiO_4)_3$; Farben: rot, gelb, orangebraun; Fundstätten: Namibia, Sri Lanka, Russland, Kanada, Mexiko
- **Melanit:** $(Ca, Na)_3(Fe, Ti)_2(SiO_4)_3$, Varietät des Andradit; Farben: schwarz; Fundstätten: USA
- **Pyrop:** $Mg_3Al_2(SiO_4)_3$ + Fe, Ti; Farben: blutrot, dunkelrot, orangebraun, rosa; Fundstätten: Böhmen
- **Rhodolith:** $(Mg, Fe)_3Al_2(SiO_4)_3$ + Ti, Varietät des Pyrop; Farben: gelb, orange, rotbraun, braun, braunschwarz; Fundstätten: Indien, Sri Lanka, Argentinien,
- **Spessartin:** $Mn_3Al_2(SiO_4)_3$ + Fe; Farben: gelb, orange, rotbraun, braun, braunschwarz; Fundstätten: Deutschland, Italien, Skandinavien, Russland, Namibia, Brasilien, USA
- **Uwarowit:** $Ca_3Cr_2(SiO_4)_3$; Farben: dunkelgrün, smaragdgrün; Fundstätten: Ural, Schlesien, Finnland, USA, Kanada

Alle Granate enthalten zwei- und dreiwertige Metallionen sowie Inselsilikatmoleküle in einem Verhältnis von 3:2:3. Die verschiedenen Färbungen entstehen durch unterschiedliche Metalle wie Eisen, Chrom, Titan, Aluminium, Mangan oder Calcium. Granate bilden alle kubischen Kristalle (Ausnahme: der seltene Henritermierit mit tetragonalen Kristallen).

Heilwirkung

SEELE: Stärkt Willenskraft und Selbstvertrauen, lässt uns Hemmungen überwinden und verleiht seinem Träger Ausdauer, Kraft, Mut und Hoffnung und auf diese Weise die Fähigkeit, auch schwierige Situationen zu meistern; lindert außerdem Depressionen.

GEIST: Stärkt das Gedächtnis und steigert nicht nur die Kreativität, sondern auch die Antriebskraft, die nötig ist, um viele neue Ideen zu realisieren.

KÖRPER: Stärkt das Herz und schützt es vor Erkrankungen, reguliert den Blutdruck und den Kreislauf und stimuliert die Produktion weißer Blutkörperchen. Granatwasser beugt einer Leukämie vor. Der Granat regt den Stoffwechsel an und erhöht dort, wo er aufgelegt wird, den Umsatz aller Körpersäfte. Auf diese Weise beschleunigt und intensiviert er die Regenerationskraft des Organismus. So stärkt er das Immunsystem sowie Organe wie Herz, Nieren, Leber, Milz und Bauchspeicheldrüse. Die Heilung innerer und äußerer Wunden wird durch den Granat beschleunigt.

Ferner steigert er als Energielieferant vor allem bei älteren Menschen Libido und Potenz.

VOLKSGLAUBE: In der Antike glaubte man, dass ein 4 Gramm schwerer Granit in einem goldenen Ring schlimme und schreckhafte Träume abwehrt.

Wie wendet man den Granat an?

In der Steinheilkunde werden sowohl geschliffene als auch rohe Granulate verwendet. Als Kette, Anhänger, Handschmeichler oder Rohstein entfaltet er seine Wirkung auf Seele, Geist und Körper bei direktem Hautkontakt. Der Granat wird auf die betroffene Körperstelle aufgelegt, jedoch nicht über längere Zeit, sondern besser mehrmals täglich. Granatwasser erhält man, indem man Granate über Nacht in ein Glas mit Wasser legt. Dieses wird dann morgens auf nüchternen Magen getrunken.

Leidenschaftliche Menschen sollten vorsichtig mit dem Granat umgehen, da er bei ihnen negative Energien freisetzt.

Hämatit

Seit der Antike wird der Hämatit mit Blut in Verbindung gebracht. Dies zeigt sich nicht nur in der Namensgebung, sondern auch in den verschiedenen Heilwirkungen.

Mondsüchtige sollten immer – auch nachts – eine Hämatitkette tragen .

Achtung: Bei Entzündungen darf der Hämatit nicht eingesetzt werden!

Der Blutstein

Der Name Hämatit kommt aus dem Griechischen *(haemateios)* und bedeutet soviel wie »Blutstein«. Die Bezeichnung ist zweierlei Ursprungs: Zum einen wird der Stein schon seit Jahrtausenden zur Blutstillung verwendet, zum anderen färbt sich bei der Verarbeitung des Hämatits das Schleifwasser blutrot.

Die alten Ägypter gaben ihren Toten ein Amulett oder einen Skarabäus aus Hämatit als Grabbeigabe mit. Sie legten es unter das Kopfkissen des Toten, um ihm so das Weiterleben in der jenseitigen Welt zu erleichtern.

Die Babylonier glaubten, dass ein Glücksbringer aus Hämatit seinem Träger bei jedem Gerichtsprozess zum Sieg verhelfen könnte.

Die Griechen gaben den Stein wegen seiner blutstillenden Wirkung ihren Kriegern mit in den Kampf. Als Talisman sollte der Hämatit seinen Träger vor dem »bösen Blick« schützen und im Traum vor drohenden Gefahren warnen.

Vorkommen, Entstehung und Erscheinungssystem

Der schwarzgraue oder dunkelbraune, metallisch glänzende Hämatit wächst entweder in Nierenform oder er bildet kleine blättrige Kristalle. Man findet ihn meist in Oxidationszonen von Eisenlagerstätten.

Die wichtigsten Vorkommen befinden sich in Deutschland, Schweden, Kanada, Australien, Brasilien, Russland und in den USA sowie auf der Insel Elba.

Heilwirkung

SEELE: Symbolisiert Mut und verleiht daher auch seinem Träger Spontaneität, Lebenslust, Vitalität und Dynamik, hilft, das Leben wieder selbst in die Hand zu nehmen und selbstständig zu werden, gibt ferner Kraft, auch schwierige Situationen bravourös zu meistern.

GEIST: Fördert die Fähigkeit, sich auf die persönlichen Grundbedürfnisse zu konzentrieren.

KÖRPER: Als Blutstein ist der Hämatit für alles, was mit Blut zusammenhängt, zuständig. Er schützt den Lebenssaft vor allen möglichen Erkrankungen, beispielsweise Leukämie. Er stillt Blutungen und regt die Blutbildung an; Blutergüsse heilen durch Auflegen eines Hämatits schneller ab; Krampfadern verschwinden. Er regt

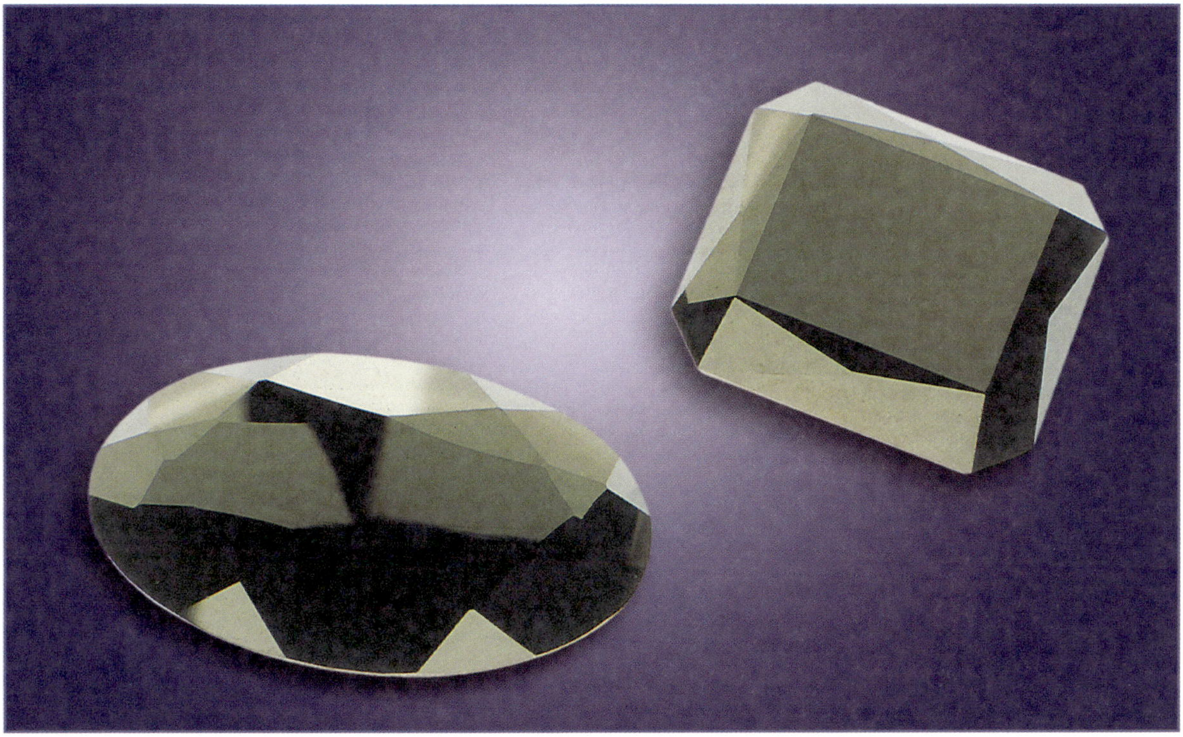

den Zellaufbau an, stärkt Lunge, Leber, Milz und Nieren und beschleunigt den Gesundungsprozess nach einer Krankheit.

Durch hormonelle Schwankungen verursachte Menstruationsstörungen lassen sich beseitigen. Eine Eisenquelle für unseren Organismus ist das Hämatitwasser, das man regelmäßig morgens auf nüchternen Magen trinken sollte. Außerdem schützt der Stein vor schädlichen Erd- und Wasserstrahlen; nachts unter das Kopfkissen gelegt, schenkt der Hämatit einen erholsamen Schlaf.

Wie wendet man den Hämatit an?

Den Stein gibt es in den verschiedensten Formen, beispielsweise als Trommel- oder Rohstein, als Handschmeichler, Anhänger oder Kette, in Form von Kugeln oder Donuts, als Pyramide oder Obelisk. Er entfaltet seine Wirkung, wenn er direkt auf die Haut aufgebracht wird.

Zur Herstellung von Hämatitwasser legt man einen Hämatit-Trommelstein über Nacht in ein Glas Wasser. Negative Strahlen wehrt man am besten mit Hämatitkugeln ab, deren Durchmesser jedoch 10 Zentimeter nicht übersteigen sollte.

Der Hämatit darf unter keinen Umständen mit Wasser gereinigt und entladen werden. Statt dessen gibt man ihn in eine Schale mit vielen kleinen Bergkristall-Trommelsteinen, wo der Hämatit seine negative Energie abgeben und sich selbst wieder aufladen kann.

Hämatit

Mineralklasse
Oxide

Kristallsystem
trigonal

Chemische Formel
Fe_2O_3 + Mg, Ti + (Al, Cr, Mn, Si, H_2O)

Härte
6 bis 6,5

Verwechslung
Ilmenit
Limonit
Magnetit

Heliotrop

***Der Heliotrop, ein undurchsichtiger grüner Stein mit roten Punkten, war als Heilstein schon in der Antike sehr beliebt. Auch Hildegard von Bingen nahm diesen Stein in die Reihe ihrer Heilstein auf, jedoch unter dem Namen* Jaspis.**

Den roten Einsprengseln verdankt der Heliotrop auch den Namen *Blutstein*.

Das Blut der Erde

Der Name *Heliotrop* kommt aus dem Griechischen *(heliou tropai)* und bedeutet soviel wie »Sonnenwender« oder »Sonnwendstein«.

Bei den alten Griechen spielte der Heliotrop eine sehr wichtige Rolle: Als Licht bringender Edelstein verkörperte seine grüne Farbe die Erde und Natur, seine roten Punkte symbolisierten das Blut der Erde. Sie trugen den Heliotrop, um auf diese Weise mit den Göttern eine harmonische Beziehung aufbauen zu können und ein langes Leben geschenkt zu bekommen. Die Legende, bei den roten Einsprengseln im Heliotrop handele es sich um Blut, hielt sich bis ins Mittelalter, wo die Punkte als das Blut Jesu angesehen wurden. Daher stammen auch die damals gängigen Namen für den Heliotrop wie *Jesusstein* oder *Blutstein*. Der Heliotrop war der Schutzstein der Kreuzritter.

Der Heliotrop in der Hildegard-Medizin

In den Schriften Hildegards von Bingen wird der Heliotrop unter dieser Bezeichnung nicht erwähnt. Doch geht man heute davon aus, dass der »Jaspis« bei Hildegard mit dem Stein, den wir als Heliotrop kennen, identisch ist (dafür sprechen unter anderem die mittelalterlichen Beschreibungen des Steins als »grün und undurchsichtig«). Sie schreibt:

»Der Jaspis wächst dann, wenn die Sonne sich nach der neunten Tagesstunde bereits zum Untergehen neigt. Er wird durch das Feuer der Sonne erwärmt, hat jedoch mehr von der Luft als vom Wasser oder vom Feuer. Eine unterschiedliche Färbung hat er deshalb, weil sich die Farbe der Sonne infolge der bereits vorhandenen Bewölkung oft verändert, wenn sie sich nach der neunten Stunde zum Untergehen neigt.«

Der nach der Beschreibung von Hildegard warme Stein wurde von ihr bei vielen Beschwerden empfohlen. Gegen die durch eine Infektion verursachte Taubheit soll man einen Heliotrop anhauchen und dann in das Ohr stecken, den Gehörgang auf diese Weise verschließen und ein Tuch aus Hanfgewebe darüber legen. Ähnlich soll man bei starkem Schnupfen verfahren: Hier wird der Stein in die Nasenlöcher gesteckt. Gegen Gicht, unter der Hildegard auch rheumatische und atherosklerotische Beschwerden zusammenfasst, hilft es, einen Stein

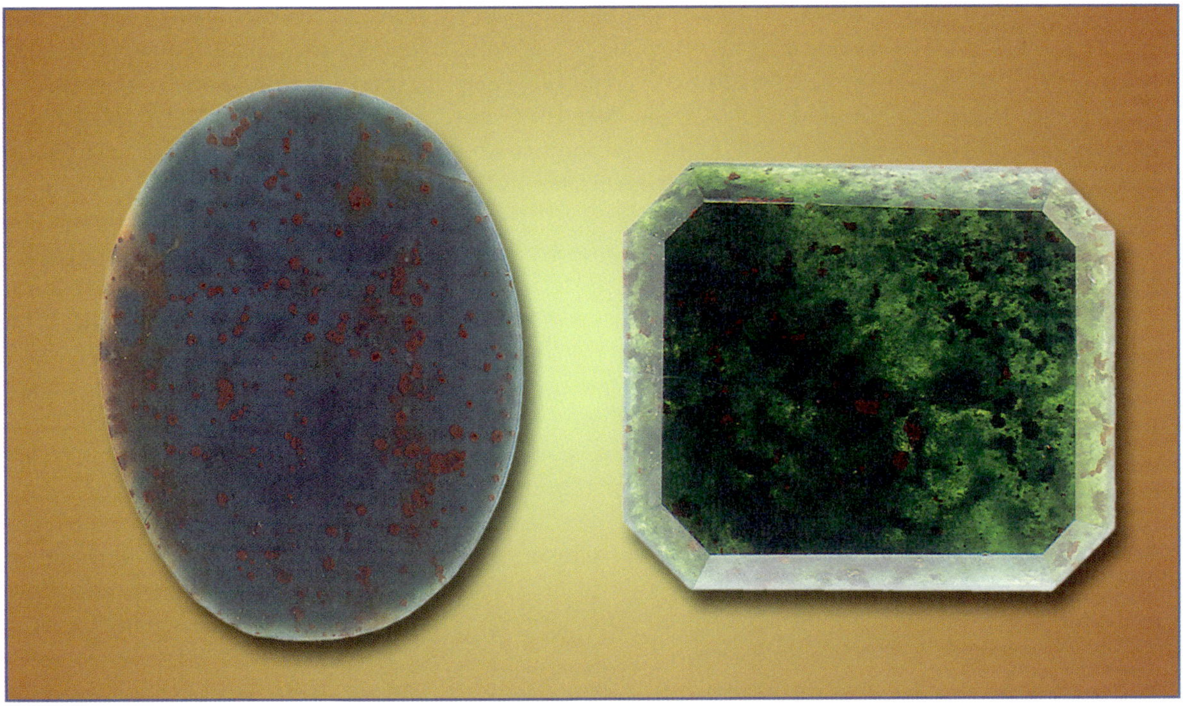

auf die schmerzende Stelle so lange fest aufzudrücken, bis er warm wird. Außerdem wehrt der Heliotrop laut Hildegard Albträume ab, schärft den Verstand (Stein in den Mund nehmen) und schützt Mutter und Kind im Wochenbett vor allem Bösen, das bei ihr durch eine Schlange symbolisiert ist.

Vorkommen, Entstehung und Erscheinungssystem

Der Heliotrop gehört zur Chalcedonfamilie. Seine Entstehung hängt eng mit Verwitterungs- und Zerfallsprozessen zusammen. Bei diesen Vorgängen wird kieselsäurehaltige Lösung aus dem Gestein freigesetzt, deren Wassergehalt langsam abnimmt; die Kieselsäure wird immer dickflüssiger und erstarrt allmählich. Während dieses langsamen Erstarrens dringen eisen- und magnesiumhaltige Lösungen in das Kieselsäuregel ein, was dann zur grünen Grundfarbe (Mg-Fe-Si) und zu den roten Einsprengseln (FeO) führt.

Die wichtigsten Fundstätten des Heliotrops sind in Indien.

Heilwirkung

SEELE: Besänftigt aggressive und ungeduldige Menschen, schützt vor Albträumen und fördert den entspannenden Schlaf; der Stein sorgt für Ausgeglichenheit und damit auch für mehr Lebensfreude.

GEIST: Macht den Kopf frei und verbessert die Konzentrationsfähigkeit, hilft, sich in neuen und ungewohnten Situationen wieder schnell zurechtfinden zu können.

Heliotrop

Mineralklasse
Oxide, Quarz-Gruppe

Kristallsystem
trigonal

Chemische Formel
SiO_2 + Al, Fe, Mg, OH, Si

Härte
6,5 bis 7

Verwechslung
Plasma
grüner Jaspis

Der Heliotrop sollte nie als Rohstein verwendet werden.

KÖRPER: Reguliert den Blutkreislauf und reinigt das Blut sowie auch alle Organe, vor allem aber Milz, Niere und Leber. Er schützt das Herz vor Schäden wie Herzrhythmusstörungen und lindert akute, aber auch chronische Herzschwäche.

Die Schwangere bewahrt der Heliotrop vor Eisenmangel, Unterleibserkrankungen und Bauchschmerzen. Außerdem erleichtert er die Geburt.

Der Stein stärkt das Immunsystem und beugt somit Infektionen vor. Bei einer Blasenentzündung, einer Blasenschwäche oder einer chronischen Blasenerkrankung soll man den Heliotrop direkt auf die betroffene Stelle legen.

Wie wendet man den Heliotrop an?

Schon bei den ersten Anzeichen einer Infektion wie Schnupfen, Husten, Halskratzen soll der Heliotrop, beispielsweise als Trommelstein, zwischen Herz und Kehle direkt auf die Haut aufgelegt werden. Für Seele und Geist soll man den Heliotrop (größerer Trommelstein, Pyramide, Kugel) im Zimmer aufstellen und ihn meditativ betrachten. Der Rohstein eignet sich für die Heilsteintherapie nicht. Vor Albträumen schützt der Heliotrop, indem man ihn nachts unter das Kopfkissen legt. Werdende Mütter sollten ihn als Anhänger, Kette oder Donut während der Schwangerschaft am Körper tragen.

Der Heliotrop muss nach jedem Gebrauch unter fließendem lauwarmem Wasser entladen werden. Heliotropketten kann man einmal im Monat in einer Schale mit Hämatit-Trommelsteinen entladen. Aufgeladen wird der Stein an der Sonne oder – was noch besser ist – in einer Gruppe von Bergkristallen.

Jade, Jadeit

Wegen seiner leuchtend grünen Farbe gehört Jade (Jadeit) schon seit Menschengedenken zu den beliebtesten und begehrtesten Steinen. Er zählt zu den wenigen Mineralen, die einem größeren Druck standhalten als Stahl.

Kaiserliche Jade

Der Name *Jade* kommt von dem spanischen *piedra de la ijada*, was soviel wie »Lendenstein« bedeutet. Diese Benennung geht auf die Konquistadoren Amerikas zurück, die beobachteten, dass die Indianer Jade als Amulett und als Heilmittel für Nierenerkrankungen, beispielsweise Nierenkoliken, verwendeten.

Schon in der Bibel wurde Jade – korrekter *Jadeit* – als der edelste unter allen Steinen bezeichnet. Aufgrund seiner Härte wurde der Stein bereits vor über 4000 Jahren zu Messern, Beilen und Speerspitzen verarbeitet. Funde aus der Zeit um 1500 v. Chr. belegen, dass der Jadeit bereits von Volksstämmen verwendet wurde, die Pfahlbauten in den Schweizer Seen errichteten. Auch die alten Ägypter kannten den Stein und schrieben ihm die Wirkung zu, Liebe erwecken und erhalten zu können. Sie verehrten Jade als Stein des inneren Friedens, der Ausgeglichenheit und der Harmonie.

Die Ureinwohner Mexikos – die Mayas – fertigten Bilder aus Jade an, die bei den Ausgrabungen der Tempelruinen entdeckt wurden. Wie die Ägypter sahen auch sie in Jade einen Stein, der aus Freundschaft wahre Liebe wachsen lässt. Auch heute noch fertigt man in den arabischen Ländern aus Jadeit den Skarabäus, mit dem alles Böse ferngehalten werden soll.

Im 18. Jahrhundert erlangte der Jadeit auch im kaiserlichen China einen großen Ruf. Er wurde damals als bester aller Edelsteine verehrt und galt als Sinnbild der fünf Haupttugenden Barmherzigkeit, Bescheidenheit, Mut, Gerechtigkeit und Weisheit. Smaragdgrüne und Jade in vollkommener Form wurde als *kaiserliche Jade* bezeichnet, da Jade der Lieblingsstein der letzten Kaiserin von China war. Sie ließ sich alle neuen großen Jadesteine zeigen und sammelte die Stücke, die ihr am besten gefielen, in Elfenbeinkästchen – von denen existierten zum Schluss mehr als 3000 Stück. Einen besonders schönen Jadestein trug die Kaiserin immer bei sich. Er diente ihr zur Bewahrung der inneren Ruhe.

Die Ureinwohner Neuseelands – die Maori – fertigten aus Jade Amulette an, die die Fruchtbarkeit erhöhen sollten.

Vorkommen, Entstehung und Erscheinungssystem

Bis zu Beginn des 19. Jahrhunderts bezeichnete man als Jade zwei hinsichtlich ihres Aussehens sehr ähnliche Mineralien, nämlich Jadeit und Nephrit. Fortschritte vor allem in der chemischen Wissenschaft führten je-

Jade, Jadeit

Mineralklasse
Ketten-Silikate

Kristallsystem
monoklin

Chemische Formel
$NaAl[Si_2O_6] + Ca, Fe, Mg, Mn$

Härte
6,5 bis 7

Verwechslung
Chromelanit
Nephrit
Serpentin

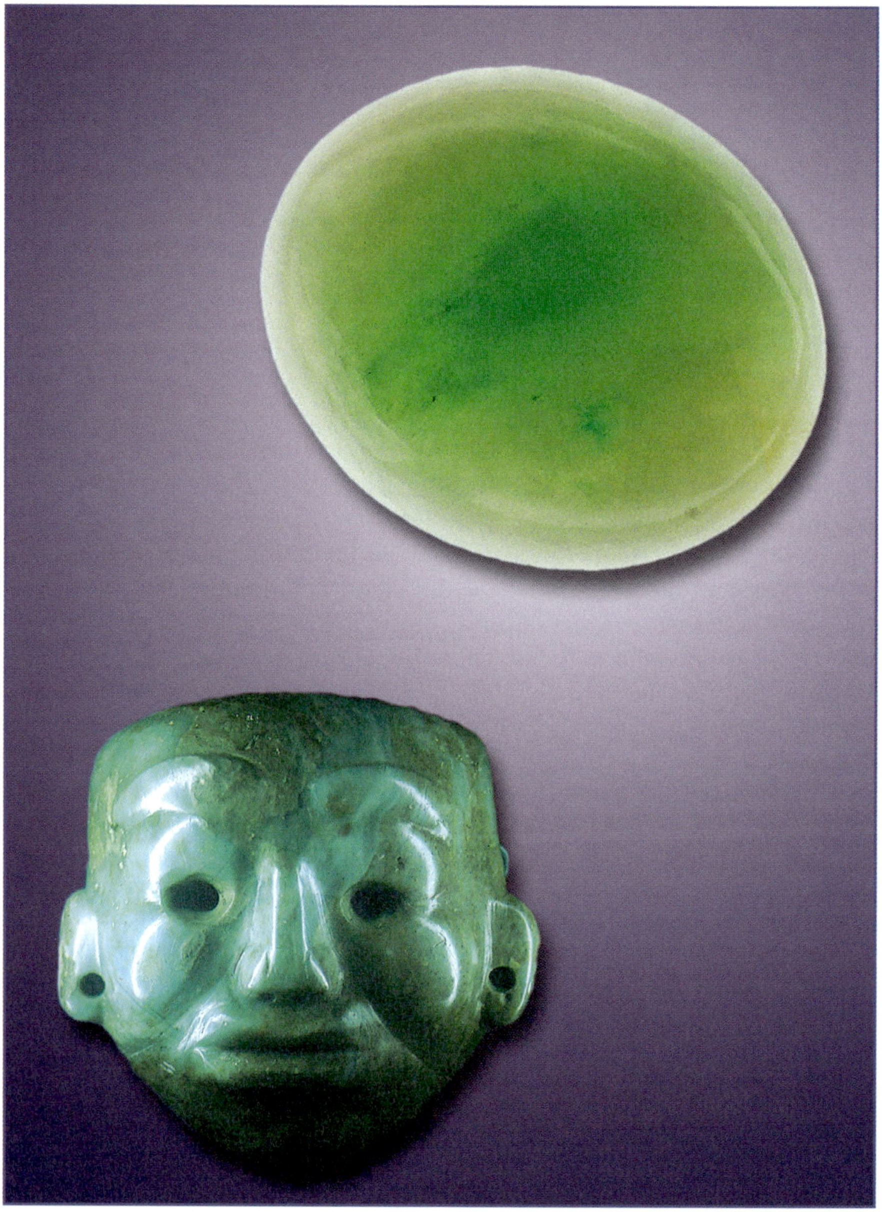

Die kaiserliche Jade galt in China als wertvollster Stein. Die letzte Kaiserin von China füllte mehr als 3000 Elfenbeinkästchen mit kostbarsten Jadestücken.

doch zu der Erkenntnis, dass es sich um völlig verschiedene Steine handelt, von denen heute lediglich jadeithaltige Steine als Jade bezeichnet werden.

Der seltene Jadeit entsteht durch Metamorphose basischer Gesteine. Die smaragdgrüne Farbe der kaiserlichen Jade kommt von Chromiteinlagerungen. Manganeinschlüsse sind für den violetten Farbton der noch selteneren Lavendeljade verantwortlich.

Die wichtigsten Fundorte liegen in China, Birma, Russland und Kalifornien. Kleinere Vorkommen gibt es in Mexiko, Ägypten und Neuseeland sowie in Polen (Schlesien).

Heilwirkung

SEELE: Sorgt für Ausgeglichenheit und Harmonie, fördert den Gerechtigkeitssinn und die Neigung zu Barmherzigkeit, verleiht das Gefühl von Zufriedenheit.

GEIST: Nimmt das Lampenfieber und die Angst vor schwierigen Verhandlungen, unterstützt den Träger, Ideen schnell und sicher in die Tat umsetzen zu können.

KÖRPER: Der Jade werden viele positiven Wirkungen zugeschrieben. Das Steinelixier regt die Nierentätigkeit an. Aber auch Erkrankungen anderer Organe wie Leber, Milz und Darm werden geheilt. Darüber hinaus stärkt Jade das Immunsystem.

Frauen sollten während der Geburt einen Jadestein tragen, um so die Entbindung zu erleichtern. Er lindert außerdem Hautverletzungen und Verbrennungen.

Wie wendet man Jade an?

Jade gibt es als Trommelsteine, Anhänger, Kugeln, Armreifen und Donuts. Rohsteine werden zur Herstellung von Jadeelixier verwendet: Dazu legt man einen Rohstein über Nacht in ein Glas mit Wasser, das man dann am nächsten Tag auf nüchternen Magen trinkt.

Gegen seelische Beschwerden sowie zur Entfaltung der geistigen Wirkung wird Jade auf die Stirn gelegt. Seine Wirkung auf den Körper entfaltet der Stein beim Auflegen auf die Haut im Bereich der Nieren.

Wenn sich der Stein nur noch sehr langsam erwärmt oder gar eintrübt, entlädt man ihn unter fließendem lauwarmem Wasser. Aufgeladen wird Jade nicht an der Sonne, sondern am besten in einem Glas mit Amethyst-Trommelsteinen.

Jade wird gegen seelische Beschwerden sowie zur Entfaltung der geistigen Wirkung auf die Stirn gelegt.

Jaspis

Als Jaspis wurden seit der Antike verschiedene Steine bezeichnet. So entspricht der »Achat« in den Schriften Hildegards von Bingen dem heutigen Jaspis . Erst seit relativ kurzer Zeit versteht man unter Jaspis kieselförmigen Quarz mit den unterschiedlichsten Einlagerungen.

Beim Jaspis handelt es sich um einen ganz gewöhnlichen Kieselstein, der aufgrund seiner Einlagerungen rot, braun, gelb, grün oder grau gefärbt sein kann.

Der einfache Kieselstein

Als *Jaspis* wurden im Altertum generell alle Steine aus Quarz bezeichnet. In der Bibel gilt er als der Stein der Selbstlosigkeit. Glaubt man einigen Bibelübersetzungen, so soll der Jaspis der letzte Stein des Brustschilds vom Hohepriester gewesen sein.

In vielen antiken Städten wie z. B. Pompeji fand man bei Ausgrabungen Ringsteine aus Jaspis. Vom Pharao Nechepsos von Ägypten (900 v. Chr.) wird berichtet, dass er ein Jaspisamulett in Form einer Schlange, die Strahlen aussandte, trug. Man geht heute daher davon aus, dass damit der Stein Lebenskraft ausstrahlte.

In Indien sowie bei den Indianern galt vor allem der gelbe Jaspis als Heilstein für Nieren, Leber und Galle.

Die alten Ägypter schnitzten aus Jaspis Skarabäen, die als Aphrodisiaka eingesetzt wurden.

Bei den Griechen sollte roter Jaspis vor allem Frauen vor Erkrankungen schützen und die Schwangerschaft erleichtern.

Bei den Römern war der rote Jaspis als Regenstein beliebt, der auch vor wilden Tieren, Geistern und Dämonen schützten sollte.

Der Jaspis in der Hildegard-Medizin

Bei Hildegard von Bingen findet man in der Reihe ihrer Heilsteine zwar einen »Jaspis«, doch damit ist nach heutigem Wissensstand der Heliotrop (siehe Seite 90) gemeint. Den heute bei uns als Jaspis bekannten Stein hingegen nennt Hildegard Achat, der jedoch nichts mit dem bei uns unter demselben Namen geführten Stein zu tun hat. Auch Hildegards Beschreibung der Entstehung des (von ihr als Achat bezeichneten) Jaspis unterstützt diese Schlussfolgerung:

»Der Achat entsteht aus dem Sand eines Gewässers, das vom Osten bis in den Süden reicht. Er ist warm und feurig. Dennoch hat er mehr Kraft von der Luft und vom Wasser als vom Feuer. Wenn nämlich jenes Gewässer sinkt und sodann der Sand daliegt, ohne vom Wasser bedeckt zu sein, dann wird ein Teil des Sandes von der heißen Sonne und der reinen Luft durchdrungen, und so wird er zu einem glänzenden Stein. Wenn das Wasser dann wieder ansteigt und den Sand überflutet, löst es den Stein aus dem Sand und trägt ihn in andere Länder.«

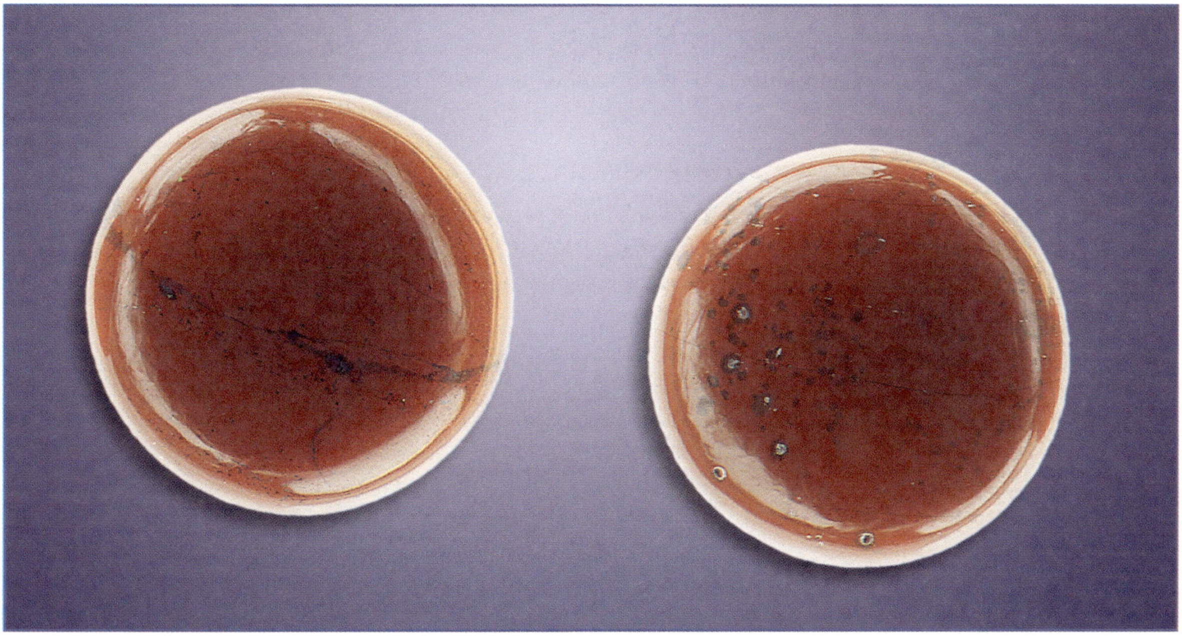

Hildegard verwendete den Stein vor allem zur Heilung bei Stichen von Spinnentieren und anderen Insekten. Sie empfahl, im gegebenen Fall den Stein in der Sonne oder auf einem heißen Ziegel zu erwärmen und auf die schmerzende Stelle zu legen. Der Stein zieht dann das Gift aus dem Körper. Wichtig für den Heilerfolg ist jedoch, dass das Gift sich noch nicht im Körper ausgebreitet hat.

Auch Epileptiker und Mondsüchtige sollen nach Hildegard diesen Stein nutzen. Sie sollen den Stein immer direkt auf der Haut tragen. Bei Mondsüchtigkeit soll man den Stein bereits drei Tage vor dem erwarteten Anfall ins Wasser legen, ihn am vierten Tag aus dem Wasser nehmen, dieses erhitzen und damit alle Speisen während der Phase des abnehmenden Mondes zubereiten.

Erfolg verspricht der Stein auch bei der Abwehr von Dieben. Hildegard von Bingen dazu: »Bevor man ins Bett geht, trage man jede Nacht einen [Stein] offen der Länge und dann der Breite nach durch das Haus, also in Form des Kreuzes. Diebe werden dann nicht so leicht ihre Absichten ausführen und Erfolg haben können, und sie werden beim Stehlen den Kürzeren ziehen.«

Vorkommen, Entstehung und Erscheinungssystem

Eigentlich handelt es sich beim Jaspis um einen ganz gewöhnlichen Kieselstein. Aufgrund seiner Einlagerungen, beispielsweise Eisenoxide oder Silikate, kann er rot, braun, gelb, grün oder grau sein.

Der Jaspis entsteht beim Erstarren kieselsäurehaltiger Lösungen. Diese haben beim Durchdringen der unterschiedlichen Gesteine mannigfaltige Fremdstoffe aufgenommen (sehr häu-

Jaspis

Mineralklasse

Oxide, Quarz-Gruppe

Kristallsystem

trigonal

Chemische Formel

SiO_2 + Fe, O, OH, Si

Härte

6,5 bis 7

Verwechslung

Achat
Chalcedon
bunte Mineralien und Gesteine

Auch der sandfarbene *Landschaftsjaspis* und der braune *Turitellajaspis* – er enthält versteinerte Schneckenhäuser – zählen zum gelben Jaspis. Roter Jaspis ist auch als *Silex* bekannt.

fig Eisenverbindungen). Diese Fremdstoffe werden beim Erstarren der Kieselsäurelösung eingeschlossen und verleihen dem Jaspis seine vielfältigen Farben.

Aufgrund seines zahlreichen Vorkommens existiert natürlich eine Vielzahl von Färbungen und Musterungen. Grob teilt man den Jaspis heute nach seinen Grundfarben ein:

- ◇ **Roter Jaspis:** Einlagerungen von Fe_2O_3, rot bis braunrot
- ◇ **Gelber Jaspis:** Einlagerungen von FeOOH, gelb bis hellbraun
- ◇ **Grüner Jaspis:** Einlagerungen von Eisensilikatverbindungen, hell- bis dunkelgrün

Gelben und grünen Jaspis findet man hauptsächlich in Indien und in Mexiko. Roter Jaspis kommt vor allem aus dem Schwarzwald, aus Südafrika, Frankreich, Ägypten, Australien, Brasilien sowie aus den USA.

Heilwirkung

SEELE: Der gelbe Jaspis hilft uns, mit Bekannten und Freunden verständnisvoll umzugehen. Der rote schafft eine harmonische Stimmung und sorgt auf diese Weise für Zufriedenheit.

GEIST: Gelber Jaspis stärkt das Erinnerungsvermögen und hilft, sich selbst zu erkennen.

KÖRPER: Der gelbe Jaspis hilft wegen seiner entgiftenden Wirkung bei Erkrankungen von Leber, Galle und Bauchspeicheldrüse. Auch Verdauungsprobleme können gelöst werden. Gut- und bösartigen Tumoren beugt das Elixier des gelben Jaspis vor. Auch bei einer Schilddrüsenüberfunktion wirkt der gelbe Jaspis positiv. Frauen hilft gelber Jaspis, die Wechseljahresbeschwerden besser zu überstehen.

Der rote Jaspis gilt als Blutstiller, weshalb er bei Nasenbluten und blutenden Wunden aufgelegt wird. Er stärkt das Immunsystem. Selbst das Abnehmen fällt mit Hilfe des Elixiers von rotem Jaspis leichter. Während der Schwangerschaft schützt der rote Jaspis den Fötus vor körperlichen und geistigen Behinderungen. Außerdem ermöglicht er eine leichte Geburt.

VOLKSGLAUBE: In Westböhmen galt das Jaspisamulett als Schutz vor bösen Geistern. Außerdem sollte es Unlust- und Angstgefühle vertreiben. In Württemberg trugen junge Mädchen den Stein zum Schutz der Jungfräulichkeit.

Wie wendet man Jaspis an?

Jaspis gibt es geschliffen als Anhänger oder Kette, als Trommelstein und Handschmeichler. Bei seelischen und körperlichen Beschwerden ist es hilfreich, wenn der Jaspis direkt auf der Haut getragen wird. Das Jaspiselixier stellt man her, indem man einen roten Jaspis (Trommelstein) über Nacht in einem abgedeckten Glas Wasser ziehen lässt. Am nächsten Tag entfernt man den Stein und trinkt das Wasser vor jeder Mahlzeit.

Nach jedem Gebrauch muss der Stein unter fließendem lauwarmem Wasser entladen werden. Aufgeladen wird er in einer Schale aus Hämatit-Trommelsteinen.

Karneol

Der Karneol zählt zur Chalcedonfamilie und ist ein beliebter Schmuck- und Heilstein. Aufgrund der ineinander fließenden Farbgrenzen ist er vom Sarder (siehe Seite 145) nur schwer zu unterscheiden.

Der Stein für die Toten

In der Antike bezeichnete man alle Varietäten dieses Steins als *Sarder*. Erst im Mittelalter gab man der orangefarbenen Varietät den Namen *Karneol* (von lateinisch *cornum* = »Kornelkirsche« oder *carneolus* = »fleischfarben«).

Die alten Ägypter fertigten aus dem Karneol wertvollen Schmuck an. Sie schätzten ihn aber auch als Stein, der – auf die Haut aufgetragen – dem Körper Energie spendet und damit die Lebenskraft immer wieder erneuert. Im Ägyptischen Totenbuch lässt sich nachlesen, dass die Ägypter ihren Verstorbenen den Karneol mit ins Grab gaben, um sie so für das Leben nach dem Tod zu rüsten.

Der Stein bei Hildegard von Bingen

Hildegard war es, die den orangefarbenen Karneol vom braunen Sarder unterschied. Die Heilwirkung des Karneols ist jedoch für Hildegard nur von untergeordneter Bedeutung.

Seine Entstehung beschreibt sie wie folgt: »Der Karneol stammt eher von der heißen Luft als von der kalten. Man findet ihn im Sand.«

Hildegard von Bingen empfahl den Karneol als blutstillenden Stein in erster Linie gegen Nasenbluten: »Wenn jemand Nasenbluten hat, der erwärme Wein, lege den Karneol in den warmen Wein und gebe ihn dann so ihm zu trinken, und das Blut wird aufhören.«

Vorkommen, Entstehung und Erscheinungssystem

Der Karneol gehört zur Chalcedonfamilie und besitzt eine orangerote Farbe, für die Eiseneinlagerungen verantwortlich sind. Der Stein entsteht aus Kieselsäurelösungen in Vulkangesteinen. Die Lösung fließt durch das Vulkangestein und nimmt dabei Eisenoxid auf; der Karneol kristallisiert dann in kleinen Hohlräumen langsam aus.

Die wichtigsten Fundorte des Karneols liegen in Brasilien, Uruguay, in den USA, in Südafrika, Indien und Australien.

Der Karneol wird selten größer als einige Zentimeter. Sollte man Ihnen einen größeren Stein anbieten, dürfte es sich mit ziemlicher Sicherheit um eine Fälschung handeln.

Heilwirkung

SEELE: Verschafft dem Träger Lebensfreude und Vitalität, gibt ihm den nötigen Mut, um die Schwierigkeiten des Alltags zu bewältigen.

Karneol

Mineralklasse
Oxide, Quarz-Gruppe

Kristallsystem
trigonal

Chemische Formel
SiO_2 + (Fe, O, OH)

Härte
6,5 bis 7

Verwechslung
roter Calcit
Feueropal

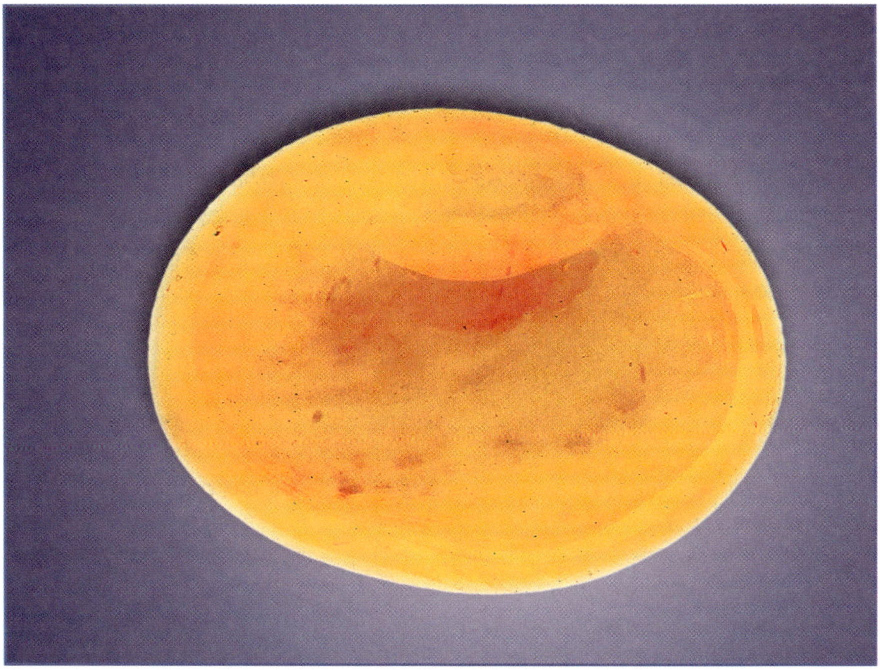

Karneol lindert durch Auflegen auch rheumatische Beschwerden.

GEIST: Fördert das problemlösende Handeln, regt das zielorientierte Denken an und erhöht die Konzentrations- und Leistungsfähigkeit.

KÖRPER: Regelt die Verdauung, stimuliert die Bildung roter Blutkörperchen – wie diese enthält der Karneol Eisen als farbgebendes Zentralion – und sorgt so für eine ausreichende Versorgung der Organe mit Sauerstoff. Der Stein verstärkt die Aufnahme von Vitaminen, Mineral- und Nährstoffen. Auch Schwangerschaftsbeschwerden werden gelindert. Blutungen, beispielsweise Nasen- oder Zahnfleischbluten, lassen sich mit Karneolwasser stillen.

VOLKSGLAUBE: Das Tragen eines Karneols als Siegelring, als Halskette oder in einem Säckchen bewahrt vor unüberlegten Handlungen. Der Stein verschafft mehr Ruhe und gleicht seelische Erregungen aus.

Wie wendet man Karneol an?

Den Karneol gibt es als Trommelstein, Handschmeichler, Donut oder Anhänger. Seine seelische und körperliche Wirkung kann er am besten bei direktem Tragen auf der Haut entfalten. Bei Schwangerschaftsbeschwerden soll man den Stein täglich 20 Minuten auf das Schambein legen. Tägliches Spülen mit Karneolelixier lindert Zahnfleischbluten: Man legt einen Trommelstein über Nacht in ein Glas Wasser, mit dem man am Morgen nach dem Zähneputzen den Mund spült.

Einmal im Monat soll der Karneol unter fließendem lauwarmem Wasser entladen werden. In der Sonne kann man den Stein wieder aufladen.

Koralle

Bei der Koralle handelt es nicht um ein Mineral; sie besteht hauptsächlich aus Kalk, welcher von Meerestieren ausgeschieden wird. Sie ist also organischen Ursprungs und besitzt – ähnlich wie der Bernstein – eine sehr starke Heilwirkung.

Der Heilstein aus dem Meer

Seit Menschengedenken werden der Koralle magische und heilende Kräfte zugeschrieben. So glaubten die alten Ägypter, dass Korallen die bösen Geister abwehren: Sie gaben sie den Toten mit ins Grab, damit deren Übergang in die Ewigkeit nicht durch Dämonen oder böse Geister erschwert oder verhindert wird. Für die Lebenden sollte die Koralle als »göttlicher Blutstropfen« eine direkte Verbindung zu Ruhm, Glück und Reichtum herstellen.

Nach der griechischen Sage, entstanden die Korallen aus den Blutstropfen, die ins Meer spritzten, als Perseus der Medusa den Kopf abschlug. Und der altrömische Prophet Zarathustra (6. Jahrhundert) betrachtete die Koralle als Schutzstein gegen Magie, Zauberei und Krankheit.

Vorkommen, Entstehung und Erscheinungssystem

Bei Korallen handelt es sich nicht um Mineralien, sondern um die sogenannten Stütz- oder Achsenskelette von Korallenpolypen und anderen Korallentieren. Diese leben in kleinen Vertiefungen dieser Kalkgerüste und sorgen mit ihren kalkhaltigen Ausscheidungen und sterblichen Überresten gleichzeitig dafür, dass der Korallenstock fortwährend an Umfang zunimmt, oft bis hin zu Korallenriffen beachtlicher Größe.

Die bekanntesten Korallen sind die Rote und die Schwarze Edelkoralle.

Die begehrte Rote Edelkoralle findet man in Riffen vor den Küsten von Japan, Afrika, den Kanarischen Inseln und der Mittelmeerländer in Tiefen von 50 bis 200 Metern. Die Schwarze Edelkoralle, die von eher buschförmigem Wuchs ist, findet man im Malaiischen Archipel und im Roten Meer.

Die schwarze Koralle gilt als sog. Schutzstein gegen schwarze Magie und den »bösen Blick«.

Das vermutlich schönste und größte Korallenriff ist das über 2000 Kilometer lange Great Barrier Reef an der östlichen Küste Australiens; es wurde vor kurzem zum Nationalpark erklärt.

Heilwirkung

SEELE: Die Rote Edelkoralle fördert das Bedürfnis nach Partner- und Freundschaft. Sie schützt ihren Träger vor bösen und neidischen Mitmenschen; außerdem lindert sie Depressionen.

GEIST: Die Weiße Edelkoralle vertreibt negative Gedanken.

Koralle

Mineralklasse

Carbonate

Chemische Formel

$CaCO_3$ + Fe, Mg

Härte

3 bis 4

Verwechslung

Conchperle

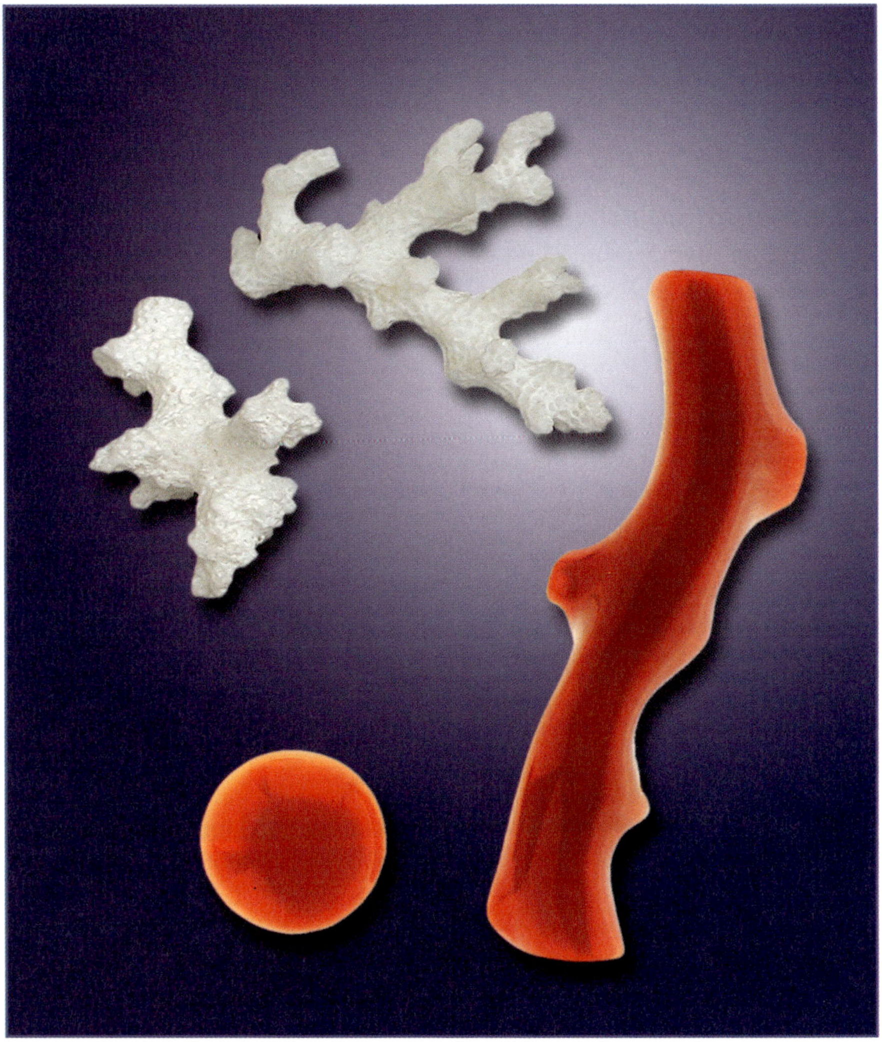

Korallen sollte man unbedingt bei einem Händler seines Vertrauens erwerben. Nur so kann man sich hinsichtlich der Echtheit sicher sein.

KÖRPER: Die Rote Edelkoralle schützt vor Infektionen. Deshalb bewahrt sie Frauen, die sie während der Schwangerschaft tragen, vor der für das Kind sehr gefährlichen Rötelninfektion. Bei Kindern fördert sie das gesunde Knochenwachstum, im Alter beugt sie der Osteoporose vor. Die Rote Edelkoralle stimuliert die Blutbildung, lindert Menstruations- und auch Kreislaufbeschwerden sowie Durchblutungsstörungen und stärkt das Herz.

Wie wendet man Korallen an?

Edelkorallen werden meist als Kette angeboten. Um den Hals getragen entfalten sie ihre Kraft auf Seele und Körper.

Einmal monatlich sollen die Korallen über Nacht in klarem Salzwasser entladen werden. Da sie sich hierbei gleichzeitig auch wieder regenerieren, müssen sie nicht extra aufgeladen werden.

Lapislazuli

Den Lapislazuli gibt es in allen möglichen Formen und in den unterschiedlichsten Färbungen mit Blautönen. Die Heilwirkung des Steins ist umso stärker, je intensiver sein Blau ist.

Der blaue Stein

Seinen Namen verdankt der Lapislazuli seiner intensiven blauen Färbung, die an das Blau des Himmels erinnert. Er setzt sich aus dem lateinischen *lapis* »Stein« und *lazurium* »Blaufarbe« (von arabisch *lazaward*) zusammen.

Schon seit Jahrtausenden ist der Lapislazuli als Schmuck- und Heilstein sehr geschätzt. So lassen Ausgrabungen der babylonischen Stadt Ur darauf schließen, dass der Stein bereits rund 5000 Jahre v. Chr. zu Schmuck verarbeitet wurde.

Der Stein schmückte das Brustschild des Hohepriesters der Hebräer und davor das des Hohepriesters im ägyptischen Memphis. Die Asyrer verehrten ihn als heiligen Stein Uknu; er soll das Blau des Himmels und damit das Licht der Götter auf die Erde gebracht haben.

Die alten Ägypter bezeichneten den Lapislazuli als Stein des Himmels; sie fertigten aus ihm Skarabäen an. Auch die alten Kulturen Mexikos schätzten den Lapislazuli als Heilstein sehr.

Nach Europa kam der Stein mit den Heeren Alexanders des Großen. Marco Polo besuchte auf seiner Reise im Jahr 1271 Bergwerke in Sibirien und Afghanistan, in denen Lapislazuli abgebaut wurde. Im alten Russland wurden auch besonders schöne Lapislazulisteine in Kirchen und Palästen ausgestellt. Die russische Zarin Katharina die Große ließ für den Ballsaal ihres Schlosses Zarskoje-Selo eine Wandbekleidung aus Lapislazuli und Bernstein anfertigen.

Der Stein war auch der Lieblingsstein des französischen »Sonnenkönigs« Ludwig XIV. Auch König Ludwig II. von Bayern besaß viele kleine Kästchen aus Lapislazuli.

Kaiser Napoleon hielt in seinen Aufzeichnungen fest, dass er es wohl seinem Skarabäus aus Lapislazuli verdanke, auf all seinen Kriegszügen niemals ernstlich verletzt worden zu sein.

Der Lapislazuli in der Hildegard-Medizin

Einen Stein mit dem Namen Lapislazuli findet man unter den von Hildegard von Bingen beschriebenen Heilsteinen nicht. Doch gehen heute viele Fachleute davon aus, dass die Äbtissin mit ihrem »Saphir« eigentlich den Lapislazuli gemeint hat. Dafür spricht, dass mit *sappheiros* (griechisch) oder *sappirus* (lateinisch) in der Antike der Lapislazuli bezeichnet wurde. Der heute als Saphir bekannte Stein trug damals den Namen *hyatinthos*, später

Sehr wahrscheinlich handelt es sich bei dem von Hildegard als »Saphir« bezeichneten Heilstein um Lapislazuli.

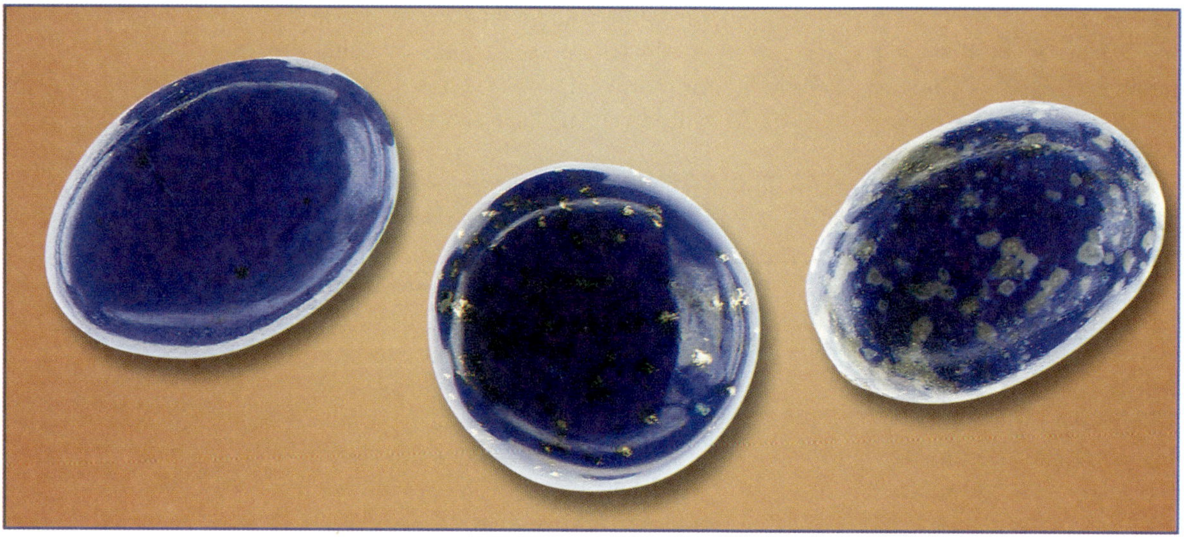

Lapislazuli

Mineralklasse

Gerüst-Silikate

Kristallsystem

kubisch

Chemische Formel

$(Na, Ca)_8[(SO_4/S/Cl)_2/(AlSiO_4)_6] + Fe$

Härte

5 bis 5,5

Verwechslung

Sodalith

dann *iacinthus saphirinus*, was soviel wie »blauer Hyazinth« bedeutet.

Liest man bei Hildegard über die Entstehung des von ihr als Saphir bezeichneten Steins nach, so wird die Vermutung, dass sie damit den Lapislazuli gemeint hat, noch verstärkt: »Der Saphir ist warm. Er wächst um die Mittagszeit, wenn die Sonne in ihrer Glut so stark brennt, dass die Luftbewegung infolge ihrer Hitze etwas eingeschränkt ist. Dann durchdringt der Glanz der Sonne wegen der übergroßen Hitze, die sie dann hat, die Luft nur so, dass dieser Glanz dann nicht so ganz sichtbar ist, wie dies dann der Fall ist, wenn die Luft ein wenig kühler ist. Deshalb ist der Saphir auch trüb, und er ist auch eher feurig als luftartig oder wasserartig. Er bezeichnet die volle Liebe zur Weisheit.«

Sie empfiehlt den Stein gegen Augenleiden wie z. B. Bindehautentzündung. Aber auch bei rheumatischen Schmerzen leistet der Stein laut Hildegard große Dienste: »Ein Mensch, der am ganzen Leib die Gicht hat, sodass er die übergroßen Schmerzen im Kopf und am übrigen Körper nicht mehr ertragen kann, nehme diesen Stein in seinen Mund, und die Gicht wird bei ihm verschwinden.«

Interessant ist, wie sich die Heilkundige zur »Behandlung« von Dummheit bzw. zur Stärkung der Intelligenz äußert: »Wenn ein Mensch gute Auffassungsgabe und großes Wissen erlangen will, nehme er den Saphir täglich morgens, wenn er aufsteht, nüchtern in den Mund. Er behalte ihn eine knappe Stunde im Mund, mindestens so lange, bis er vom Speichel, mit dem der Stein befeuchtet wurde, genug aufgenommen hat. Dann nehme er ihn aus dem Mund, halte ein wenig Wein an das Feuer und erwärme ihn in einem kleinen Gefäß. Den Stein halte er in den Dampf, der von diesem Wein aufsteigt, damit er dadurch schwitzt und feucht wird. Sodann lecke er mit seiner Zunge an diesem feuchten Stein und trinke auch von dem Wein. Dadurch bringt er den Speichel, durch den der Stein warm wurde, in den Leib des Menschen.« »Aber auch wer so dumm ist, daß ihm jedes Verständnis fehlt, wer aber doch klug sein möchte, es aber nicht sein kann, und wer nicht Boshaftes im Auge hat noch darauf aus ist, der lecke oft auf nüchternen Magen mit der Zunge an dem Saphir.«

Schließlich sieht Hildegard von Bingen auch heilende Effekte des Steins bei Zorn, Besessenheit und Liebeswahn.

Vorkommen, Entstehung und Erscheinungssystem

Der Lapislazuli, der übrigens auch *Lasurit* genannt wird, entsteht bei der Umwandlung von Kalk zu Marmor. Dabei sind mehrere Mineralien beteiligt, z. B. Eisen, das zu den goldfarbenen Pyrit-Einschlüssen führt. Fundstellen sind vor allem in Afghanistan, aber auch in Birma, Chile und den GUS-Staaten.

Heilwirkung

SEELE: Lindert Depressionen, fördert das Bedürfnis nach Liebe, Partnerschaft und Freundschaft. Baut Blockaden ab und befreit seinen Träger von Angst und Vorurteilen; fördert das Selbstbewusstsein.

GEIST: Schafft einen klaren Kopf, erhöht die Konzentrationsfähigkeit und lässt seinen Träger Neuem positiv, aber mit einem gesunden Maß an Misstrauen gegenüberstehen.

KÖRPER: Wirkt gegen vielerlei Beschwerden und Erkrankungen: Er löst Krämpfe und lindert auf diese Weise Menstruationsbeschwerden. Ebenso Kopf- und Gliederschmerzen sowie Neuralgien lassen nach. Er wirkt blutdrucksenkend und schützt das Blut vor Erkrankungen. Durch seinen entschlackenden und reinigenden Effekt befreit er die Gefäße von gefährlichen Ablagerungen und kann so Schlaganfall und Herzinfarkt vorbeugen.

Der Stein reguliert außerdem die Funktionen verschiedener Drüsen wie Schild- oder Thymusdrüse. Heilend wirkt er auch bei Erkrankungen des Hals-Nasen-Rachenraums und der Lunge. Schließlich gilt der Lapislazuli auch als ein potenter Schutzstein gegen bösartige Tumorerkrankungen.

VOLKSGLAUBE: Der Stein stärkt, wenn man ihn bei sich trägt, nicht nur die Augen, sondern er erquickt auch das Herz.

Lapislazuli mit kräftiger blauer Färbung sind starke Heilsteine. Sie sind sehr wertvoll und meist auch entsprechend teuer.

Wie wendet man den Lapislazuli an?

Lapislazuli gibt es als Roh- und Trommelstein, als Handschmeichler, Kristall, Kette, Donut, Kugel und Pyramide sowie in allen nur erdenklichen Formen. Seine größte Wirkung auf Körper, Geist und Seele entfaltet der Stein, wenn er als Kette um den Hals getragen wird. Zur Meditation legt man ein Lapislazuliamulett auf die Stirn. Man kann jedoch auch einen Rohstein im Raum aufstellen und diesen meditativ betrachten.

Einmal monatlich soll der Lapislazuli in einer Schale mit Hämatit-Trommelsteinen entladen werden. Zum Aufladen legt man ihn über Nacht in eine Bergkristallgruppe.

Achtung: Der Lapislazuli darf niemals in die Sonne gelegt werden, da er leicht brüchig werden kann.

Eine Kette aus Lapislazuli schützt den Träger vor schädlichen Strahlen, beispielsweise vor den Bildschirmstrahlen des Computers.

Magnetit

Schon sehr früh erkannte man die Besonderheit des Magnetits, nämlich seinen Magnetismus. Dieser wirkt sich nicht nur auf metallische Gegenstände aus, sondern spielt auch in der Edelsteintherapie ein bedeutende Rolle.

Paracelsus stellte aus gepulverten Magnetit ein berühmtes Pflaster her, das bei allen nur möglichen Wunden Linderung und Heilung brachte.

Der »anziehende« Stein

In der Antike beobachtete man, dass der Magnetit eine bis dahin unbekannte Eigenschaft besitzt: Er zieht Eisen an. Seinen Plus- und Minuspol deutete man damals als männlich und weiblich.

Der Name *Magnetit* oder *Magnetstein* kommt vom griechischen *magnetes*. Es ist noch nicht eindeutig geklärt, ob der Stein diesen Namen wegen der Fundstelle, wo man ihn erstmals entdeckte – die Stadt Magnesia – bekam oder ob er – wie man bei Plinius nachlesen kann – nach der mythologischen Gestalt Magnus benannt wurde. Dieser stieg als Hirte auf den Berg Ida und blieb dort mit seinen Schuhnägeln und der Spitze seines Hirtenstabs am Boden »kleben« .

Der Magnetit in der Hildegard-Medizin

Auch Hildegard von Bingen erkannte die besondere Eigenschaft des Magnetits. Dies zeigt auch ihre Beschreibung von der Entstehung des Steins: »Der Magneteisenstein ist warm. Er entsteht aus dem Geifer bestimmter Giftschlangen, die in einem bestimmten Sand und in bestimmtem Gewässer, jedoch mehr im Sand als im Wasser leben. Es gibt eine bestimmte Giftschlange, die wie eine Schnecke am Wasser und im Wasser bleibt und die manchmal ihren Geifer auf eine bestimmte Stelle der Erde fließen lässt, woraus Eisen gewonnen wird. Wenn das eine andere Giftschlange sieht, die auch an diesem Wasser und in diesem Wasser bleibt und die sich von der Erde ernährt, aus der Eisen gewonnen wird, eilt sie begierig zu diesem Geifer und spritzt ihr schwärzliches Gift auf diesen Geifer. Das Gift durchdringt den Geifer mit Stärke. Als Folge der Verhärtung und Versteinerung hat daher der Magneteisenstein die Farbe des Eisens und zieht auch das Eisen von Natur aus an, denn er bildet sich aus dem Gift, das mit der Erde angereichert wird, aus der man Eisen gewinnt.«

Sie verwendet den Stein bei geistiger Verwirrung und Tobsucht, für die ihrer Meinung nach immer der Teufel verantwortlich ist. Um diesen zu vertreiben, soll man den Magnetit mit Speichel bestreichen, dann mit dem befeuchteten Stein über den Scheitel und quer über die Stirn streichen; dabei werden folgende Worte gesprochen: »Du Übel des Wahnsinns, weiche in Anbetracht der Kraft, mit der

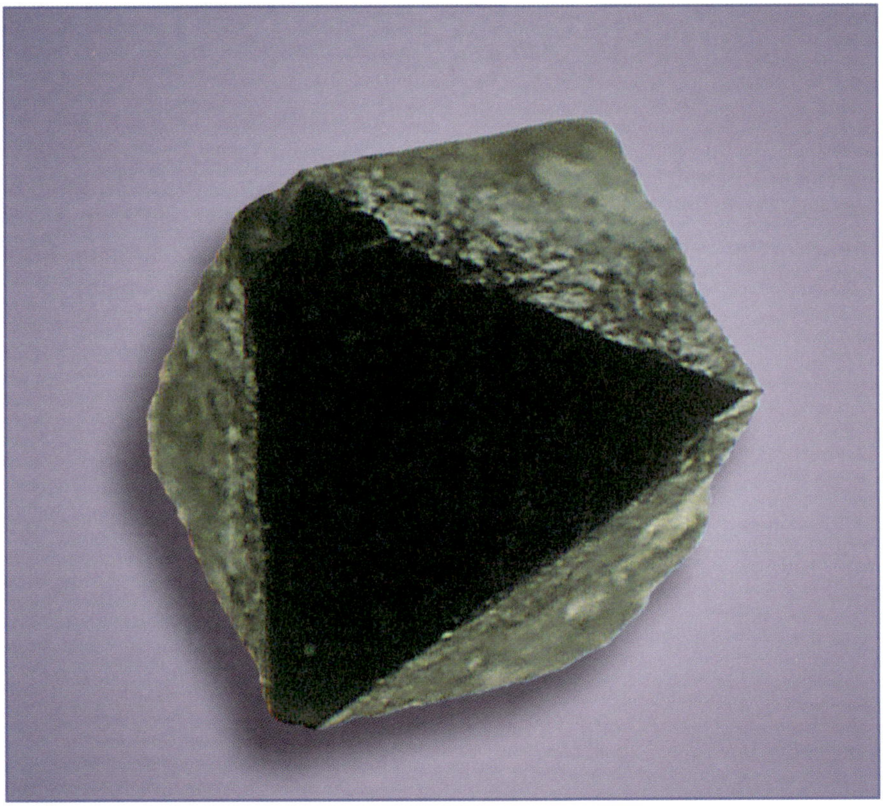

Magnetit

Mineralklasse
Oxide

Kristallsystem
kubisch

Chemische Formel
Fe_3O_4 + Al, Mg, Co, Cr, Ni, Ti, V

Härte
5,5

Verwechslung
Ilmenit
Hämatit

Gott die Macht des aus dem Himmel stürzenden Teufels zum Wohl des Menschen gewandelt hat.« Durch die streichenden Bewegungen wird das Böse aus dem Menschen herausgezogen und verschwindet.

Vorkommen, Entstehung und Erscheinungssystem

Magnetite entstehen hydrothermisch auf vulkanischen Gesteinen. Bei Temperaturen zwischen 400 und 600 °C erhält der Stein seine magnetische Orientierung. Er kann sich aber auch aus Magma durch Metamorphose oder Kontaktmetasomatose bilden.

Das metallisch glänzende, undurchsichtige schwarze Eisenoxid enthält Beimengungen aus Magnesium, Aluminium, Chrom, Kobalt, Nickel, Titan und Vanadium.

Der Magnetit wird als Rohstein auf der ganzen Welt abgebaut, vor allem aber in Schweden, im Gebiet von Kiruna. Reine Magnetitkristalle sind allerdings äußerst selten. Man findet sie in Schweden, Brasilien und auch in Norwegen.

Heilwirkung

SEELE: Wirkt ausgleichend, hilft, selbst gesetzte innere Blockaden zu lösen und sich von unangenehmen Erinnerungen zu befreien; dadurch wird man wieder unbeschwerter und kann das Leben besser genießen.

Nur selten wird aus Magnetit Schmuck hergestellt. In der Regel wird er nur als Heilstein im Rohzustand verwendet.

Der Magnetit entfaltet seine starke Wirkung auf Seele, Geist und Körper durch das Auflegen auf Stirn oder Scheitel.

GEIST: Erhöht die Reaktionsfähigkeit, befreit uns von negativen Gedanken und schafft ein klares Bewusstsein.

KÖRPER: Der Stein wirkt regulierend auf die Hirnanhangdrüse und beeinflusst folglich auch die Funktion der anderen Drüsen positiv. So werden beispielsweise Blutzuckerschwankungen ausgeglichen, sodass man auf diese Weise der Entstehung von Diabetes vorbeugen bzw. die Symptome lindern kann. Der Magnetit wird gegen Muskelkrämpfe eingesetzt; auch rheumatische Beschwerden lassen sich mit ihm lindern, ebenso wie Blut-, Leber- und Lungenerkrankungen. Außerdem verhindert er Schweißausbrüche und starken Schweißgeruch.

Wie wendet man den Magnetit an?

Seine starke Wirkung auf Seele, Geist und Körper entfaltet der Stein durch Auflegen auf Stirn oder Scheitel. Doch sollte man dies nicht länger als 10 bis 20 Minuten pro Tag tun. Der Magnetit darf nie mit Wasser entladen werden, denn Wasser ist ein Feind des Eisens. Reinigen Sie den Stein, indem Sie ihn über Nacht zwischen Hämatit-Trommelsteine legen. Mit einem Magneten kann man den Stein wieder aufladen.

Malachit

Aufgrund seiner schönen grünen Farbe und seiner gebänderten bzw. marmorierten Musterung ist der Malachit schon seit vielen Jahrhunderten ein beliebter Schmuck- und wirkungsvoller Heilstein.

Der Stein der Göttinnen

Bei den alten Ägyptern war der Malachit Hathor geweiht, der Göttin des Tanzes, der Musik und der Freude. Sie verehrten ihn als Stein der Hoffnung und der Zuversicht, der seinem Träger zu einer glücklichen und harmonischen Partnerschaft verhilft.

Die ägyptischen Frauen verwendeten zermahlenen Malachit zum Färben ihrer Wimpern, Augenbrauen und Haare. Der ägyptische Arzt Imhotep pries seine heilende Wirkung bei Augeninfektionen: Er verrieb die Exkremente einer Katze, einer Fliege oder einer Kuh auf einem Malachit und legte diese als Kompresse auf das erkrankte Auge. Die Kompresse musste viermal 24 Stunden auf dem Auge verbleiben.

Malachit wurde aber auch als edles Baumaterial verwendet. So ließen die russischen Zaren Säulenverkleidungen, Leuchter, Kaminsimse, Tischplatten sowie Schalen und Vasen aus Malachit anfertigen. Noch heute kann man die mit Malachit verkleideten Säulen der Isaakskirche in St. Petersburg bewundern. Ähnliche Säulen findet man auch in dem weltberühmten Kirchenbau (6. Jahrhundert) der Hagia Sophia im heutigen Istanbul und im Diana-Tempel in Ephesus.

Seinen Namen hat der Malachit vom griechischen *malache* oder *moloche*, was soviel wie »Malve« bedeutet. Auch heute noch findet man für den Malachit das Synonym *Malvenstein*. Diskutiert wird aber auch, ob sich der Name Malachit aufgrund der geringen Härte des Steins vom griechischen *malako* (»weich«) ableitet.

Vorkommen, Entstehung und Erscheinungssystem

Malachit bildet sich, wenn kohlensäure- und sauerstoffhaltiges Oberflächenwasser durch kupferhaltiges Gestein sickert. Es löst die Kupfer-Schwefel-Verbindungen aus dem Gestein, was in Verbindung mit dem Carbonat des Wassers Malachit oder Azurit (siehe Seite 39) entstehen lässt. Beide Steine unterscheiden sich chemisch lediglich durch ihren Wassergehalt: Azurit enthält weniger, Malachit mehr Wasser. Deshalb wandelt sich Azurit auch durch Wasseraufnahme in Malachit um. Umgekehrt verliert Malachit durch Erhitzen Wasser und geht in Azurit über.

Heute wird Malachit zur Herstellung von Schmuck künstlich gezüchtet.

Wie bereits beim Chrysokoll beschrieben (siehe Seite 61), gibt es auch hier Verwachsungen mit anderen kupferhaltigen Mineralien, beispielsweise den Eilath-Stein, der aus Mala-

Malachit

Mineralklasse

Carbonate

Kristallsystem

monoklin

Chemische Formel

$Cu_2[(OH)_2/CO_3] + H_2O +$ (Ca, Fe)

Härte

3,5 bis 4

Verwechslung

Verwachsungen von Malachit und Chrysokoll oder von Malachit, Chrysokoll und Türkis

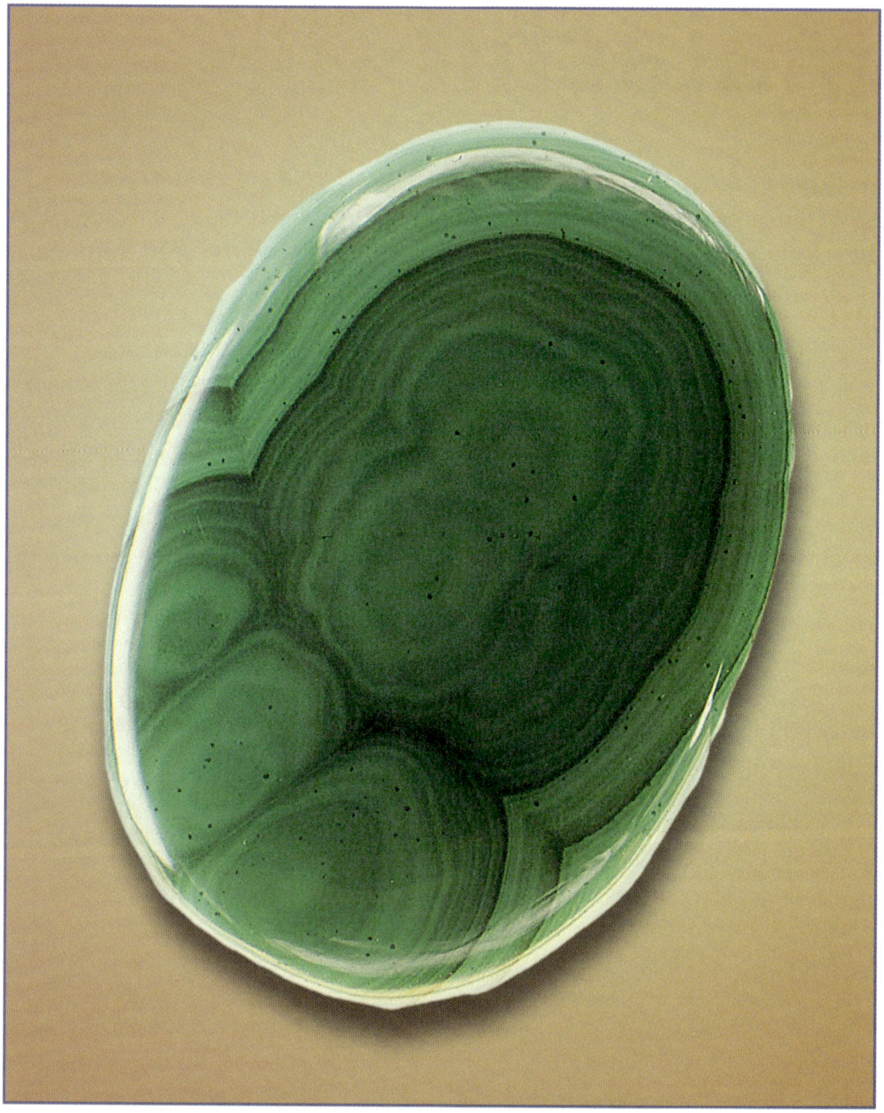

Achtung: Malachitstaub ist für Mensch und Tier giftig! Deshalb darf Malachitstaub weder eingeatmet noch eingenommen werden!

chit, Türkis und Chrysokoll besteht. Malachit bzw. Malachitverwachsungen findet man in Russland, in Zaire (Republik Kongo), in den USA sowie in Südwestafrika, Australien und Israel.

Heilwirkung

SEELE: Schafft Ausgeglichenheit, verleiht Lebensfreude, weckt Verständnisbereitschaft und hilft bei Liebeskummer.

GEIST: Fördert die Konzentrationsfähigkeit, stärkt die Vorstellungskraft und befreit von negativen Gedanken.

KÖRPER: Der Malachit wirkt krampflösend und entspannend, weshalb er häufig bei Menstruationsbeschwerden aufgelegt wird. Auch die Geburt kann durch den Stein erleichtert werden. Malachitwasser wirkt entschlackend und entgiftend auf Gefäße und Organe, wodurch Stoffwechsel und Kreislauf wieder harmonisiert werden. Der Stein stimuliert die Nerven- und Gehirntätigkeit und hilft bei chronischen Erkrankungen der Atemwege wie beispielsweise Asthma. Er schützt aber auch das Herz vor Schmerzen, Entzündungen sowie Überbelastung und stärkt das gesamte Herz-Kreislauf-System.

VOLKSGLAUBE: Schenkt man den Hebammen Glaube, so fördert der Stein das Glück der Gebärenden. Sie empfehlen den Stein auch, um das Zahnen der Kinder zu erleichtern; dafür muss der Malachit in einem Ring oder als Halskette getragen werden.

Wie wendet man den Malachit an?

Der Malachit ist ein sehr potenter Heilstein. Deshalb reicht es in den meisten Fällen aus, den Malachit bei sich zu tragen oder auf die betreffende Körperstelle aufzulegen. Für Malachitwasser legt man einen Rohstein über Nacht in ein Glas Wasser, von dem man am nächsten Tag einen Schluck trinkt. Im Laufe der Zeit kann man die Menge langsam steigern.

Malachit gibt es als Roh- und Trommelstein, als Handschmeichler, Kugel, Pyramide, Anhänger, Kette und Donut. Der Stein muss regelmäßig gereinigt werden. Dazu wickelt man ihn in ein Taschentuch und legt ihn über Nacht in eine Gruppe trockener Hämatit-Trommelsteine. Zum Aufladen gibt man ihn zu einer Bergkristallgruppe.

Achtung: Keinesfalls darf der Malachit Sonne, Säure und Hitze ausgesetzt werden, da er sonst zerstört wird.

Moldavit

Der Moldavit bildete sich durch den Aufprall eines riesigen Meteoriten vor etwa 15 Millionen Jahren im heutigen Nördlinger Ries. Wegen dieser »außerirdischen« Herkunft umgibt den Stein eine mystische Aura.

Der Moldavit ist aufgrund seiner Herkunft sehr selten und auch entsprechend teuer.

Die Boten der Götter

Der Moldavit gehört wie der Eisen-Meteorit und auch der Tektit zu den Meteoriten. Diese wurden seit Menschengedenken als Symbol fremder Welten und als Boten der mächtigen Götter angesehen. Man verband mit diesen Steinen die unterschiedlichsten Gefühle, beispielsweise Hoffnung, Liebe, aber auch Respekt und Angst.

Der Moldavit wurde – dies belegen Funde aus der Steinzeit – als Fruchtbarkeitsamulett getragen. Er galt aber auch als magischer Glücksbringer und Wunschstein.

Vorkommen, Entstehung und Erscheinungssystem

Der Moldavit entstand vor ungefähr 15 Millionen Jahren nach dem Aufschlag eines enormen Meteoriten mit einem Durchmesser von mehr als 1000 Metern und einer Geschwindigkeit von ungefähr 70000 Kilometern in der Stunde. Beim Aufprall wurde eine Energiemenge frei, die der von zirka 250000 Atombomben entspricht. Dadurch verdampften der Meteorit und das Erdgestein augenblicklich. Die folgende Explosion schuf einen Krater mit einem Durchmesser von 25000 Metern und einer Tiefe von 4000 Metern: das heutige Nördlinger Ries. Die bei der Explosion geschmolzenen Steine wurden hochgeschleudert und fielen erstarrt ungefähr 250 Kilometer östlich des Meteoritenaufpralls im Gebiet der heutigen oberen Moldau wieder auf die Erde. Nach dem Fundort ist der Stein auch benannt.

Der Moldavit ist durchscheinend flaschengrün. Seine Farbe kommt besonders gut zur Geltung, wenn man ihn poliert. Häufig ist er von kleinen Bläschen durchsetzt.

Heilwirkung

SEELE: Verleiht dem Träger mehr Lebensenergie und Freude, schafft Harmonie in der Partnerschaft.

GEIST: Stärkt das Erinnerungsvermögen, lässt den Träger erkennen, dass materieller Reichtum allein keineswegs glücklich macht und hilft, sich von Geld- und Zukunftssorgen leichter zu lösen.

KÖRPER: Fördert den Heilungsprozess bei allen Erkrankungen, stärkt das Immunsystem und schützt vor schäd-

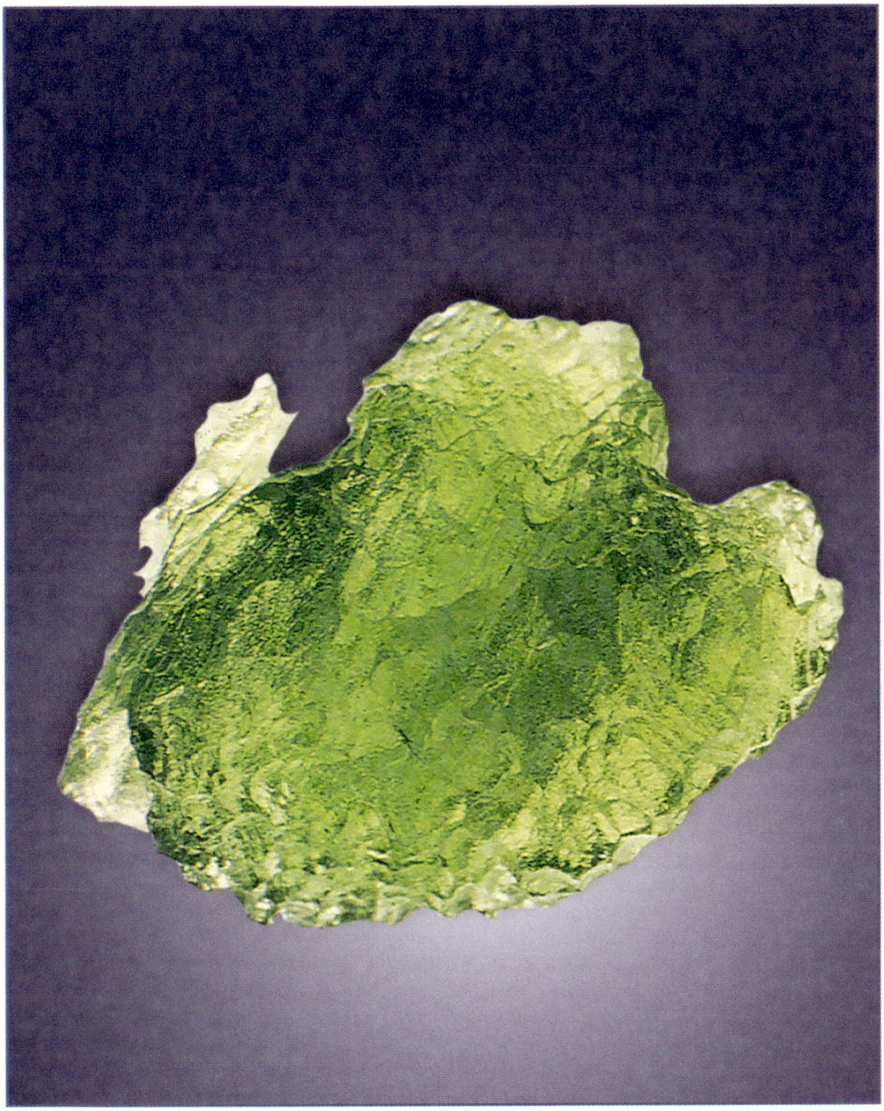

Moldavit

Mineralklasse
Oxide

Kristallsystem
amorph

Chemische Formel
$SiO_2 + Al_2O_3$ + Ca, Fe, K, Mg, Mn, Na, Ti + (Ba, Sr)

Härte
5,5

Verwechslung
mit anderen grünen Tektinen

lichen UV-Strahlen. Außerdem beseitigt er Kopfschmerzen.

Wie wendet man den Moldavit an?

Den Moldavit gibt es als Roh- und Trommelstein sowie als Amulett. Da es sich bei diesem Stein um einen sehr starken Heilstein handelt, sollte man ihn auch nur für kurze Zeit bzw. mit Unterbrechungen bei sich tragen. Bei Kopfschmerz kann man ihn im Kopfbereich auflegen, jedoch immer nur kurzfristig.

Einmal im Monat muss der Moldavit unter fließendem lauwarmem Wasser gereinigt und entladen werden. In der Sonne lässt sich der Stein wieder aufladen.

Um sich im Urlaub vor unliebsamen Infektionen zu schützen, sollte man in dieser Zeit einen Moldavit bei sich tragen.

Mondstein

Der Mondstein gehört zu den traditionellen Heil- und Schmucksteinen. Seine Heilwirkungen hängen sehr stark von den unterschiedlichen Mondphasen ab.

Der Stein des Mondes

Der geheimnisvolle Schimmer des Mondsteins, der vor allem im geschliffenen Zustand voll zur Geltung kommt, regt schon seit Jahrtausenden die Fantasie der Menschen an und verhilft dem Stein zu seiner mystischen Aura.

Seinen Namen, den der Stein erst Ende des 18. Jahrhunderts bekam, verdankt er seinem dem Mondlicht ähnlichen hellen, weiß bis bläulich schimmernden Lichtschein.

Synonyme sind *Wasseropal*, *Fischauge* oder *Wolfsauge*.

Im antiken Rom und in Griechenland hatte der Mondstein – damals noch als *Selenit* bezeichnet – einen hohen Stellenwert. In dieser Zeit wurde der Mondstein als Kraftstein verehrt, der die Energie des Mondes auf die Erde bringen sollte. Bei Plinius kann man nachlesen: »Er zeigt das Bild des Mondes und von Tag zu Tag dessen Zu- und Abnahme.«

Der Mondstein ist schon immer der Stein der Verliebten und der Liebe gewesen.

In arabischen Ländern gilt der Mondstein auch heute noch als Segensstein für die Familie und als Fruchtbarkeitssymbol für die Frau. Für einen reichen Kindersegen nähen Frauen in vielen arabischen Ländern den Stein auch heute noch in ihre Kleider ein.

In Indien wird der Mondstein als heiliger Stein verehrt. Man glaubt, dass Steine von höchster Qualität im Fluss angespült werden, wenn Sonne und Mond in einer günstigen Konstellation stehen. Den allerschönsten Stein gibt es jedoch nur einmal in 21 Jahren.

Vorkommen, Entstehung und Erscheinungssystem

Der Mondstein gehört zur Gruppe der Feldspate. Er entsteht in Pegmatiten und enthält je nach Fundstelle unterschiedliche Mengen an Kali- und Natriumfeldspat. Aufgrund seines chemischen Aufbaus als Gerüst-Silikat ergibt sich eine innere Lamellenstruktur, an der sich das Licht bricht. Auf diese Weise entsteht der milchige, an das Mondlicht erinnernde Schimmer.

Heilwirkung

SEELE: Beeinflusst vor allem die weibliche Gefühlswelt, nimmt Ängste, auch die Zukunftsangst, und schafft eine starke familiäre Bindung. Aufgrund seiner harmonisierenden Wirkung verleiht er der Frau bis ins hohe Alter jugendliche Ausstrahlung und Weiblichkeit. Bei zunehmendem Mond dämpft der Stein übersteigerte Erregung und klärt emotionale Unge-

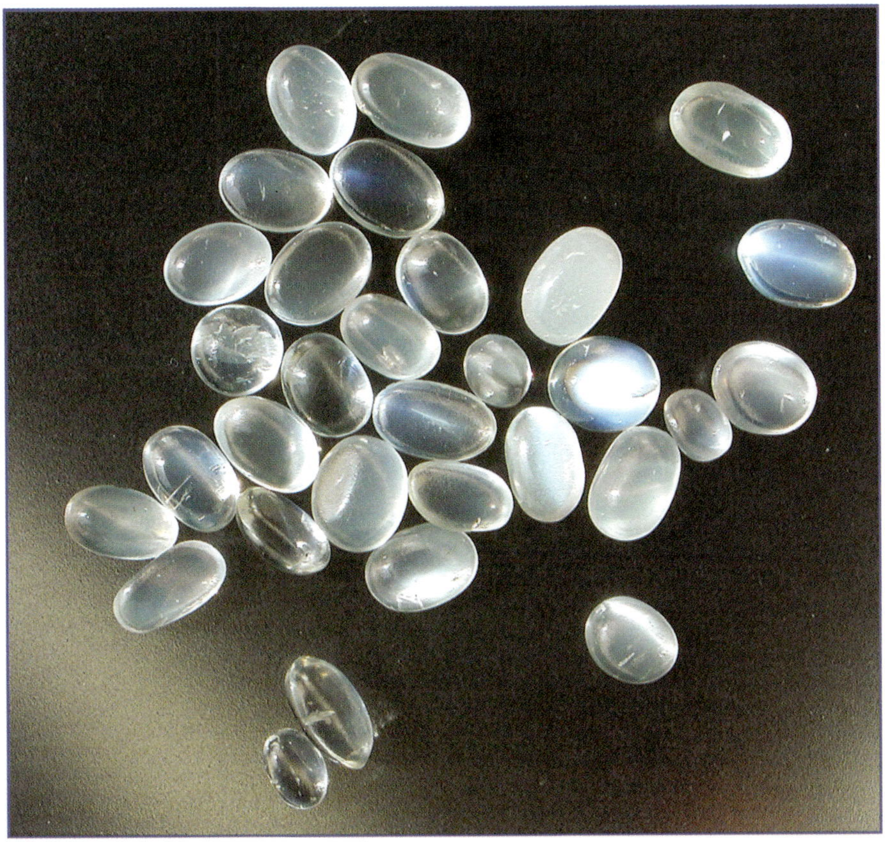

Mondstein

Mineralklasse
Gerüst-Silikat

Kristallsystem
monoklin

Chemische Formel
$(K, Na)[AlSi_3O_8] + Ca, Fe, Ba, Rb, Sr$

Härte
6 bis 6,5

Verwechslung
Chalcedon
Labradorit

wissheit. Bei abnehmendem Mond verleiht er dem Träger hellsichtige Fähigkeiten. Er lindert Mondsüchtigkeit.

GEIST: Schafft bei abnehmendem Mond einen klaren Kopf, sodass wohlüberlegte Entscheidungen getroffen werden können. Der Stein stärkt die Vorstellungskraft.

KÖRPER: Auch hier zeigt sich die Heilwirkung des Mondsteins vor allem bei Frauen: Er lindert Menstruationsstörungen und steigert die Fruchtbarkeit. Deshalb sollten Frauen, die Kinder haben möchten, immer einen Mondstein bei sich tragen. Der Stein reguliert über eine Anregung der Zirbeldrüse den Hormonhaushalt. Frauen in den Wechseljahren hilft er, die damit verbundenen Beschwerden zu meistern.

Wie wendet man den Mondstein an?

Mondstein wird nur im geschliffenen Zustand angeboten, da er erst dann den milchigen Schimmer entwickelt. Damit er seine Heilwirkung auf Seele, Geist und Körper entfalten kann, sollte man den Stein am Körper tragen.

Nach der Menstruation wird der Mondstein in trockenen Hämatit-Trommelsteinen entladen. Er lädt sich am besten auf, wenn man ihn bei Vollmond auf die Fensterbank legt.

Der milchige Schimmer des Mondsteins kommt erst im geschliffenen Zustand voll zur Geltung.

Mookait

Der Mookait kommt aus Australien, wo er von den Ureinwohnern, den Aborigines, als Heilstein verwendet wird. Bei uns ist der Mookait erst seit wenigen Jahren im Handel.

Die Wirkung des Mookait auf Geist und Seele kommt am besten zur Geltung, wenn man sich morgens und abends über eine gewisse Zeit in einem Mookait-Steinkreis aufhält.

Der Stein der Aborigines

Der Mookait war zwar angeblich schon im alten China als Heilstein bekannt, doch existieren hierzu nur äußerst wenige Überlieferungen. Erst mit der Besiedlung Australiens durch die Europäer erlangte der Mookait bei uns einen (bescheidenen) Bekanntheitsgrad. Als Schmuck- und Heilstein wird er erst seit wenigen Jahren gehandelt.

Benannt ist der Stein nach einer Fundstelle an einem kleinen Wasserlauf in Westaustralien, den die Aborigines mit *mooka* bezeichnen, was »fließendes Wasser« bedeutet. Die australischen Ureinwohner verehren den Mookait als »geronnenes Blut der Erde«.

Vorkommen, Entstehung und Erscheinungssystem

Der Mookait bildet sich aus kieselsäurehaltigen Lösungen, welche das Gestein durchdringen; dabei kristallisiert die Kieselsäure in feinen Gesteinsporen aus.

Der Mookait vereint in sich Anteile von Opatit, Hornstein sowie von gelbem und rotem Jaspis. Abhängig vom Eisenoxidgehalt weist der Mookait weiße, beige, gelbe, ockerfarbige und rote Bereiche auf, die ineinander verlaufen.

Heilwirkung

SEELE: Sorgt bei seinem Träger für Harmonie zwischen Körper und Geist, verschafft innere Ruhe, weckt aber auch die Abenteuerlust.

GEIST: Hilft seinem Träger, aus mehreren zur Verfügung stehenden Möglichkeiten die richtige auszuwählen; der Stein verleiht geistige Flexibilität und Regheit.

KÖRPER: Schützt vor allem die Haut und bewahrt sie vor Sonnenbrand und den schädlichen Einflüssen der Sonne. Mookaitessenz hilft bei Ekzemen, entzündeten Wunden sowie Insektenstichen.

Auch tief liegende Infektionen und Entzündungen zieht der Mookait aus dem Körper heraus. So lindert er Erkältungen, Husten, Halsschmerzen sowie eitrige Entzündungen der Nasenneben-, Stirn- und Kieferhöhlen.

Wie wendet man den Mookait an?

Den Mookait erhält man als Rohstein, Trommelstein, Handschmeichler, seltener als Anhänger, Kette oder Donut.

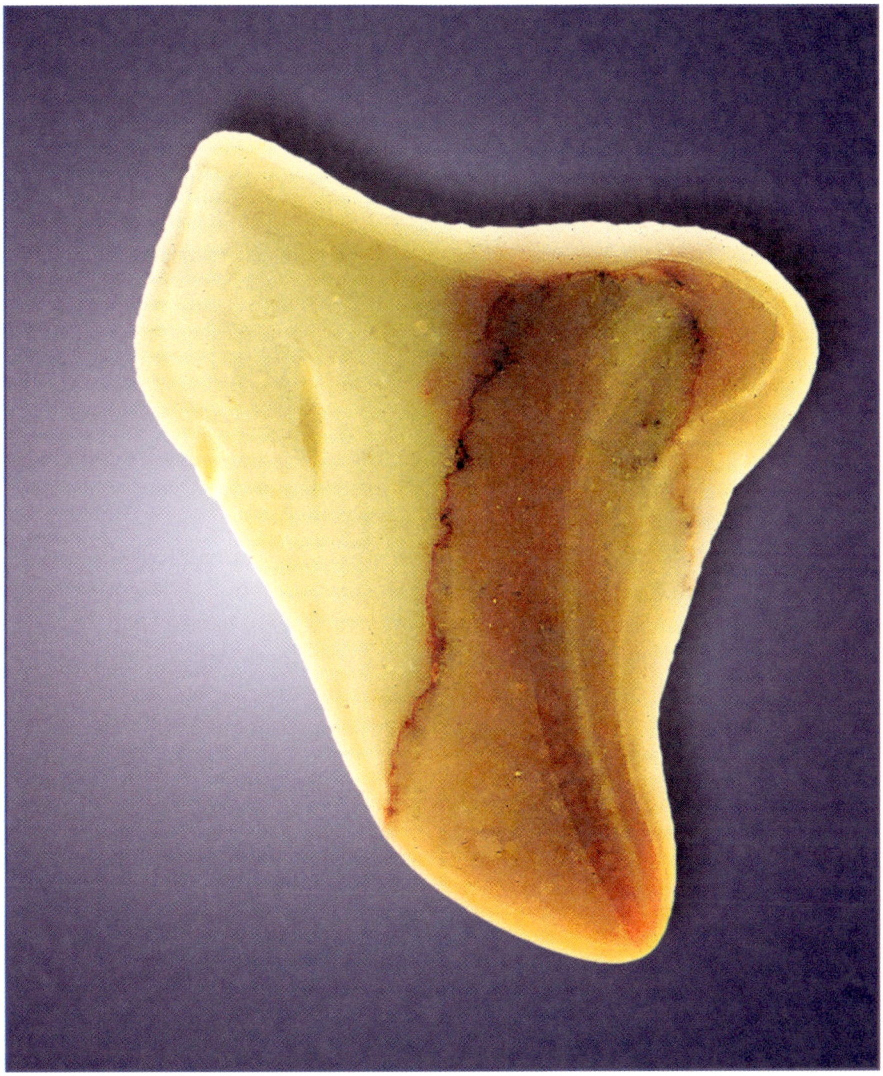

Mookait

Mineralklasse
Oxide, Quarz-Gruppe

Kristallsystem
trigonal

Chemische Formel
SiO_2 + Fe, O, OH

Härte
6 bis 7

Verwechslung
evtl. Gelber oder Roter Jaspis

Die Wirkung des Mookait auf Geist und Seele kommt am besten zur Geltung, wenn man sich morgens und abends über eine gewisse Zeit in einem Mookait-Steinkreis aufhält. Seine körperlichen Heileffekte hingegen entwickeln sich bereits, wenn man den Stein über längere Zeit direkt auf der Haut trägt oder auf die entsprechende Stelle legt. Für das Mookaitelixier – eine starke Konzentration seiner heilenden Kraft – lässt man einen Stein über Nacht in einem Glas mit Wasser ziehen. Mit diesem Elixier reibt man bei Ekzemen oder Wunden die Haut ein.

Der Mookait sollte nach jedem Tragen unter fließendem lauwarmem Wasser entladen und gereinigt werden. Einmal in der Woche wird er in einer Bergkristallgruppe wieder aufgeladen.

Nephrit

Noch bis zum Beginn des 19. Jahrhunderts waren* Nephrit *und* Jadeit *Synonyme für ein und denselben Stein. Erst die moderne Chemie stellte verschiedene Varietäten fest, auf die die alten Namen nun differenziert angewendet werden.

Der grüne Nephrit wird häufig mit dem Jadeit verwechselt.

Der grüne Stein für die Nieren

Schon vor Jahrtausenden wurde der Nephrit als Material für Werkzeuge und Waffen verwendet. Auch als Talisman wurde er verarbeitet. So fand man bei Ausgrabungen auf der ganzen Welt Beile aus Nephrit, die mit Lederstreifen an Holzstielen befestigt sind.

Die Maoris, die Ureinwohner Neuseelands, schneiden ihren Talisman aus Jade bzw. aus Nephrit: Bei *Tiki* handelt es sich um ein Männchen, dessen Kopf auf eine Schulter geneigt ist. Die Maoris hängen sich den Talisman um den Hals. Er vereint alle Eigenschaften und Kräfte des gesamten Stammes in sich; er wird vom Vater auf den Sohn vererbt und muss mit dem letzten Familienmitglied begraben werden.

Auch die Mayas verehrten den Nephrit als besonderen Stein. Sie glaubten, dass sie unverwundbar sind, wenn sie ihn tragen.

Im alten China schützte ein herzförmiges Nephritamulett, das auf der Brust getragen wurde, vor falscher Liebe und Liebeszauber, aber auch vor äußeren und inneren Verletzungen.

1974 publizierte Outger Cluijs in Delf ein Buch mit dem Titel *Beschreibung von den Eigenschaften, Kräften und Wirkungen des Lapis nephriticus, etc.* In diesem Buch wird von einem Arzt Paludanus aus Enkhuizen berichtet, der einen Nephrit aus Amerika besaß. Dieser Stein half angeblich sehr gut bei Nierenkoliken und -steinen. Paludanus hatte zwei Patienten, bei denen schon das bloße Tragen des Steins so große Mengen an Nierensteinen und -gries abgehen ließ, dass sie den Heilstein zwischendurch immer wieder ablegen mussten.

Wegen dieser heilenden Wirkungen auf die Nieren bildete man den Namen des Steins nach griechisch *nephros* »Niere«. Heute findet man als Synonyme *Beilstein, Bitterstein* oder *Nierenstein.*

Vorkommen, Entstehung und Erscheinungssystem

Im Gegensatz zum Jadeit (siehe Seite 87), mit dem der Stein häufig verwechselt wird, handelt es sich beim Nephrit um ein Calcium-Magnesium-Silikat. Seine grüne Farbe erhält er durch Beimengungen von Eisen.

Der Nephrit bildet sich bei der Entstehung von Schiefer, vor allem Aktinolithschiefer, aber auch bei der kontaktmetasomatischen Umwandlung

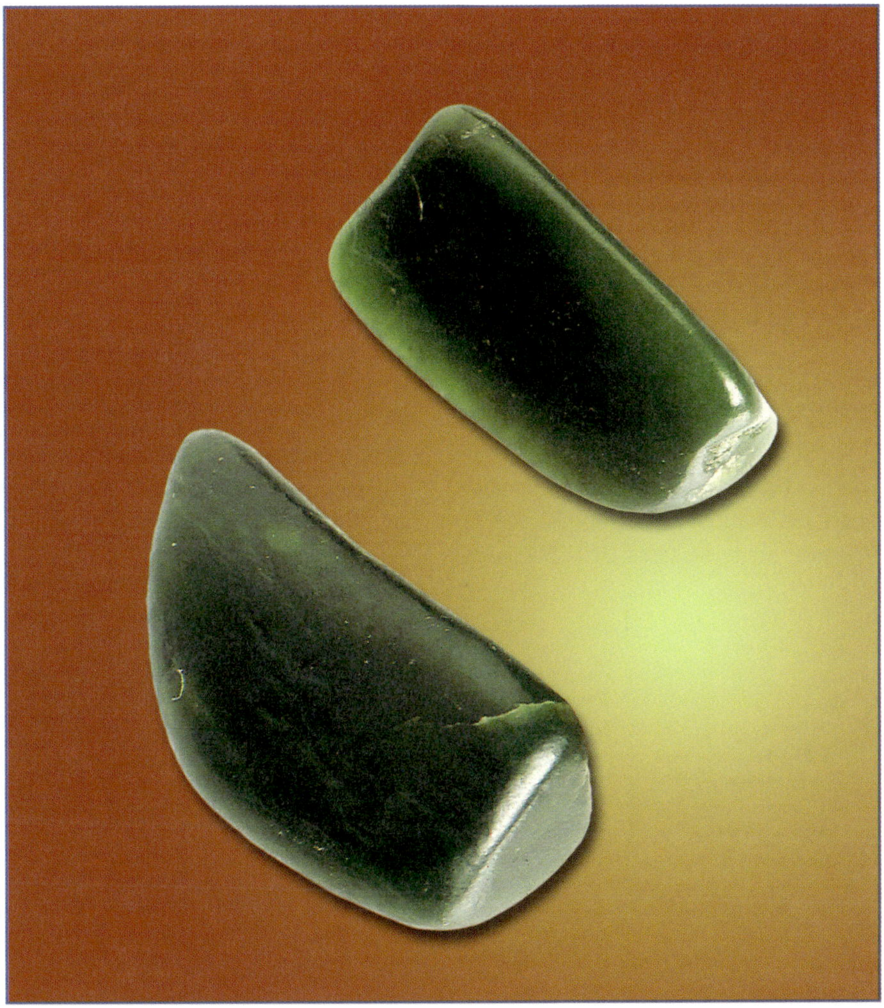

Nephrit

Mineralklasse
Ketten-Silikat

Kristallsystem
monoklin

Chemische Formel
$Ca_2(Mag, Fe)_5(Si_8O_{22})(OH, F)_4 + OH, F$

Härte
6 bis 6,5

Verwechslung
Jadeit
Serpentin
Vesuvianit

von Gabbros zu Sepentinit. Die wichtigsten Vorkommen liegen in den USA (Alaska), in Kanada, Russland, Neuseeland und China.

Heilwirkung

SEELE: Mit Hilfe eines Nephrits gelingt es, auch unter großer seelischer Belastung seine Identität zu wahren. Er schützt seinen Träger vor fremden Aggressionen und führt langfristig zu innerem Frieden und Ausgeglichenheit.

GEIST: Fördert das tolerante Verhalten und die Kreativität. Er unterstützt seinen Träger, bei Unentschlossenheit Entscheidungen zu treffen.

KÖRPER: Der Nephrit ist der Stein für die Nieren. Er unterstützt diese Organe bei ihrer Arbeit, den Körper zu entgiften und zu entwässern. Er hilft durch Tragen oder als Elixier bei Nierenerkrankungen wie Nierenkoliken und -entzündungen. Unter seinem Einfluss gehen Nierensteine und

Vor Albträumen schützt man sich, indem man nachts einen flachen Nephrit unter das Kopfkissen legt.

Seine heilende Kraft auf Seele, Geist und Körper entfaltet der Nephrit bereits durch längeres Tragen am Körper.

-gries ab. Nephritelixier lindert und heilt Blasenentzündungen. Auch Reizblase und Inkontinenz gehören zu den Einsatzgebieten des Nephrit. Das Elixier soll auch die Sehkraft deutlich verbessern.

VOLKSGLAUBE: Als Donnerstein schützt der Nephrit vor Blitz und vertreibt böse Geister und Dämonen.

Wie wendet man den Nephrit an?

Den Nephrit gibt es als Schmuck- sowie als Roh- und Trommelstein, aber auch als Handschmeichler, Amulett, seltener als Kette oder Donuts. Seine heilende Kraft auf Seele, Geist und Körper entfaltet er bereits durch längeres Tragen am Körper. Bei akuten Beschwerden soll man den Stein direkt auf die Nieren auflegen und mit einem Pflaster befestigen. Für das Nephritelixier legt man einen Trommelstein über Nacht in ein Glas mit Wasser. Dieses trinkt man dann jeweils am Morgen.

Wenn der Nephrit sich beim Auflegen auf die Haut nicht mehr richtig erwärmt oder trübe wird, sollte man ihn unter fließendem lauwarmem Wasser reinigen. Aufgeladen wird er, indem man ihn für ein paar Stunden in die Sonne legt.

Obsidian

Den Obsidian gibt es in verschiedenen Varietäten. Er gehört zu den ältesten Kultursteinen der Menschheit; von der Steinzeit bis heute ist er als Heil- und Schmuckstein hoch geschätzt.

Der Stein für Waffen

Aus Obsidian fertigten die Menschen ihre ersten Waffen. In späteren Zeiten wurde er als Schmuck- und Heilstein verehrt. Für die alten Griechen war er der Stein der Realität: Er bringt seinem Träger durch die weißen Wolken Licht in die Seele und hilft Menschen, die sich in Träumereien verloren haben. In der Antike galt er auch als Stein, mit dem Dämonen ausgetrieben werden können.

Bei den Azteken verwendeten die Priester des Gottes Tezcatlipoca (»rauchender Spiegel«) einen Spiegel aus Obsidian, um die Zukunft vorherzusagen. Auch der Regenbogenobsidian wurden von den Indianern Mexikos verehrt. Sie glaubten, dass die Götter in einem solchen Stein wohnen, wenn sie auf die Erde kommen. Der Mahagoni- und der Goldobsidian diente bei allen indianischen Völkern als Stein der Fruchtbarkeit.

Der Römer *Obsius* war der Namensgeber des Obsidian. Er fand den Stein im heutigen Äthiopien.

Vorkommen, Entstehung und Erscheinungssystem

Der Obsidian bildet sich bei Vulkanausbrüchen, wenn kieselsäurereiches Magmagestein plötzlich abkühlt und erstarrt. Dabei bilden sich jedoch keine kristallinen Strukturen aus. Man kann deshalb Obsidian – mit Glas vergleichbar – als eine Art von erstarrter Schmelze bezeichnen. Es gibt ihn auch in den Farben Schwarz, Grau, Braun und Grün.

Der *Schwarze Obsidian* enthält mehr Fremdstoffe. Er besitzt eine gleichmäßige, meist schwarze Farbe. Der *Rauchobsidian* entsteht aus saurer und sehr fremdstoffarmer Lava, wodurch er transparent erscheint. Eine besondere Form des Rauchobsidian bilden die sogenannten *Apachentränen*. Dabei handelt es sich um kleine Obsidiankügelchen, die man in den Indianerreservaten Arizonas findet. Von einem *Gold-* oder *Silberobsidian* spricht man, wenn fein verteilte Glasbläschen im Stein einfallendes Licht so reflektieren, dass auf der Oberfläche ein goldener oder silberner Schimmer entsteht. Enthält der Stein anstatt von Gas- Wasserbläschen, so handelt es sich um einen *Regenbogenobsidian*. Das Licht wird bei diesem Stein nicht nur reflektiert, sondern in seine Spektralfarben zerlegt, die dann wie ein Regenbogen auf der Steinoberfläche sichtbar sind. Enthält der Obsidian sehr große Mengen an Eisenoxid, so bilden sich rot-

Den Obsidian gibt es in unterschiedlichen Varietäten, die durch ihre wunderschönen Farbspiele beeindrucken.

Obsidian

Mineralklasse
Oxide

Kristallsystem
amorph

Chemische Formel
$SiO_2 + H_2O + Fe_2O_3 +$
Al, C, Ca, Fe, K, Mg, Na

Härte
5 bis 5,5

Verwechslung
Onyx
Schwarzer Turmalin

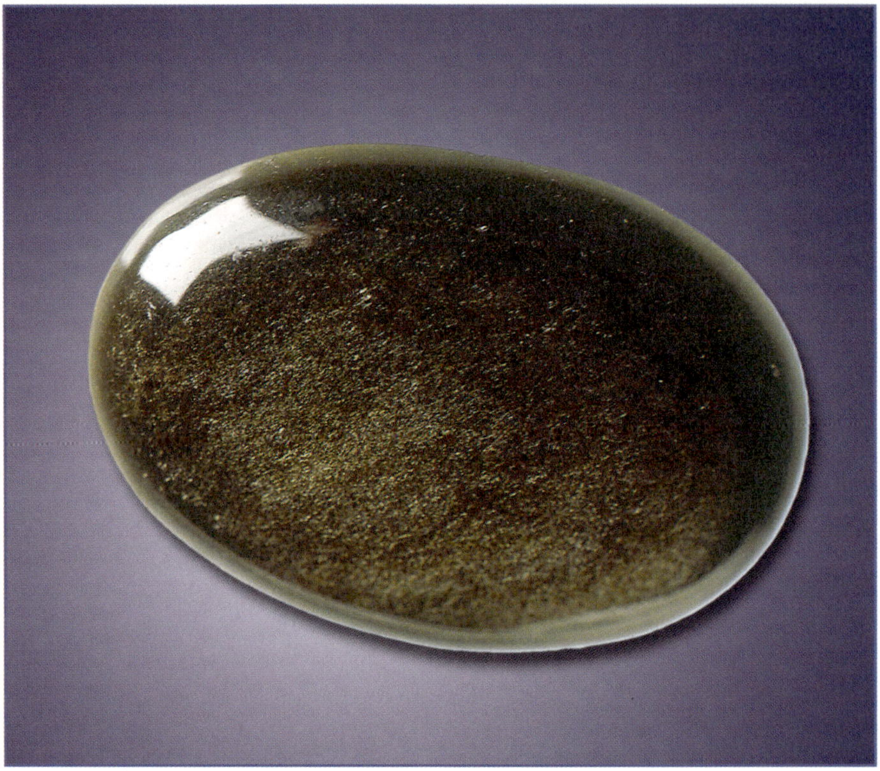

Der Mahagoniobsidian befreit seinen Träger von Prüfungsangst.

braune Flecken, die dem *Mahagoniobsidian* seinen Namen geben. Weiße schneeflockenartige Einschlüsse im Obsidian deuten darauf hin, dass der Stein beginnt auszukristallisieren. Dies wird auch als *Entglasung*, der Stein als *Schneeflockenobsidian* bezeichnet.

Obsidiane findet man in den meisten Vulkangegenden, beispielsweise auf den Liparischen Inseln oder auf Island. Große Vorkommen gibt es aber auch in Mexiko und in den USA.

Heilwirkung

SEELE: Löst psychische Blockaden und lindert Depressionen und Ängste. Der Schneeflockenobsidian hilft dem Träger, aus seinen Fehlern zu lernen und in Zukunft den richtigen Weg zu wählen. Durch den Regenbogenobsidian gelingt es seinem Träger, sich selbst einzugestehen, an einer Suchterkrankung zu leiden. Mit Hilfe des Steins können Abhängigkeiten sogar abgewehrt werden.

GEIST: Erweitert das Bewusstsein, und der Mahagoniobsidian fördert das logische Denken sowie die Konzentrationsfähigkeit.

KÖRPER: Lindert und löst Schmerzen und Verspannungen. Der Schneeflockenobsidian heilt Infektionen, die durch Erreger wie Viren und Bakterien verursacht werden. Vor allem Viren werden durch das Wasser dieses Obsidian abgetötet. Außerdem stärkt das Elixier das Immunsystem. Der Stein bewahrt die Blutgefäße vor schädlichen Ablagerungen und damit vor Atherosklerose. Menschen, die aufgrund eines zu niedrigen Blutdrucks ständig unter kalten Händen und Füßen leiden, sollten ein Fußkettchen aus Schneeflockenobsidian tragen. Der Mahagoniobsidian richtet seine ganze Energie hauptsächlich gegen schädliche Bakterien. Er stimuliert die Produktion von Antikörpern. Als sehr guter Heilstein beim Parkinson-Syndrom (Schüttellähmung) hat sich der Goldobsidian erwiesen; er lindert die Anfälle und die Lähmungserscheinungen. Der Regenbogenobsidian fördert die Blutreinigung und die Versorgung des Bluts mit Nährstoffen. Er reguliert die Hormonproduktion und schützt das ungeborene Kind vor Erbkrankheiten sowie geistigen und körperlichen Behinderungen.

Wie wendet man den Obsidian an?

Seinen Einfluss auf Seele und Geist entwickelt der Obsidian, wenn man ihn als Spiegel oder Kugel im Raum aufstellt und meditativ betrachtet. Am besten eignen sich hierzu der Schwarze Obsidian sowie der Regenbogen- und der Silberobsidian. Gegen körperliche Beschwerden sollte der entsprechenden Obsidian direkt auf die Haut aufgelegt oder am Körper getragen werden.

Alle Obsidiane sollten regelmäßig unter fließendem lauwarmem Wasser gereinigt und entladen werden. In Ketten gefasste Steine sollte man jedoch in eine Schale mit Hämatit-Trommelsteinen legen. Aufgeladen werden Obsidiane entweder an der Sonne oder über Nacht in einer Bergkristallgruppe.

Der Obsidian entwickelt seinen Einfluss auf Seele und Geist, wenn man ihn als Spiegel oder Kugel im Raum aufstellt und meditativ betrachtet.

Onyx

Der Onyx gehörte zu den wichtigsten Steinen der Antike, da er fast überall als magischer Stein verwendet wurde. Seine Kraft sollte durch bestimmte Zauberinschriften noch verstärkt werden.

Sehr selten und auch dementsprechend teuer ist natürlicher schwarzer Onyx.

Ein guter und ein böser Stein

Seinen Namen bekam der Onyx vom griechischen *onyx*, was soviel wie »Nagel« bedeutet. Damals wurde auch der Achat, dessen Farbe und Glanz an Fingernägel erinnert, als *onyx* bezeichnet. Erst im 18. Jahrhundert kam man überein, dass mit *Onyx* ausschließlich der schwarze Chalcedon bezeichnet werden sollte.

Die Indianer benutzten den Onyx als Schutzschild gegen schwarze Magie, Zauberei und Hexerei. Angeblich konnten begabte Zauberer mit seiner Hilfe schwere Erkrankungen und Katastrophen verhindern. Auch sollen sie sich mithilfe des Onyx unsichtbar gemacht haben. Die Griechen schätzten den Onyx als Stein der Liebe. Aus gebranntem Onyx stellte man damals heilende Pflaster her, die – laut Dioskurides und Galen – Schwellungen verringern, Magenschmerzen lindern und wucherndes Zahnfleisch zurückdrängen. Bei den Römern galt der Onyx als allgemeiner Schutzstein. Im Mittelalter hieß es, dass man mit dem Onyx Augenerkrankungen gut heilen kann.

Im alten Arabien hatte der Onyx keinen guten Ruf. Wegen seiner schwarzen Farbe wurde er als *Stein der Trauer und des Kummers* bezeichnet.

Auch heute noch glaubt man in diesen Ländern, dass der Onyx bei Kindern zu unruhigem Schlaf führt, sie weinen lässt und Speichelfluss auslöst. Auch soll der Stein, wenn er zwischen zwei Menschen gelegt wird, Verdruss, Missverstehen, ja sogar Feindschaft erzeugen.

Der Onyx in der Hildegard-Medizin

Auch bei Hildegard von Bingen ist der Onyx als Heilstein aufgeführt. Doch die Fachleute sind sich immer noch nicht einig, ob es sich bei Hildegards Onyx um den heute als Onyx bezeichneten Stein oder vielmehr um den Achat (siehe Seite 22) handelt. Vieles spricht für die eine, vieles aber auch für die andere Möglichkeit.

Hildegard beschreibt die Entstehung des Onyx mit folgenden Worten: »Der Onyx ist warm. Er wächst um die dritte Tagesstunde bei dichter Bewölkung, wenn die Sonne sehr heiß brennt und verschiedene Wolken die Sonne verschleiern, sodass sie wegen der Wassermassen nicht durch sie hindurchscheinen kann. Er enthält keine große Feuersglut, dafür aber die Wärme der Luft. Er verdankt seinen Ursprung der Sonne und verfestigt sich durch die verschiedenen Wolken.

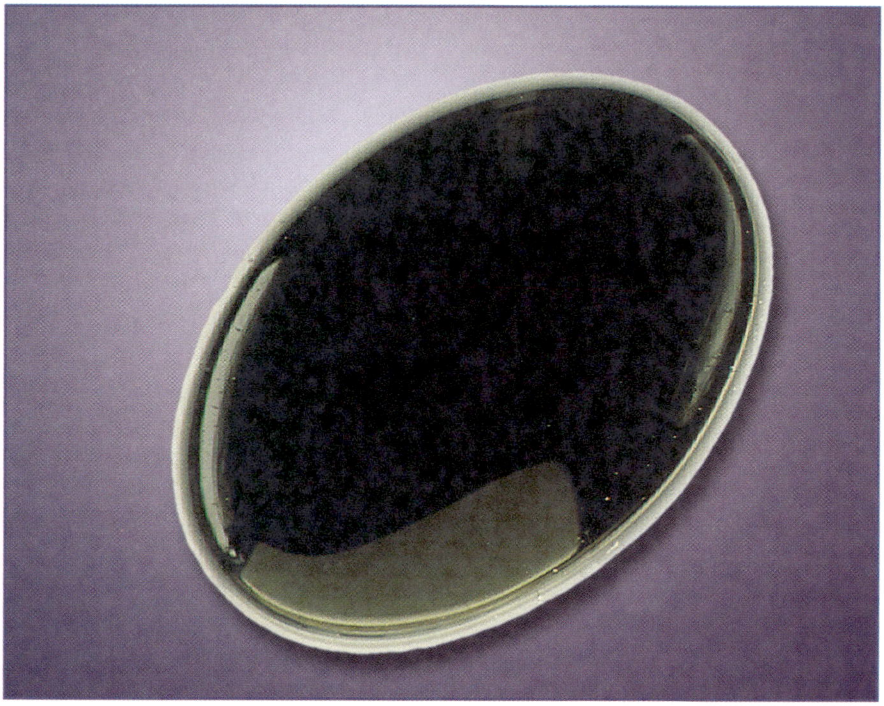

Onyx

Mineralklasse
Oxide, Quarz-Gruppe

Kristallsystem
trigonal

Chemische Formel
SiO_2 + Fe, Mn

Härte
6,5 bis 7

Verwechslung
Obsidian
Schwarzer Turmalin

Daher hat er eine starke Wirkung gegen Krankheiten, die aus der Luft entstehen.«

Hildegard empfiehlt den Stein gegen nachlassendes Augenlicht und sonstige Augenerkrankungen. Dazu gibt man Wein in ein Gefäß aus Bronze, Kupfer oder Stahl, legt den Onyx in den Wein und lässt ihn dann 15 oder 30 Tage ziehen. Dann nimmt man den Stein aus dem Wein und streicht ein wenig von der Flüssigkeit jeden Abend auf die Lider. Bei Herzschmerzen rät sie, den Onyx mit den Händen zu erwärmen und ihn über heißen, dampfenden Wein zu halten. Dann legt man den Onyx in den noch warmen Wein, den man bald trinken soll. Bei Magenschmerzen soll man aus dem gleichen Wein mit Eiern und Mehl eine Suppe kochen und diese regelmäßig zu sich nehmen. Auch bei Milzschmerzen hilft der Onyxwein, in welchem man Ziegen- oder Lammfleisch beizen soll. Gegen Fieber soll man den Stein fünf Tage lang in Essig einlegen und dann wieder herausnehmen. Mit dem Essig würzt man alle Speisen. Verzehrt man diese, weicht das Fieber aus dem Körper. Gegen Depressionen hilft es, den Onyx aufmerksam zu betrachten und ihn in den Mund zu nehmen.

Vorkommen, Entstehung und Erscheinungssystem

Beim Onyx handelt es sich um einen durch Eisen- und Manganoxideinlagerungen schwarz gefärbten Chalcedon. Der Stein bildet sich in Gesteinshohlräumen aus hydrothermalen kieselsäurehaltigen Lösungen, die große Mengen an Mangan- und Eisenverbin-

Man sagt, dass der Onyx den Menschen Gottes Stimme hören lässt, die durch unser Gewissen spricht.

Schwarzen Onyx gibt es als Trommelstein, Handschmeichler, Kugel, Pyramide, Anhänger, Kette und Donut.

dungen enthalten. Manchmal ist der Onyx von weißen Bändern durchzogen. Die wichtigsten Abbaugebiete liegen in Brasilien, Indien, Arabien sowie in den USA.

Heilwirkung

SEELE: Lindert Depressionen, wehrt negative Einflüsse anderer Menschen ab und verstärkt außerdem das Selbstbewusstsein sowie das Verantwortungsgefühl.

GEIST: Fördert das analytische und logische Denken, verbessert die Konzentrationsfähigkeit.

KÖRPER: Unterstützt die natürliche Funktion der Haut und schützt sie vor Pilzinfektionen, Entzündungen und Sonnenbrand. Ebenso bewahrt er Herz, Drüsen, und Milz und auch die Nieren vor Vireninfektionen. Der Stein beschleunigt den Heilungsprozess nach Operationen und bewahrt so vor starker Narbenbildung. Der Onyx fördert die Durchblutung und hilft auf diese Weise Menschen, die ständig unter kalten Händen und Füßen leiden. Schließlich lindert er Augen- und Ohrenschmerzen und hilft bei Seh- und Hörschwäche.

Wie wendet man den Onyx an?

Schwarzen Onyx gibt es als Trommelstein, Handschmeichler, Kugel, Pyramide, Anhänger, Kette und Donut. Gereinigt und entladen wird er unter fließendem lauwarmem Wasser. Ketten sollte man über Nacht zum Entladen in eine Schale mit Hämatit-Trommelsteinen legen. Aufgeladen wird der Onyx, indem man ihn in eine Bergkristallgruppe legt.

Da sich die Wirkung des Onyx nur relativ langsam entwickelt, sollte man den Stein über längere Zeit am Körper tragen.

Opal

Der Opal kann in nahezu allen Farben vorkommen, auch in Schwarz. Im Laufe der Geschichte galt er vielen als Glücksbringer, manchen freilich soll er nur Unglück bis hin zum Tod gebracht haben.

Segen und Fluch eines Edelsteins

Der Opal hat seinen Namen vom altindischen Wort *upala*, was soviel wie »Edelstein« bedeutet. Der Name hielt sich über alle geschichtlichen Epochen hinweg; so nannte man ihn im antiken Griechenland *opallios* und im alten Rom *opalus*.

In der Antike galt der Opal als Glücksbringer, da er in direkter Verbindung mit den Göttern steht. In der griechischen Mythologie birgt der Opal die Tränen des Zeus, die dieser nach dem Sieg über die Titanen vergossen haben soll, in sich. In der indischen Mythologie ist der Opal die Göttin des Regenbogens, die auf der Flucht vor aufdringlichen Göttern zu Stein erstarrte. Und Plinius pries den Opal als eine wunderbare Mischung von allen Farben sämtlicher anderer Steine.

In vielen europäischen Königs- und Fürstenhäusern gilt der Opal hingegen als »Unglücksstein«. So darf bis heute am englischen, spanischen und schwedischen Hof kein Opal getragen werden, was offensichtlich auf folgende Geschichte zurückzuführen ist: Als bleibendes Andenken schenkte eine ehemalige Geliebte dem spanischen König Alfons XII. (1857–1885) zu seiner Hochzeit mit Prinzessin Mercedes einen kostbaren Opalring. Der jungen Königin gefiel der Ring so gut, dass sie ihren Gemahl bat, den Ring tragen zu dürfen. Wenige Monate später siechte sie dahin und erlag einer rätselhaften Erkrankung. Nun trug die Großmutter des Königs den Ring – auch sie starb kurze Zeit später. Schließlich verehrte der König den Ring seiner Schwester Maria, die ebenfalls kurz darauf derselben rätselhaften Krankheit erlag. Doch damit nicht genug: Der König trug nun den Ring selbst, und auch er wurde wie seine Familienangehörigen durch dieselbe merkwürdige Krankheit hinweggerafft. Seine Nachfolgerin, Königinwitwe Maria Christina veranlasste schließlich, dass der Ring an die Statue der Heiligen von Alumdena, der Schutzpatronin von Madrid, gehängt wurde.

Vorkommen, Entstehung und Erscheinungssystem

Der Opal bildet sich aus wässriger Kieselsäure, aus der beim langsamen Austrocknen erst eine kolloidale Kieselsäurelösung (Tröpfchen in Wasser), dann ein amorphes, gallertartiges Kieselgel und zuletzt der stark wasserhaltige Opal entsteht. Dies kann in einem Zeitraum von nur wenige Wochen geschehen.

Die Edelopale helfen bei problematischen Liebesangelegenheiten und sorgen dafür, dass in einer gestörten Beziehung wieder Harmonie einkehrt.

Opal

Mineralklasse
Oxide

Kristallsystem
amorph

Chemische Formel
$SiO_2 + H_2O + C, Ca, Fe, Mg$

Härte
5,5 bis 6

Verwechslung
Edelopal: Korit

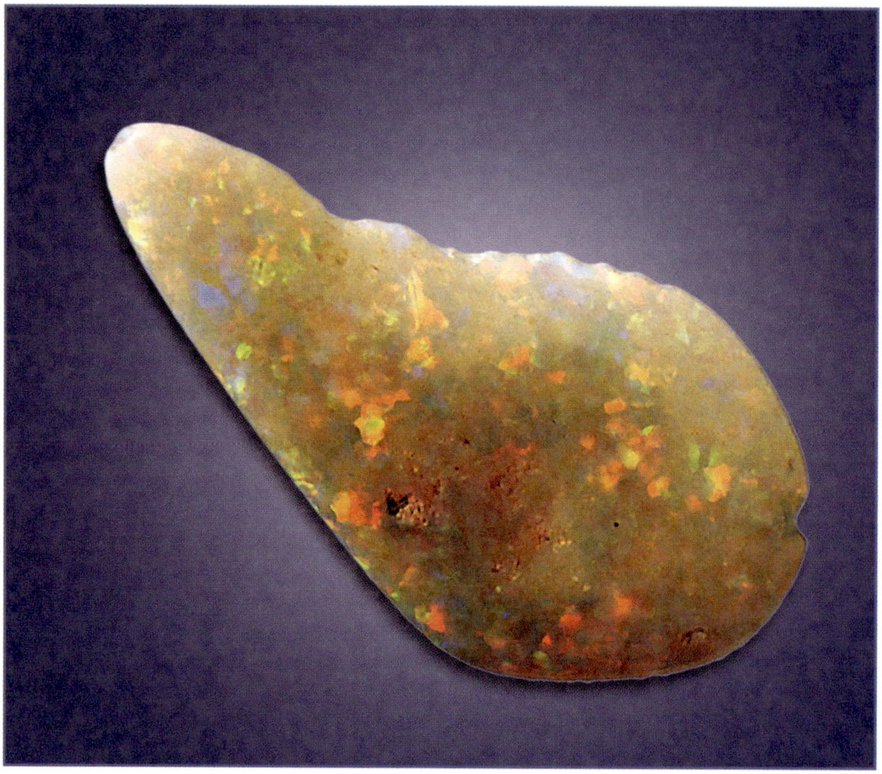

Edelopale sind Balsam für die Seele; sie lindern und vertreiben Depressionen.

Der Opal besteht aus kleinen Siliciumdioxidkügelchen, zwischen denen sich das noch wasserhaltige Kieselsäuregel befindet. An der Oberfläche der Kügelchen bricht sich das Licht und wird in seine Spektralfarben zerlegt. Daraus ergibt sich das für den Opal typische Schimmern in den Regenbogenfarben.

Sehr grob lassen sich die Opale in *Edelopale* (durchsichtiger bis durchscheinender Opal mit kräftigem Farbenspiel) und *gemeine Opale* (durchscheinender bis undurchsichtiger Opal ohne Farbenspiel) einteilen. Daneben gibt es noch den *Kristallopal* (sehr klarer Stein mit Farbenspiel), den *Jelly* (durchsichtiger bis durchscheinender Opal mit schwachem Farbenspiel) und den *Potch* (undurchsichtiger und geringwertiger Opal ohne Farbenspiel).

An den über die ganze Welt verteilten Fundorten werden jeweils sehr ortsspezifische Opalvarietäten abgebaut; die bedeutendsten Fundstätten für weiße, dunkle und schwarze Edelopale sowie den *Boulderopal* (ein Edelopal) liegen jedoch in Australien.

Zu den in der Edelsteintherapie verwendeten Opalen gehören unter anderem Edelopale wie der Milchopal, der Boulderopal, der Schwarze Opal sowie der Hyalith, der zu den Gemeinen Opalen zählt.

Heilwirkung

SEELE: Edelopale sind Balsam für die Seele; sie lindern und vertreiben Depressionen. Der Schwarze Opal vertreibt Angst vor der Dunkelheit und dem Alleinsein. Außerdem beugt er, unter das Kopfkissen gelegt, Albträumen vor.

GEIST: Alle Opale sorgen für mehr Lebensfreude und können eventuell zu leichtsinnigen Handlungen verführen. Außerdem fördern sie die musische Veranlagung. Der Hyalith ordnet die Gefühle.

KÖRPER: Die Edelopale entfalten ihre starke positive Kraft auf den Magen und das obere Verdauungssystem. Sie wehren Magenschleimhautentzündungen ab und regen Verdauung sowie Stoffwechsel an. Die Edelopale allgemein regulieren die Blutgerinnung, wodurch Anämie und Leukämie gelindert werden. Auch bei bösartigen Erkrankungen der Geschlechtsorgane und der Brust ist ein Edelopal der richtige Heilstein.

Der Boulderopal schützt die Gefäße vor Verkalkungen und Entzündungen sowie das Herz vor Schmerzen und Herzinfarkt. Der Stein lindert Krampfadern und Hämorrhoiden. Er stärkt das Herz-Kreislauf-System.

Der Schwarze Opal ist der Stein für das Immunsystem. Er fördert die Antikörperproduktion, wodurch Bakterien und Viren vom Körper effektiver bekämpft werden können, und schützt Blut, Organe und Zellen vor bösartigen Veränderungen und Tumoren. Außerdem beugt er Leberentzündungen (Hepatitis) vor.

Der Hyalith wirkt positiv auf den unteren Verdauungsbereich, also auf Magen, Dick- und Mastdarm sowie Darmausgang, Leber, Bauchspeicheldrüse und Gallenblase.

Wie wendet man den Opal an?

Opale gibt es als Schmucksteine, Perlen, Kugeln, Trommelsteine, Rohsteine, Handschmeichler, Anhänger und Cabochons. Ihre Wirkung auf den Körper und die Seele wird spürbar, wenn man einen Stein auf die entsprechende Körperstelle auflegt oder einen Schmuckstein trägt. Beim meditativen Betrachten zeigt der Opal mentale Wirkung.

Die Wirkung eines Opals wird spürbar, wenn man den Stein auf die entsprechende Körperstelle auflegt oder einen Schmuckstein trägt.

Opale sind sehr empfindliche Steine und dürfen unter keinen Umständen mit aggressiven Substanzen wie Parfüm, Make-up, Säuren, Seifen etc. in Berührung kommen.

Entladen werden sie regelmäßig unter fließendem lauwarmem Wasser, oder man legt sie über Nacht in einer Schale mit Wasser. Wichtig: Sie dürfen nie an die Sonne gelegt werden, dies würde die Steine austrocknen. Opale lädt man am besten in einer trockenen Schale mit Hämatit-Trommelsteinen oder in einer Bergkristallgruppe auf.

Peridot

Der Peridot – auch* Olivin *oder* Chrysolith *genannt – wird schon seit vielen Jahrtausenden als Heil- und Schmuckstein geschätzt. Der gelbgrüne durchsichtige Stein gehört auch zu den Heilsteinen in der Hildegard-Medizin.

Der Peridot wird schon seit vielen tausend Jahren als Schmuck- und Heilstein geschätzt.

Mit der Farbe der Olive

Seit Ende des Mittelalters bezeichnet man meist den gelbgrünen Chrysolith (vom griechischen *chrysos lithos* = »Goldstein«) mit dem französischen Synonym *Peridot*. Der Ursprung des Namens Peridot ist nicht eindeutig. Nach einer Meinung kommt er vom griechischen *peridona*, was soviel wie »gleichmäßige Energie« bedeutet. Andererseits scheint auch ein Zusammenhang mit dem arabischen *faridat* »Edelstein« durchaus als möglich.

Der Peridot wird seit vielen tausend Jahren als Schmuck- und Heilstein geschätzt. Überlieferungen beschreiben die Verwendung des Steins bereits 2000 Jahre vor Christus. In der Bibel steht, dass sich Moses mit einem Peridot auf dem Brustschild vor bösen Menschen schützte. Damals gab es Fundstätten auf Zebirget, einer Insel im Roten Meer. Sowohl bei den alten Griechen als auch bei den Römern galt der Peridot als wertvoller Schutz-, Heil- und Schmuckstein.

Der Peridot in der Hildegard-Medizin

»Der Chrysolith wächst unter dem Einfluss der Sonnenglut und der Luftfeuchtigkeit nachmittags um die neunte Tagesstunde. Er hat im Allgemeinen eine sozusagen belebende Kraft in sich. Daher würde das Junge von einem Schaf oder einem anderen Tier durch seine Kraft so gestärkt werden, dass es bereits vorzeitig beginnen würde, sich fortzubewegen, wenn der Stein bei der Geburt in der Nähe läge.« So beschreibt Hildegard von Bingen den Peridot, den sie noch als *Chrysolith* bezeichnet. Für Hildegard sehr wichtig war die Wirkung des Steins auf Herzbeschwerden. So empfiehlt sie bei Herzschmerzen, die ja vielleicht auch durch Stress und zu hoch geschraubte Anforderungen verursacht werden können, den Stein mit Olivenöl zu benetzen und mit dem öligen Stein über die schmerzende Stelle zu streichen.

Zur Festigung des erworbenen Wissens und gegen Traurigkeit empfiehlt Hildegard folgendes Rezept: »Der Stein festigt das Wissen des Menschen, der ihn bei sich trägt, sodass ein Mensch, der gute Kenntnisse und Kunstfertigkeiten hat, den Stein an sein Herz legen soll. Solange dieser dort liegt, werden Kenntnisse und Fähigkeiten nicht von ihm weichen. Denn der Chrysolith hat gewisse Kräfte von den sieben Stunden des Tages,

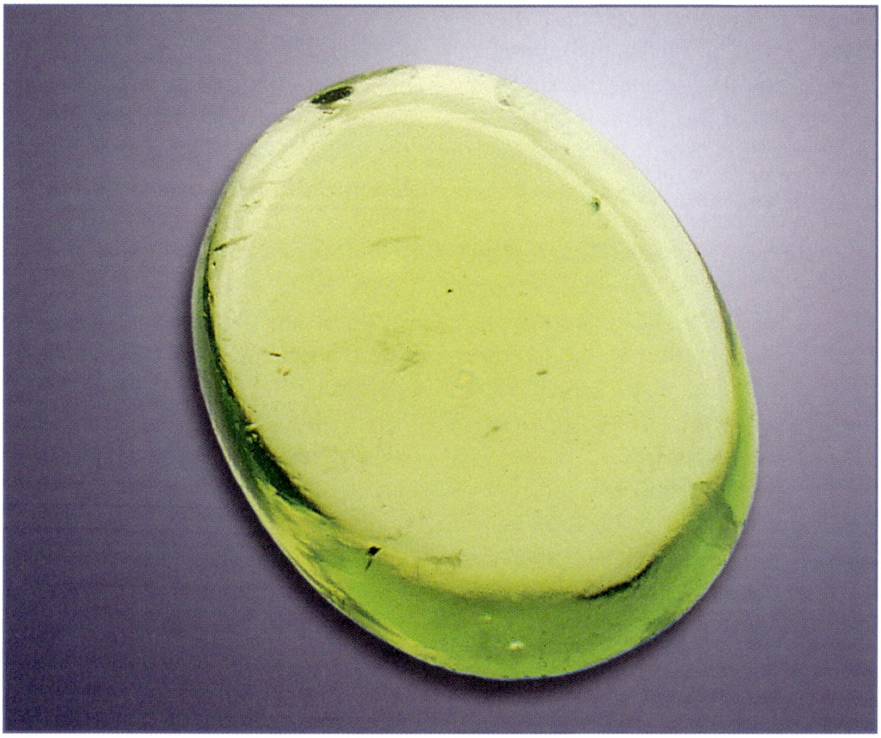

Peridot

Mineralklasse
Insel-Silikate

Kristallsystem
rhombisch

Chemische Formel
$(Mg, Fe)_2[SiO_4]$ + Al, Ca, Mn, Ni, Co, Cr, Ti

Härte
6,5 bis 7

Verwechslung
Epidot
Diopsid
Moldavit
Vesuvian
Turmalin

denn während dieser Stunden ist seine Mischung entstanden. Deswegen soll man ihn auf der Haut über das Herz legen, sodass der Leib des Menschen durch ihn erwärmt wird. Dann vertreibt er die schlechten Säfte, die das Herz des Menschen traurig machen, und er reinigt es.«

Vorkommen, Entstehung und Erscheinungssystem

Der Peridot bildet sich aus ultrabasischer Lava. Er reichert sich in Tiefengesteinen an und wird manchmal bei Vulkanausbrüchen an die Erdoberfläche geschleudert. Für die Edelsteinmedizin im Mittelalter spielt vor allem der Peridot aus der Eifel – eine Region, in der viele Vulkane aktiv waren – eine große Rolle.

Heute findet man zum Schliff geeigneten Peridot nur in Norwegen, Ägypten, Pakistan, Birma, China und in den USA (Arizona).

Heilwirkung

SEELE: Verleiht seinem Träger eine positive Lebenseinstellung; Melancholie und Depressionen verschwinden. Gefühlskälte, Neid und Egoismus vermag der Peridot in positive Gefühle umzuwandeln.

GEIST: Der Peridot stärkt die Lernfähigkeit und unterstützt den Träger, sein Leben selbst in die Hand zu nehmen.

KÖRPER: Bereits die unterschiedlichen Überlieferungen deuten darauf hin, dass der Peridot die Organe im Brust-

Größere Trommelsteine oder gar Handschmeichler sind sehr selten und wertvoll.

Ungeknotete Peridotketten, bei denen die einzelnen Kugeln sich berühren, verstärken die Kraft des Peridots als Heilstein erheblich.

bereich – vor allem Herz und Thymusdrüse – vor Erkrankungen bewahrt. Über die Stärkung der Thymusdrüse unterstützt er das Immunsystem; dadurch wiederum übt der Stein natürlich auch einen positiven Effekt auf alle anderen Organe aus.

Ein weiteres wichtiges Einsatzgebiet für den Peridot ist die Haut. Er sorgt dafür, dass die Haut besser mit Feuchtigkeit versorgt wird und damit länger ihre Spannkraft behält. Akne und Pickel verschwinden, wenn man eine Peridotkette trägt.

Durch seinen positiven Einfluss auf das Immunsystem und die Haut heilen Herpesbläschen schneller ab. Aber auch bei anderen durch Viren oder Bakterien verursachten Hauterkrankungen wird der Heilungsprozess beschleunigt. Schließlich stimuliert er auch die Tätigkeit von Leber und Galle und fördert auf diese Weise die Entgiftung des gesamten Organismus.

Wie wendet man den Peridot an?

Den Stein gibt es als Rohstein und als kleine Trommelsteine. Auch Peridotketten sind beliebt. Damit er seine Wirkung entfalten kann, sollte er direkt am Körper getragen werden.

Der Peridot sollte regelmäßig unter fließendem lauwarmem Wasser entladen werden. Ketten werden einmal im Monat in einer trockenen Schale mit Hämatit-Trommelsteinen entladen.

Wichtig ist, dass der Peridot regelmäßig an der Sonne oder in einer Bergkristallgruppe aufgeladen wird.

Perlen

Perlen gehörten schon in der Antike zu den wertvollsten Schmuckstücken vieler gekrönter und ungekrönter Häupter. Sie symbolisieren deshalb häufig die wechselvolle und zum Teil auch tragische Geschichte vieler Fürstenhäuser.

Perlen bedeuten Tränen

Besonders schöne Perlen wurden immer schon und überall zu wertvollem Schmuck gefasst oder durchbohrt an Schnüren zu Ketten aufgereiht. Die wohl älteste noch erhaltene Perlenkette der Welt kann man im Ägyptischen Museum in Kairo bewundern. Sie gehörte einstmals der persischen Königin Archemenide (2300 v. Chr.). Zu prachtvollen Schmuckstücken verarbeitete Perlen fand man auch als Grabbeigaben sowohl bei ägyptischen Mumien als auch in Mittel- und Südamerika in toltekischen und aztekischen Fürstengräbern.

Wegen ihres manchmal tropfenförmigen Aussehens hat man im Lauf der Geschichte Perlen häufig mit Tränen assoziiert, insbesondere wenn sie den Schmuck tragischer Herrschergestalten zierten. So hat man beispielsweise das persönliche Schicksal der unglücklichen Königin Maria Stuart direkt mit einem kostbaren Perlenschmuck in Verbindung gebracht, den diese von Katharina von Medici anläßlich ihrer Hochzeit mit dem französischen König Franz II. geschenkt bekam. Der prachtvolle Halsschmuck, der aus sechs Ketten mit je 25 tropfenförmigen Perlen bestand, hat ihr – so sagt man – nur Unglück gebracht, denn Perlen bedeuten Tränen und Tränen verheißen schweres Unglück und Tod. Und so hat die junge Königin bereits in der Stunde ihres höchsten Glücks das Symbol für ihr tragisches Schicksal um den Hals getragen: Maria wurde schon nach wenigen Monaten Witwe und ihr noch junges Leben endete bekanntlich auf Veranlassung ihrer Widersacherin, der englischen Königin Elisabeth I., auf dem Schafott. Die Perlen dieser Ketten existieren übrigens immer noch: Die Tatsache, dass sie heute unter dem Namen *Hannoversche Perlen* bekannt sind, weist auf die engen Verwandtschaftsbeziehungen europäischer Fürstenfamilien hin, im speziellen Fall auf die vielfältigen persönlichen Verflechtungen der englischen Krone mit dem Herrscherhaus des ehemaligen Kurfürstentums Hannover, das lange Zeit in Personalunion mit London regiert wurde.

Perlen gibt es in verschiedenen Formen und Farben. Je gleichmäßiger Form und Farbe sind, desto wertvoller ist die Perle.

Perlen in der Hildegard-Medizin

Hildegard von Bingen erwähnt in ihrer Heilsteinlehre zwar die Perlen, weist ihnen allerdings keine bedeutende und daher erwähnenswerte Heilwirkung zu.

Perlen

Mineralklasse
Carbonate

Chemische Formel
$CaCO_3$

Härte
3 bis 4

Verwechslung
Zuchtperlen

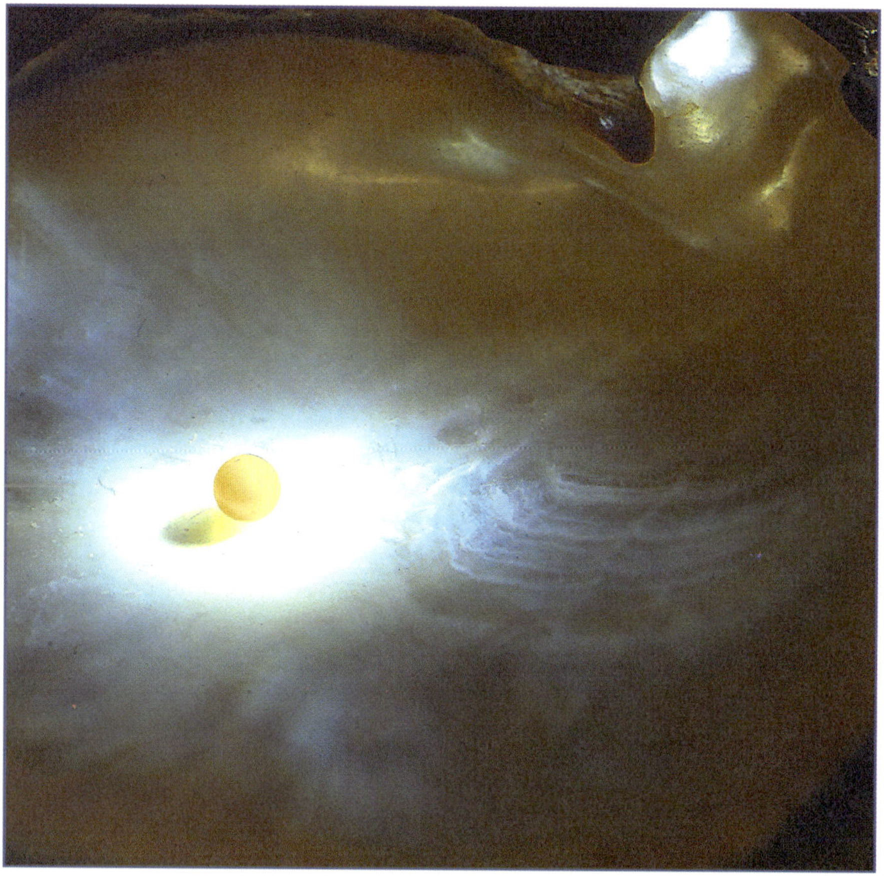

Der Glanz einer Perle wird durch die Temperatur, ihre Farbe und durch die Zusammensetzung des Meereswassers bestimmt.

Vorkommen, Entstehung und Erscheinungssystem

Perlen bilden sich hauptsächlich in Austern: Gelangt ein Fremdkörper, der kleiner als ein Sandkörnchen sein kann, in die Schale, dann beginnen die Zellen auf der Außenseite des weichen Körpers Substanzen zu produzieren, die immer wieder neue Schichten um den Fremdkörper formen.

Die Perlen setzen sich aus Kalk (95–96%), organischen Substanzen (1%) und Wasser (3–4%) zusammen. Deshalb können Perlen auch austrocknen; dabei werden sie zuerst matt, später rissig und brüchig.

Der Glanz einer Perle wird durch die Temperatur, ihre Farbe und durch die Zusammensetzung des Meerwassers bestimmt. So kommen rosa Perlen meist aus Sri Lanka, cremefarbene aus dem Persischen Golf. Im Golf von Mexiko gibt es sogar braune und schwarze Perlen. Heute werden Perlen auch gezüchtet, die Japaner sind in dieser Kunst wahre Weltmeister. Im Handel müssen Zuchtperlen als solche gekennzeichnet sein.

Heilwirkung

SEELE: In der Edelsteintherapie bedeuten Perlen keine Tränen. Ganz im

Gegenteil: Perlen geben ihrem Träger das Gefühl der Zufriedenheit. Sensible Menschen werden durch eine Perlenkette angeblich vor drohendem Unglück gewarnt und vor Depressionen geschützt.

GEIST: Sie steigern die Selbstsicherheit und unterstützen den Träger dabei, seinen Körper so zu akzeptieren wie er ist.

KÖRPER: Perlen fördern die Verdauung, stimulieren den Magen-Darm-Trakt und schützen Magen, Milz und Darm vor Entzündungen. Auch chronische Kopfschmerzen und Migräne können durch Perlen gelindert oder sogar ganz zum Verschwinden gebracht werden. Ebenso gegen Allergien sind Perlen sehr wirksam.

Wie wendet man Perlen an?

Perlen sollen immer direkt auf der Haut getragen werden, da sie sonst ihren wunderschönen Glanz verlieren. Keinesfalls dürfen sie mit Parfüm und Make-up in Berührung kommen. Man sollte seine Perlen, wenn man sie nicht trägt, niemals im Dunkeln aufbewahren.

Perlen werden entladen, indem man sie über Nacht in Meersalzwasser legt. Aufgeladen werden sie über Nacht in einer Muschel.

Am längsten bleibt der Glanz der Perlen erhalten, wenn sie direkt auf der Haut getragen werden.

Prasem

Während der Prasem in der Antike und im Mittelalter als Schutz- und Heilstein noch eine relativ große Bedeutung hatte, spielt er in der modernen Edelsteintherapie eine nur noch untergeordnete Rolle.

Der Prasem bildet Kristalle, die häufig einen fließenden Übergang von Prisma zur Spitze aufweisen.

Der Stein des Apollo

Als Schmuckstein war der Prasem in der Antike eher ungebräuchlich. Man schätzte ihn damals mehr als Heil- und Schutzstein. So soll beim Bau des Apollo-Tempels im griechischen Delphi nahezu ausschließlich reiner Prasem verwendet worden sein. Die Steine sollten den Tempelpriesterinnen innere Ruhe verleihen und dadurch für ein gerechtes Urteil (»Orakel von Delphi«) sorgen. Auch bei Plinius ist der Prasem als *prasius* (»lauchgrün«) erwähnt.

Der Prasem in der Hildegard-Medizin

»Der Pras-Opal wächst, wenn die Sonne ihre Strahlen gegen Abend von der Erdoberfläche abzieht und wenn bereits der Tau fällt. Allmählich scheint dann die Sonne auf das Felsgestein des oben genannten Berges und lässt ihn stark erglühen. So entsteht dort der Pras-Opal aus der Glut der Sonne, der Feuchtigkeit der Luft und des Wassers von der Frische des Taus.« So beschreibt Hildegard von Bingen die Entstehung des Prasem.

Sie empfiehlt den Stein vor allem gegen Fieber, das sich durch gerötete Hautbereiche bemerkbar macht. Damit könnte sie solches Fieber gemeint haben, das beispielsweise bei Sonnenbrand oder Infektionserkrankungen (Scharlach, Windpocken etc.) auftritt. Sie rät, den Prasem in ein wenig Roggenbrotteig zu wickeln. Um den Teig sollte man ein Tuch binden und den so eingewickelten Stein drei Tage und Nächte auf den Nabel legen.

Auch bei kleineren Verletzungen, verursacht beispielsweise durch einen Sturz, leistet der Prasem gute Dienste. Dazu verwendet man gut gelagertes Schweinefett, das man mit gleichen Teilen Salbei und Rainfarnkraut vermischt. Die Mischung lässt man an der Sonne weich und warm werden und legt sie zusammen mit dem Stein auf die schmerzende Stelle.

Vorkommen, Entstehung und Erscheinungssystem

Der lauchgrüne Prasem gehört zu den Chalcedonen. Er entsteht durch die Metamorphose mineralhaltiger (vor allem quarzhaltiger) Gesteine. Seine lauchgrüne Farbe verdankt er sehr feinen nadelförmigen Einschlüssen verschiedener Magnesium-Eisen-Silikate (z. B. Aktinolith).

Die wichtigsten Fundstellen sind auf der griechischen Kykladeninsel Serifos, in Südafrika und Australien.

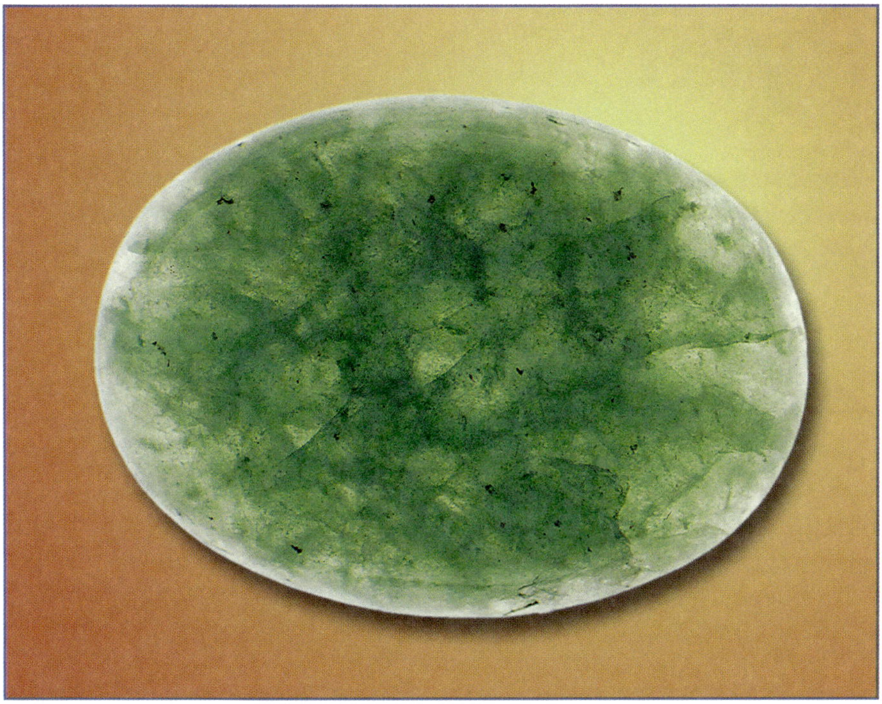

Prasem

Mineralklasse

Oxide, Quarz-Gruppe

Kristallsystem

trigonal

Chemische Formel

$SiO_2 + Ca_2(Mg, Fe)_5[(OH, F)/Si_4O_{11}]_2$

Härte

7

Verwechslung

Quarz (chlorithaltig)
grüner Chalcedon

Heilwirkung

SEELE: Kühlt aufgeheizte Gemüter, beruhigt zornige und wütende Menschen und verschafft außerdem jenen, die eine große Verantwortung tragen, mehr Ausgleich.

GEIST: Unterstützt seinen Träger, auch bei starken Gefühlsausbrüchen nicht die Selbstkontrolle zu verlieren.

KÖRPER: Seinen beruhigenden Einfluss zeigt der Prasem auch auf das Herz. Er reguliert den Blutdruck und den Herzschlag. Nervliche Anspannungen, die sich auf das Herz niederschlagen, werden durch den Stein gelöst.

Wie bereits Hildegard von Bingen erkannte, beschleunigt der Stein auch die Wundheilung nach Verbrennungen, Prellungen und anderen Verletzungen. Blutergüsse werden schneller abgebaut. Außerdem wirkt er fiebersenkend.

Wie wendet man den Prasem an?

Den Prasem bekommt man als Trommelstein, Scheibe oder Anhänger. Er gehört zu den Steinen, deren Wirkung sich erst allmählich und nach längerem Tragen entfaltet.

Bei Fieber legt man den Stein auf den Nabel, bei Verletzungen etc. direkt auf die betroffene Stelle.

Der Prasem muss wöchentlich unter lauwarmem Wasser gereinigt und entladen werden. Aufgeladen wird er, wenn man ihn lange Zeit in die Sonne oder in eine Bergkristallgruppe legt. Ketten neutralisiert man am besten, wenn man sie in eine trockene Schale mit Hämatit-Trommelsteinen gibt.

Der Prasem schützt auch das Auge vor Erkrankungen wie Star oder Kurzsichtigkeit.

Pyrit

Wegen seines goldähnlichen, glänzenden Aussehens ist der Pyrit auch heute noch als Schmuckstein sehr beliebt. Aber auch in der Edelsteintherapie spielt er seit jeher eine wichtige Rolle.

Die schönsten und reinsten Pyritstücke stammen von der Insel Elba sowie aus Spanien und Peru.

Das Katzengold

Seinen Namen hat der Pyrit aus dem Griechischen (*pyros* = »Feuer«), wo *Pyrit* soviel wie »Feuerstein« bedeutet. Diesen Namen verdankt er seiner Eigenschaft, beim Aneinanderschlagen heiße, helle Funken zu sprühen. Bereits in der Steinzeit wurde der Pyrit zum Feuerentfachen benutzt. Deshalb galt er, wie alles was mit Feuer zu tun hatte, auch als magischer Stein.

Seine oberflächliche Ähnlichkeit mit Gold trug dem Stein den Beinamen *Katzengold* ein. Von der Antike bis ins Mittelalter glaubte man sogar, dass man mithilfe des Pyrits Gold herstellen könnte. In der Antike wurde der Stein sehr geschätzt, zum einen, weil man ihn als Vorform von Gold betrachtete und zum anderen wegen seiner Heilkräfte. Die Ärzte des späten Mittelalters fanden heraus, dass der Pyrit die Körpersäfte, vor allem Blut und Lymphe, positiv beeinflusst und reguliert – eine wichtige Eigenschaft, die auch in der modernen Edelsteintherapie genutzt wird.

Vorkommen, Entstehung und Erscheinungssystem

Beim Pyrit handelt es sich um eine Eisen-Schwefel-Verbindung. An die Umwelt stellt der Stein bei seiner Bildung keine großen Ansprüche; allerdings muss eine Voraussetzung gegeben sein: Der Pyrit kann sich nur bilden, wenn Eisen bzw. Eisenverbindungen und Schwefel bzw. Schwefelwasserstoff unter Sauerstoffausschluss aufeinander treffen. Der Sauerstoff in der Luft ist auch der Grund, warum der Pyrit im Laufe der Zeit »altert« und zerbricht.

Große Pyritvorkommen findet man in Schweden, Mexiko, Australien und in den USA.

Heilwirkung

SEELE: Löst seelische Blockaden und Ängste, baut Depressionen und Frustrationen ab.

GEIST: Hilft dem Träger, sich selbst zu erkennen.

KÖRPER: Beschleunigt den Heilungsprozess, steuert und reguliert die Körpersäfte und lindert so Verdauungsprobleme, deren Ursache im oberen Darmtrakt liegen; stimuliert das Muskel- und Nervengewebe. Außerdem befreit der Pyrit die Atemwege von Entzündungen; somit ist er ein potenter Heilstein bei Erkältungskrankheiten bis hin zur Lungenentzündung.

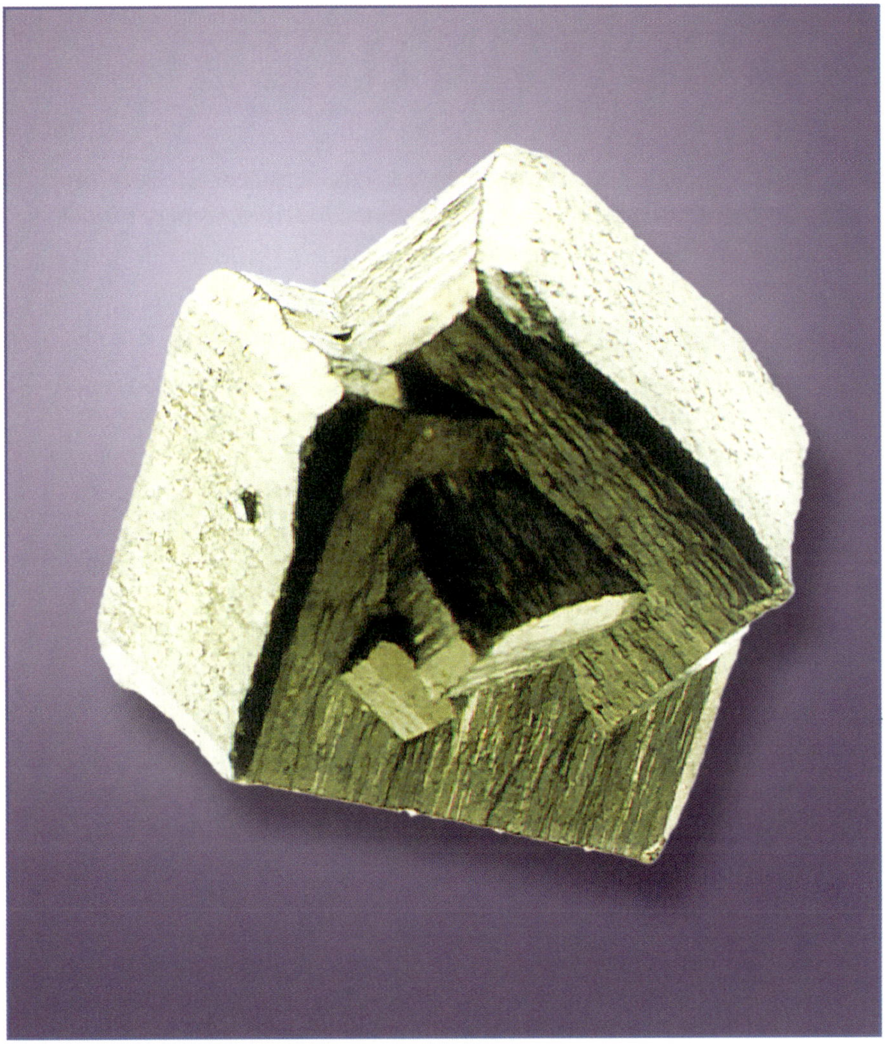

Pyrit

Mineralklasse
Sulfide

Kristallsystem
kubisch

Chemische Formel
FeS_2 + Co, Ni, Sb + (Cu, Au, Ag, Zn)

Härte
6 bis 6,5

Verwechslung
Markasit
Chalkopyrit

Wie wendet man den Pyrit an?

Pyrit gibt es als Kristall, Rohstein, Trommelstein, Handschmeichler, als Kugel, Pyramide, Anhänger und Kette. Um in den Genuss der positiven Wirkung des Steins auf Geist und Seele zu kommen, sollte man beispielsweise einen Rohstein, eine Pyramide oder eine Kugel im Raum aufstellen und meditativ betrachten. Bei körperlichen Problemen wird der Pyrit auf die entsprechende Körperstelle aufgelegt, doch stets nur kurz, da sich bei längerem Hautkontakt vor allem in Verbindung mit Schweiß schwarzes Eisensulfid bildet, das Allergien auslösen kann.

Der Pyrit darf keinesfalls mit Wasser, sondern nur mit trockenem Meersalz gereinigt werden. Dabei wird er gleichzeitig ent- und wieder aufgeladen. Der Stein braucht die Sonne, um seinen vollen Glanz zu entfalten.

Ganz besonders empfiehlt sich der Pyrit gegen Prüfungs- und Kommunikationsangst.

Rauchquarz

Rauchquarz zählt zu den bekanntesten Schmuck- und Heilsteinen. Sehr dunkler Rauchquarz, der so genannte Morion, besitzt eine besonders starke Heilwirkung.

Der erwachsene Bergkristall

Bereits seit der Antike hat der Rauchquarz einen Ruf als potenter Schutzstein. Angeblich warnte er Soldaten bei Feldzügen vor drohenden Gefahren, indem er sich dunkel verfärbte. Die alten Griechen waren davon überzeugt, dass es sich beim Rauchquarz um den »erwachsenen« Bergkristall handelt. Im alten Rom war der Rauchquarz wegen seiner dunklen Farbe der Stein der Trauer, die man mit seiner Hilfe besser überwinden konnte. Er sollte den Trauernden wieder Mut machen und ihnen neuen Lebenswillen schenken.

Menschen, die sich mit Selbstmordgedanken plagen, weil sie mit ihrem Leben nicht zurechtkommen, sollten immer eine Rauchquarzkette tragen.

Bei den arabischen Völkern wurde der Rauchquarz als Stein der Treue und der Freundschaft verehrt.

Vorkommen, Entstehung und Erscheinungssystem

Der Rauchquarz entsteht im Rahmen der Bildung von Pegmatiten sowie hydrothermisch unter dem Einfluss von radioaktiver Strahlung aus dem Umgebungsgestein. Auch für die dunkle Färbung des Steins ist Radioaktivität verantwortlich. Schwarzbraunen Rauchquarz nennt man *Morion*.

Rauchquarz gibt es weltweit. Besonders schöne Kristalle findet man in Brasilien, Australien sowie in den USA und in Europa in den Alpen.

Heilwirkung

SEELE: Verleiht trauernden Menschen wieder Lebenslust und vertreibt Depression und Niedergeschlagenheit; wirkt entspannend und lässt den Träger Stress und Hektik des Alltags vergessen. Deswegen wird der Rauchquarz oft auch als »Anti-Stress-Stein« bezeichnet. Auch kann man mit seiner Hilfe einen Schutzschild aufbauen und so die Widerstandskraft gegen Stress verstärken.

GEIST: Erhöht die Konzentrationsfähigkeit und unterstützt seinen Träger, zwischen Emotionen und Gedanken zu unterscheiden.

KÖRPER: Als Kristall stärkt der Rauchquarz das Muskelsystem und schützt das Herz sowie den Magen vor Erkrankungen. Er beugt Krankheiten von Gelenken, Knorpel, Sehnen und Bindegewebe vor und schützt vor Muskeldystrophie. Aufgrund seiner entspannenden Wirkung lindert der Rauchquarz Schmerzen und löst Verkrampfungen – eine Eigenschaft, die vor allem Menschen mit Rückenbeschwerden zugute kommt. Der Stein

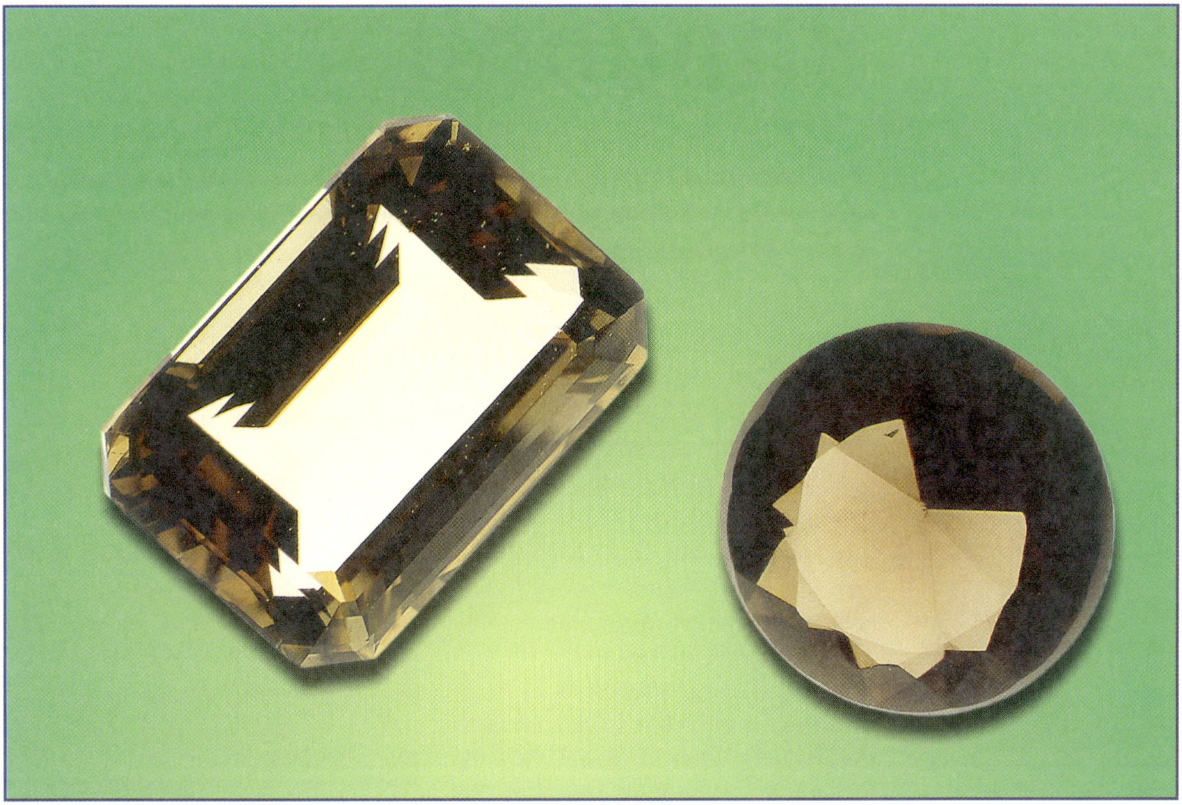

verhindert übermäßige Fettablagerungen und bewahrt so vor einer Zellulitis. Der Morion schützt Nieren, Nebennieren und Bauchspeicheldrüse. Er wirkt entschlackend (Morionwasser) und unterstützt die Nieren bei ihrer Arbeit.

Morion, aber auch der »normale« Rauchquarz gelten als Fruchtbarkeitssteine.

Wie wendet man den Rauchquarz an?

Rauchquarz gibt es als Kristall, Trommelstein, Handschmeichler, Kette, Kugel, Pyramide, Obelisk und Anhänger. Donuts sind selten. Rauchquarz entfaltet seine Wirkung am besten, wenn man ihn über längere Zeit trägt. Bei akuten körperlichen Beschwerden kann er direkt auf die betroffenen Körperstellen gelegt werden.

Um sich zu entspannen, hält man in jeder Hand einen großen Trommelstein oder Kristall. Für das Steinwasser legt man einen Trommelstein über Nacht in ein Glas mit Wasser, das man am nächsten Tag trinkt.

Rauchquarz sollte ein- bis zweimal pro Monat unter fließendem lauwarmem Wasser gereinigt und ebenfalls ein- bis zweimal im Monat in einer trockenen Schale mit Hämatit-Trommelsteinen entladen werden.

In einer Rauchquarz- oder Bergkristallgruppe lädt er sich über Nacht wieder auf.

Rauchquarz

Mineralklasse
Oxide, Quarz-Gruppe

Kristallsystem
trigonal

Chemische Formel
SiO_2 + (Al, Li, Na)

Härte
7

Verwechslung
Rauchobsidian
Andalusit
Feldspat
Turmalin
Vesuvian

Rhodonit

Der Rhodonit ist ein rosafarbener bis dunkelroter Stein mit dunklen oder schwarzen Einlagerungen, die wie feine Äderchen aussehen. In der Edelsteintherapie wird er meist zur Wundheilung eingesetzt.

Der Rhodonit wird häufig als Schmuck- und Ornamentstein sowie im Kunstgewerbe verwendet.

Der Rhodonit fördert die Fruchtbarkeit von Mann und Frau.

Der Stein der Wanderer

Seinen Namen bekam der Rhodonit 1819 aufgrund seiner rosa Farbe. Das griechische Wort *rhodon* bedeutet soviel wie »Rose« oder »rosig«. Man kennt den Stein auch als *Mangankiesel* oder *Kieselmangan*.

Der Stein wird bereits in antiken Schriften aus Rom und Griechenland erwähnt. In Rom trugen Reisende häufig einen Rhodonit bei sich; sie waren davon überzeugt, dass der *Stein der Wanderer* sie auf Reisen beschützt: Bei drohender Gefahr beschleunigt der Stein angeblich den Herzschlag seines Trägers.

Im zaristischen Russland war Rhodonit als Werkstoff für Kunsthandwerke und Wandverkleidungen sehr beliebt. Rhodonittafeln zieren heute eine Moskauer Metrostation.

Als Heilstein ist der Rhodonit erst in der modernen Edelsteintherapie bekannt geworden.

Vorkommen, Entstehung und Erscheinungssystem

Der Rhodonit bildet sich hauptsächlich durch Regionalmetamorphose in Manganerzlagerstätten. Das Mangan ist auch für die rosa Farbe des Steins verantwortlich. Die schwarzen Einlagerungen entstehen aus Manganoxid, in das der Stein sich durch Verwitterung verwandelt.

Die wichtigsten Vorkommen findet man in Südafrika, Australien, China, Mexiko, im Ural und in den USA. Oftmals bergen die Fundstätten sehr große Mengen an Rhodonit.

Heilwirkung

SEELE: Lindert die menschlichen Urängste und heilt seelische Wunden, indem er seinem Träger Kraft gibt, um durch Wut, Groll, Ärger, Trauer oder Enttäuschung verursachte seelische Schmerzen verarbeiten zu können. Der Stein erleichtert es, Verständnis auch für andere Menschen zu haben, und er hilft uns zu verzeihen – auch uns selbst.

GEIST: Hilft, auch in dramatischen Situationen der Bedrohung, Gefahr etc. einen kühlen Kopf zu bewahren und zeigt Wege aus scheinbar aussichtslosen Situationen.

KÖRPER: Der Rhodonit ist der »Erste-Hilfe-Stein«: Er bewahrt nicht nur vor Unfall, sondern beschleunigt bei Verletzungen die Wundheilung, indem er

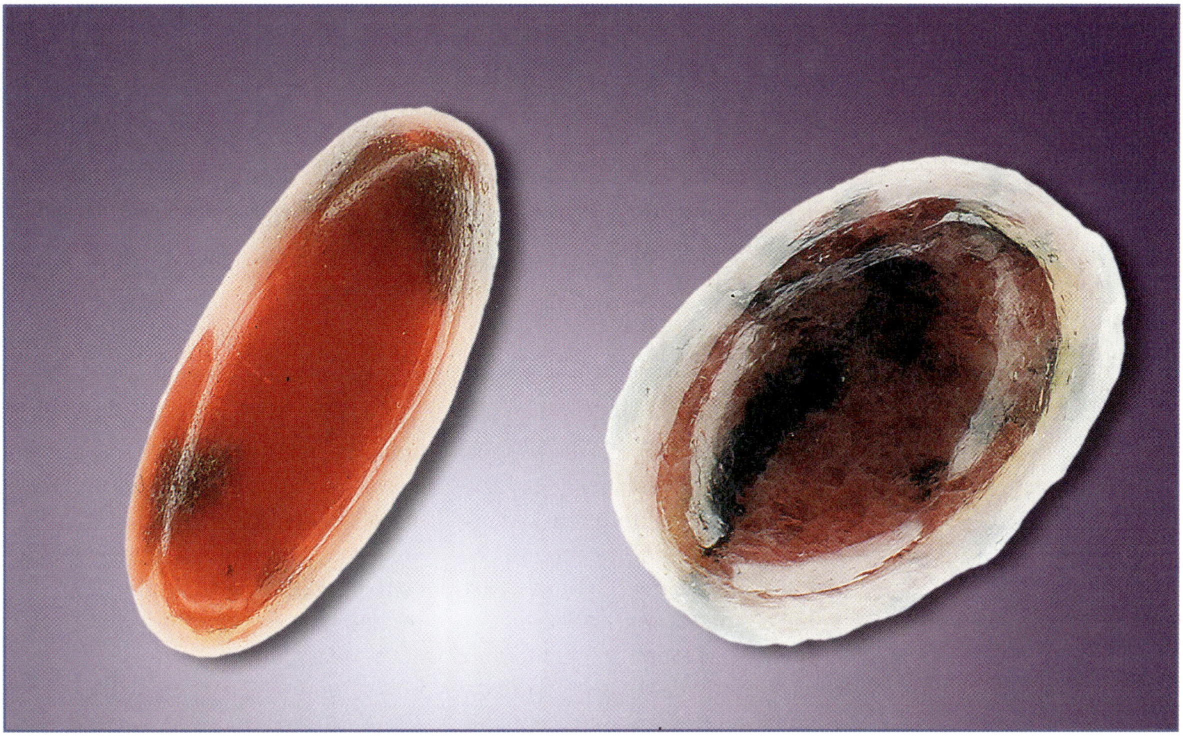

das Gewebe regeneriert; dabei verhindert er auch eine übermäßige Narbenbildung. Vor allem Brandwunden und offene Verletzungen heilen mit Hilfe von Rhodonit schneller; kleinere Verletzungen, beispielsweise Schnitte, heilen sogar innerhalb weniger Minuten zu. Eiter und Gift, z. B. bei Insektenstichen, zieht der Rhodonit aus dem Gewebe.

Auf Herz und Kreislauf übt er eine stärkende Wirkung aus. Er festigt auch die Knochen und verhindert, dass sie spröde werden.

Auch auf Lunge und Atemwege hat der Rhodonit Einfluss: Durch regelmäßiges Tragen schützt er vor Asthma.

Er stärkt das Immunsystem und verhindert auf diese Weise, dass Allergien entstehen können. Schließlich beugt er Schwerhörigkeit vor.

Wie wendet man den Rhodonit an?

Rhodonit gibt es poliert zum Auflegen und als Handschmeichler. Geschliffen wird der Stein zu Anhängern, Donuts etc. verarbeitet. Bei seelischen Wunden sollte man den Rhodonit im Herzbereich tragen; auch die tägliche Meditation in einem Steinkreis hilft. Bei Schulangst sollte man Kindern einen Rhodonit mitgeben. Kleinere Wunden behandelt man durch Aufdrücken des angefeuchteten Steins über einige Minuten. Bei größeren Verletzungen verhindern einige Tropfen der Edelsteinessenz Schock und Trauma.

Der Stein sollte zweimal im Monat unter fließendem lauwarmem Wasser ent- und in der Sonne über einige Stunden wieder aufgeladen werden.

Rhodonit

Mineralklasse

Ketten-Silikat

Kristallsystem

triklin

Chemische Formel

$CaMn_4[Si5O15]$ + Al, Ca, Fe, Li, Na, K

Härte

5,5 bis 6,5

Verwechslung

Rhodochrosit
Thulit
Jaspis

Rosenquarz

Der Rosenquarz zählt zu den bekanntesten und häufigsten Schmuck- bzw. Heilsteinen. Er ist in allen nur erdenklichen Formen erhältlich.

Seit dem Mittelalter verwendet man den Rosenquarz als magischen Stein für Liebeszauber.

Der Stein der Liebe

In der römischen und griechischen Mythologie brachte der Liebesgott Amor bzw. Eros den Rosenquarz persönlich auf die Erde. Der Stein symbolisiert die Urkraft der Liebe, die die Götter den Menschen in Form des Rosenquarzes schenken wollten. Von daher galt der Rosenquarz über viele Jahrhunderte hindurch als Fruchtbarkeitsstein. Als Heilstein wurde er bei Herzbeschwerden und Frauenleiden herangezogen.

Der Name Rosenquarz, der sich auf die Farbe des Steins bezieht, ist seit etwa 1800 gebräuchlich. Vorher wurde der Stein als *Gemeiner Quarz* bezeichnet oder dem Milchquarz zugeordnet.

Vorkommen, Entstehung und Erscheinungssystem

Rosenquarz entsteht primär in jungen Pegmatiten. Meist erscheint der Stein als derbe Masse, sehr selten als Kristall. Seine Farbe bekommt er durch Mangan und feinste Eisen-Rutil-Nädelchen. Liegen diese konzentrisch günstig, so kann sich beim Schleifen ein sogenannter Asterismus (sechsstrahliger Stern) ergeben.

Die wichtigsten Vorkommen für Rosenquarz liegen in Brasilien, Namibia und Madagaskar.

Heilwirkung

SEELE: Lindert Depressionen und fördert bei seinem Träger Einfühlungsvermögen, Empfindsamkeit und Hilfsbereitschaft. Liebesfähigkeit und romantische Empfindsamkeit verstärken sich unter dem Einfluss des Rosenquarzes. Er besänftigt, macht aber nicht nachgiebig.

GEIST: Befreit vor unnötigen und überflüssigen Sorgen.

KÖRPER: Der Schwerpunkt des Rosenquarzes ist der positive Effekt auf Herz, Blut und Kreislauf. Er lindert Herzerkrankungen und sorgt dafür, dass das Herz ausreichend mit Sauerstoff versorgt wird. Der Stein schützt vor Herzinfarkt und beugt Thrombosen vor.

Er übt auch eine schützende Wirkung auf die Geschlechtsorgane aus, steigert deren Durchblutung und erhöht auf diese Weise die Fruchtbarkeit.

Ein wichtiges Einsatzgebiet für den Rosenquarz ist die Abwehr schädlicher Strahlen. So schützt er vor Computerstrahlen und verhindert so bei Menschen, die viel am Bildschirm arbeiten, müde Augen und Kopfschmerzen. Negative Erd- und Wasserstrahlen werden neutralisiert, wenn man

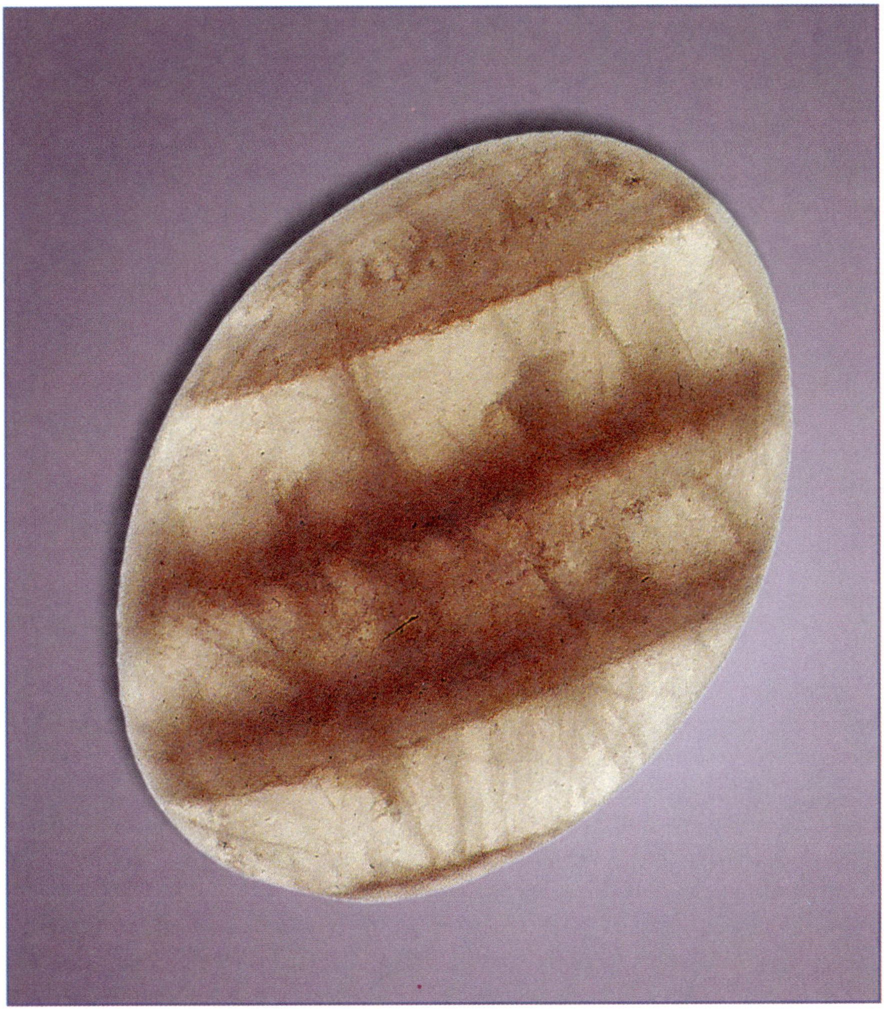

Rosenquarz

Mineralklasse

Oxide, Quarz-Gruppe

Kristallsystem

trigonal

Chemische Formel

SiO_2 + Na, Al, Fe, Ti + (Ca, Mg, Mn)

Härte

7

Verwechslung

Rosa Chalcedon

den Rosenquarz neben das Bett stellt. Ein Stein unter dem Kopfkissen beseitigt Schlafstörungen.

Wie wendet man den Rosenquarz an?

Rosenquarz gibt es poliert zum Auflegen und als Handschmeichler. Geschliffene Steine werden zu Anhängern, Donuts etc. verarbeitet. Rohe Steine eignen sich zum Aufstellen, um schädliche (Computer-)Strahlung abzuwehren. Gegen Herzbeschwerden und auch zur seelischen Stärkung sollte man den Rosenquarz über lange Zeit am Körper tragen.

Der Stein muss einmal in der Woche unter fließendem lauwarmem Wasser gereinigt und entladen werden. Alternativ kann er auch in einer trockenen Schale mit Hämatit-Trommelsteinen entladen werden. Aufgeladen wird der Stein über Nacht in einer Amethystdruse oder in einer Bergkristallgruppe.

Bei manchen Steinen wird nach dem Schleifen ein Stern sichtbar, der aus feinsten Nädelchen aus Eisen und Rutil gebildet wird. Man nennt diesen Effekt *Asterismus*.

Rubin

Rubine gehören seit Menschengedenken zu den wertvollsten und meistgeschätzten Edelsteinen. Nach dem Diamant ist der Rubin das härteste Mineral.

Große Rubine sind deutlich teurer als Diamanten.

Der Rubin besitzt als Heilstein in vielen Kulturen eine sehr alte Tradition.

Die Mutter der Edelsteine

Bei den Indern ist der Rubin der meistgeschätzte Edelstein. Er hat dort 15 verschiedene Namen, beispielsweise *König der Edelsteine* und *Der Sonne geweihter Edelstein*. Man übertrug sogar das in Indien geltende Kastensystem auf den Stein: So ist z. B. der rote Rubin ein Brahmane und männlich. Interessant ist auch, dass in Indien das Schleifen darauf ausgerichtet war, die Farbe des Steins zu betonen. Der Stein sollte durch das Schleifen so wenig wie möglich Gewicht verlieren, weshalb man sehr vorsichtig arbeitete. Schließlich spiegelte sich im Gewicht der Edelsteine der Reichtum des Herrschers wider.

Die alten Griechen bezeichneten den Stein wegen seiner Schönheit und seines seltenen Vorkommens auch als *Mutter aller Edelsteine*. So ist bei Aristoteles folgendes nachlesen: »Einer ist rot wie das reinste Blut und heißt rubinus. Dieser ist der beste von allen.« Der Rubin soll als zum Stein gewordene göttliche Liebesenergie Eros (sinnliche Energie) mit Agape (geistige Liebe) vereinen.

Im alten Rom nannte man den Rubin die *Blume unter den Steinen*. Der sagenumwobenen Heilige Gral, in dem sich einige Blutstropfen Christi befanden, soll aus Karfunkel, also Rubin oder Granat, gewesen sein.

Im Mittelalter galt der Rubin als bewährter Zauberstein gegen die Pest: Wurde der Stein dunkler, so reiste sein Besitzer schnell in eine andere Gegend, um so der Seuche zu entkommen. Wurde der Stein wieder heller, konnte man beruhigt wieder zurückkehren.

Der Name des Steins leitet sich vom lateinischen *ruber* »rot« ab.

Vorkommen, Entstehung und Erscheinungssystem

Der Rubin gehört zur Familie der Korunde. Er entsteht liquidmagmatisch in aluminiumreichen Gesteinen wie Granit oder Symit. Auch bildet er sich bei der Metamorphose ähnlicher Gesteine zu Gneisen, kristallinen Schiefern oder Marmor. Die rote Farbe verdankt er Chrom-Einlagerungen. Feine Rutil-Nädelchen, die sternförmig im Stein angeordnet sind, führen beim Schleifen zum sogenannten Asterismus; man spricht dann von einem *Sternrubin*.

Meist werden nur kleine Rubine gefunden; große, hochkarätige Steine sind teurer als Diamant. Edelsteineinkäufer nahmen früher für Rubine die schlimmsten Gefahren auf sich.

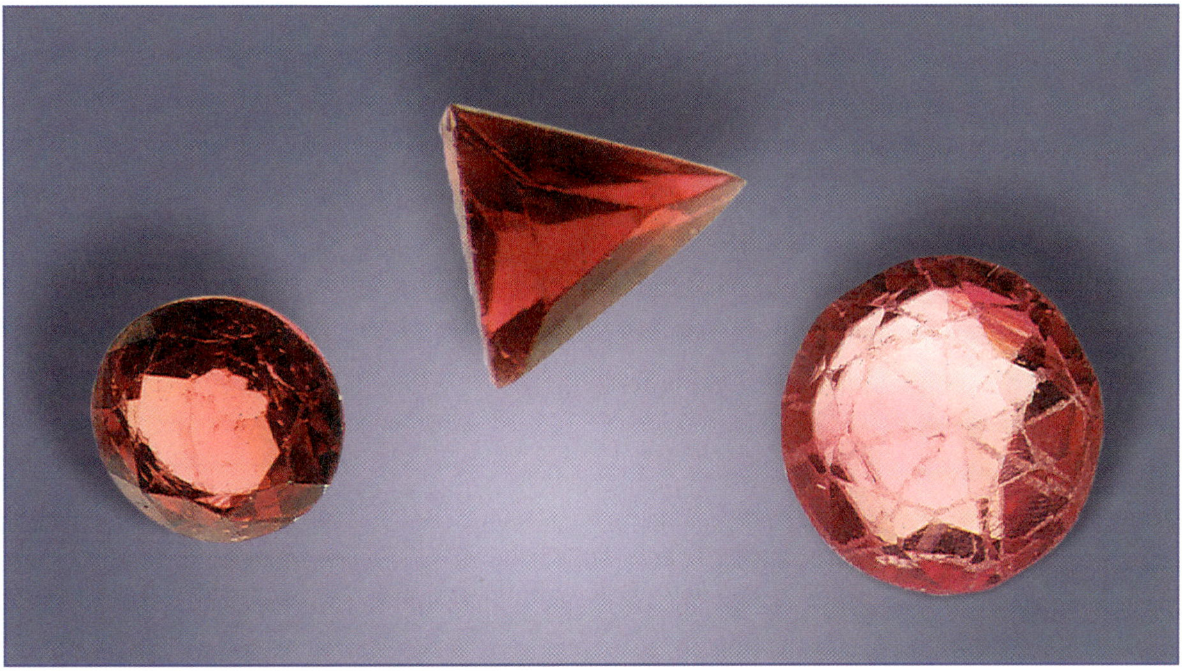

Die wichtigsten Fundorte für Rubine liegen in Sibirien, Thailand, Indien, Birma, Sri Lanka und Brasilien.

Heilwirkung

SEELE: Der Rubin galt schon immer als Stein der Liebe. Er sensibilisiert nicht nur seinen Träger gegenüber dem Partner und den Mitmenschen: Mithilfe des Steins kann man auch erreichen, dass die Mitmenschen ehrlich zu uns sind. Er bringt Lebensfreude und schenkt dem Träger Leidenschaft.

GEIST: Erhöht die Leistungsfähigkeit und fördert Mut, Impulsivität sowie Spontaneität.

KÖRPER: Stärkt das Immunsystem sowie Herz und Kreislauf, wirkt regulierend auf den Blutdruck. Lindert Erkrankungen von Milz, Leber und Knochenmark. Er lindert auch Menstruations- und Wechseljahresbeschwerden. Am Schambein aufgelegt fördert der Rubin die sexuelle Energie.

VOLKSGLAUBE: Der Rubin soll Augenentzündungen heilen, wenn man einen als Schmuck gefassten Stein auf das erkrankte Auge legt.

Wie wendet man den Rubin an?

Der Rubin sollte sowohl als gefasster Schmuckstein als auch als Handschmeichler direkt am Körper getragen werden.

Der Stein muss zweimal im Monat unter fließendem lauwarmem Wasser gereinigt und entladen werden. Anschließend lädt er sich an der Sonne oder in einer Bergkristallgruppe wieder auf. Dazu benötigt er ungefähr zwei Stunden.

Rubin

Mineralklasse
Oxide

Kristallsystem
trigonal

Chemische Formel
Al_2O_3 + Cr, Ti

Härte
9

Verwechslung
Granat
Spinell
Zirkon
Topas

Saphir

Das hebräische Wort für Saphir* sappir *findet man bereits im Alten Testament. Doch damit ist sehr wahrscheinlich nicht der heutige Saphir gemeint, denn dieser wurde im Altertum als* Hyazinth *bezeichnet. Griechen und Römer verstanden unter* sáppheiros *bzw.* sappirus *den Lapislazuli.

Der Saphir wird in der ayurvedischen Medizin dem Saturn zugeordnet, was auch durch das Sanskrit-Wort *sani* (»Saturn«) zum Ausdruck kommt.

Der Stein der Treue

Der Name *Saphir* leitet sich vom griechischen *sáppheiros* ab, das aller Wahrscheinlichkeit von dem Sanskrit-Wort *sani* (»Saturn«) bzw. *sanipriyam* (»Liebling des Saturns«) stammt. Dafür spricht, dass der Saphir in der ayurvedischen Medizin dem Saturn zugeordnet wird.

Bei den in alten Überlieferungen erwähnten Saphiren handelt es sich meist nicht um den heute unter diesem Namen bekannten Edelstein, sondern um Lapislazuli. Genau weiss man jedoch bis heute nicht, um welchen Stein es sich beispielsweise in den Aufzeichnungen von Daimigeron aus dem 5. Jahrhundert handelt: »Der Saphir ist vor Gott großer Ehren teilhaftig geworden. Könige tragen ihn auf der Stirne, denn er gewährt großen Schutz. Er bewahrt den Menschen vor jeglicher Missgunst, erhält den Körper gesund und in guter Farbe, vermindert, umgebunden, den zu reichlich fließenden Schweiß und entfernt vom Träger die zu große Hitze der inneren Organe.«

Unter den Heilsteinen der Hildegard von Bingen findet man zwar auch einen Saphir, doch gehen die Fachleute heute davon aus, dass sie sehr wahrscheinlich den Lapislazuli gemeint hat. Deshalb finden Sie Hildegards Aufzeichnungen zum Saphir in diesem Buch unter *Lapislazuli*.

Eine interessante Geschichte vom Saphir als Stein der Treue wird von Karl dem Großen (742–814) überliefert: Um sich der Treue seiner Frau zu versichern, schenkte er ihr einen Talisman. Dieser wurde von einem Magier aus dem Gefolge des Kalifen Harun al Raschid angefertigt und soll aus zwei ungeschliffenen Saphiren und einem Stück vom heiligen Kreuz bestanden haben (wobei letzteres allerdings im Islam eher unwahrscheinlich gewesen sein dürfte). Als seine Frau verstarb, konnte sich Karl, solange sich der Talisman noch auf der Leiche befand, nicht entschließen, sie begraben zu lassen. Als bereits der Zustand der Verwesung eingetreten war, entfernte sein Beichtvater den Talisman und behielt ihn. Jetzt erst gab Karl seine Zustimmung zum Begräbnis. Von nun an ging die Bindung Karls auf seinen Beichtvater über, den er zum Erzbischof von Mainz und zum Reichskanzler ernannte. Auf dem Sterbebett erhielt Karl den Talisman wieder und konnte nun in Frieden sterben.

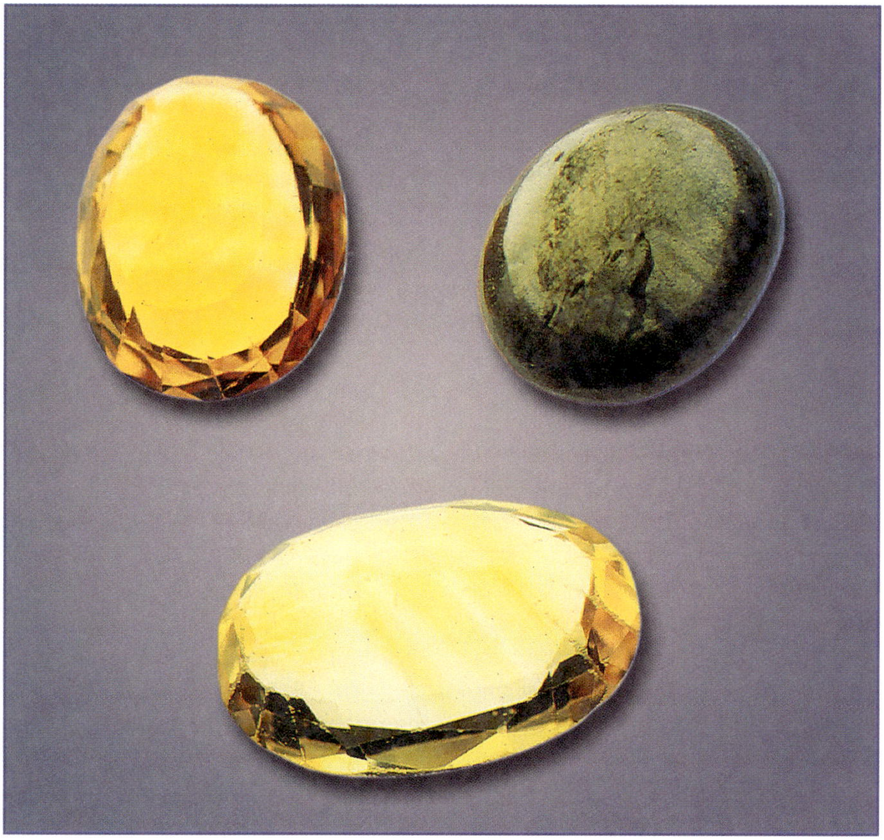

Saphir

Mineralklasse
Oxide

Kristallsystem
trigonal

Chemische Formel
Al_2O_3 + Fe, Ti

Härte
9

Verwechslung
Cordierit
Spinell
Zirkon
Topas

Vorkommen, Entstehung und Erscheinungssystem

Der Saphir entsteht vor allem durch Kontakt- und Regionalmetamorphose in Gneisen, kristallinen Schiefern, Marmor und Dolomitmarmor. Seine Farben verdankt das Mitglied der Korundfamilie Eisen-, Titan- und anderen metallischen Einlagerungen, wobei die tiefblaue Farbe auf Eisen und Titan zurückzuführen ist. Den Saphir gibt es von aquamarinblau über blaugrün, smaragdgrün, peridot- oder topasfarbig, rötlich gelb, hyazynthfarbig bis amethystblau. Farblose Saphire, die sogenannten *Leukosaphire*, sind sehr selten. Äußerst kostbar ist der orangefarbene *Padparadscha*, der fälschlicherweise auch als *Königstopas* bezeichnet wird.

Im Museum of Natural History in Dehli kann man einen Ceylonsaphir von 163 Karat und einen gelblichen Saphir von 100 Karat bewundern. Auch das Natural History Museum in New York besitzt zwei kostbare Saphire, den *Stern von Indien* mit 565 Karat und den purpurnen *Midnight Star* mit 116 Karat. Im British Museum in London befindet sich ein Saphir in Form einer Buddhastatue.

Die wichtigsten Fundorte für Saphire liegen in Sri Lanka, Birma, Hinterindien, Australien, Brasilien und in den USA.

Einer der größten Saphire dürfte wahrscheinlich der Stein des Königs von Ava (Birma) gewesen sein, der ungefähr 950 Karat gewogen haben soll.

Unter das Kopfkissen gelegt, schützt der Saphir vor Albträumen und Mondsüchtigkeit.

Heilwirkung

Seele: Lindert Depressionen, hilft bei Wahnvorstellungen, wirkt beruhigend auf Menschen, die zu Gefühlsausbrüchen neigen, stärkt die Tugenden und unterstützt seinen Träger in der Wahrheitsliebe.

Geist: Fördert die Kritikfähigkeit, hilft bei Konzentrationsproblemen, Lernschwierigkeiten und Prüfungsangst.

Körper: Gilt als sehr starker Heilstein für das Nervenkostüm und lindert daher stressbedingte Erkrankungen. Schmerzen, vor allem im Magen-Darm-Bereich, verschwinden mit Hilfe des Saphirs schneller. Er senkt Fieber, wirkt positiv bei Appetitlosigkeit sowie nervösen Herzbeschwerden und hilft bei Hauterkrankungen, Ekzemen und Juckreiz. Haare und Nägel werden gekräftigt. Auch gegen Schlaflosigkeit ist er äußerst effektiv.

Volksglaube: Ein deutscher Volksglaube besagt, dass müde Augen wieder frisch und klar werden, wenn man sie mit Saphir bestreicht.

Wie wendet man den Saphir an?

Der Saphir entfaltet seine Wirkung, wenn man ihn geschliffen oder als Rohstein auf Bauch bzw. Stirn auflegt oder ihn trägt.

Der Stein soll nach Gebrauch unter fließendem lauwarmem Wasser gereinigt werden. Zum Entladen gibt man ihn über Nacht in eine Schale mit Hämatit- und Bergkristall-Trommelsteinen. Aufgeladen wird der Stein durch das sichtbare Tragen am Hals.

Sarder

Als* Sarder *bezeichnet man den braunen Chalcedon. Der Name ist heute im Handel jedoch kaum noch gebräuchlich. Statt dessen wird der Sarder häufig als* brauner Karneol *angeboten.

Der Stein des Feuers

Seinen Namen hat der Sarder entweder der Stadt Sardes in Kleinasien zu verdanken, in der sowohl Fundstätten des Sarder lagen als auch der Stein gehandelt wurde. Möglich ist aber auch, dass das Wort Sarder vom persischen *serd* abgeleitet wurde, was soviel wie »gelbrot« bedeutet.

Bei den alten Griechen und Römern war der Sarder der *Stein des Feuers*. Sie verehrten ihn, weil er ihnen Inspiration und Leidenschaft verlieh. Als Schmuckstein spielte der Sarder nur eine sehr untergeordnete Rolle.

Der Sarder in der Hildegard-Medizin

»Der Sarder wächst am Nachmittag bei heftigen Regenfällen, wenn die Blätter der Laubbäume zur Herbstzeit verwelken. Dann ist nämlich die Sonne noch sehr warm, und die Luft ist kühl, und die Sonne erwärmt ihn in seiner Röte. Daher ist er selbst durch die Einwirkung von Luft und Wasser rein und bei guter, milder Wärme wohl temperiert. Mit seiner Kraft wendet er widerwärtige Seuchen ab.«

Wie man aus dieser Beschreibung ersehen kann, verbindet Hildegard mit dem Sarder, der bei ihr zu den wichtigsten Heilsteinen gehört, viel Wärme und Ausgeglichenheit. Sie empfiehlt die Anwendung des Steins bei verschiedenen Beschwerden: So soll man bei starken Kopfschmerzen, welche auf andere Erkrankungen zurückzuführen sind, einen Sarder in eine Mütze oder ein Tuch binden, dies um den Kopf wickeln und die folgenden Worte sprechen: »Wie Gott den ersten Engel in die Tiefe stürzte, so nehme er diesen Wahnsinn von dir, (Name des Betroffenen), und gebe dir den klaren Geist zurück.«

Bei Hörproblemen und Taubheit empfahl Hildegard einen Sarder in reinen Wein zu legen, den feuchten Stein in dünnes Leinentuch zu legen und dieses dann ins taube Ohr zu stecken. Das Ganze musste dann noch mit einem Rückstand aus Flachs oder Hanf bedeckt werden.

In Brasilien wurden Sarder gefunden, die die Größe eines Kopfes hatten.

Fieber, Schüttelfrost und Gelbsucht bekämpfte Hildegard mit einem in Urin gelegten Sarder. Die genaue Vorgehensweise hierzu ist jedoch nicht bekannt. Bei Geburtsschwierigkeiten streicht man den Sarder zuerst über die Lenden, dann hält man ihn an den Geburtskanal und schließlich bindet man ihn, in einen Gürtel gewickelt, um den Bauch der schwangeren Frau. All diese Schritte werden durch Heilsprüche begleitet.

Sarder

Mineralklasse
Oxide

Kristallsystem
trigonal

Chemische Formel
$SiO_2 + [Fe_2O_3]$

Härte
7

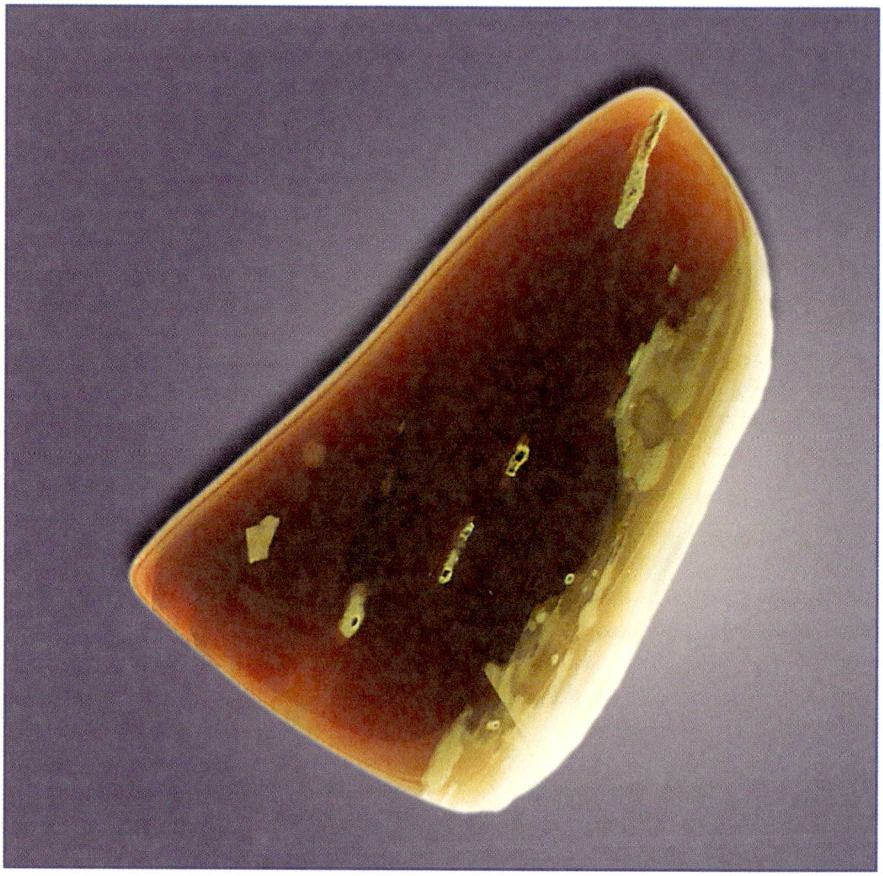

Bei Ohrenschmerzen, Gehörschwäche und Gehörverlust soll man einen Sarder auf das betroffene Ohr legen.

Vorkommen, Entstehung und Erscheinungssystem

Der Sarder gehört zur Familie der Chalcedone. Er bildet sich in Hohlräumen von Vulkangesteinen aus eisenreicher Kieselsäurelösung. Entscheidend ist, dass die Kieselsäurelösung extrem schwach konzentriert ist, also viel Wasser enthält, da sonst Eisensilikate entstehen würden. Die rotbraune Farbe des Sarder wird durch Eisenoxid verursacht.

Die wichtigsten Fundorte für Sarder liegen in Brasilien, aber auch in Indien, Australien, Südwestafrika, China, Deutschland und in den USA.

Heilwirkung

SEELE: Festigt die Beziehung in Partnerschaft und Freundschaft. Vor allem Egoisten und Egozentriker werden durch den Stein offener für ihre Umwelt und ihre Mitmenschen.

GEIST: Schärft den Verstand und erhöht die Konzentrationsfähigkeit.

KÖRPER: Stimuliert das Immunsystem und hilft vor allem bei Tumoren, Geschwüren und Infektionen. Sogar bei Hirnhautentzündung soll der Stein große Dienste leisten. Außerdem reguliert er sowohl einen zu hohen als auch zu niedrigen Blutdruck. Sarderwasser stimuliert die Leber- und Gallenfunktion; auf diese Weise hilft der Stein auch bei Hepatitis. Gelenkerkrankungen wie Arthritis, Gicht und Rheuma werden durch Auflegen eines Sarder gelindert.

Wie wendet man den Sarder an?

Sarder gibt es als Roh- und Trommelstein, Handschmeichler, Anhänger, Kugeln, Pyramiden und Obelisk. Ketten und Donuts sind selten. Sarderwasser, das bei Leber- und Gallenproblemen regelmäßig getrunken werden sollte, erhält man, indem man einen Rohstein über Nacht in ein Glas mit Wasser legt, das man am nächsten Morgen trinkt. Bei den anderen Beschwerden legt man den Stein auf die betroffenen Stellen.

Seine Wirkung auf Geist und Psyche entfaltet der Sarder, wenn man ihn trägt, beispielsweise als Anhänger.

Einmal im Monat muss der Sarder mit fließendem lauwarmem Wasser gereinigt und entladen werden. Sollte sich der Stein farblich verändern, empfiehlt es sich, ihn über Nacht in einer Schale mit Wasser und Hämatit-Trommelsteinen zu entladen. Den Sarder sollte man bevorzugt in der Mittagssonne aufladen. Ketten gibt man zum Entladen über Nacht in eine trockene Schale mit Hämatit-Trommelsteinen und lädt sie anschließend an der Sonne wieder auf.

Sarder gibt es häufig als Roh- und Trommelsteine, Handschmeichler, Anhänger, Kugeln, Pyramiden und Obeliske, hingegen sind Ketten und Donuts selten.

Sardonyx

Der Sardonyx – sein Name setzt sich aus* Sarder *und* Onyx *zusammen – gehört zu den sogenannten Lagensteinen, die hauptsächlich in der Schmuckindustrie eine große Rolle spielen.

Der Sardonyx wird häufig auch als dreifarbiger Achat bezeichnet.

Das Gold der Antike

In den Geheimen Offenbarungen der Johannesapokalypse zählt der Sardonyx zu den Grund- oder Bausteinen des Neuen Jerusalem. Der Stein wurde im Altertum als *Gold der Antike* verehrt, das angeblich im Garten Eden, also im Paradies, gefunden wurde. Bei den alten Griechen und Römern galt der Sardonyx als Schutzstein, der den Körper vor dem Bösen bewahrt und seinem Träger ehrliche Liebe und Treue schenkt. Auch hielt man damals den Sardonyx als Stein der Furchtlosigkeit, Tugend und Beredsamkeit.

In der modernen Edelsteintherapie ist der Sardonyx als Schutz- und Heilstein sehr gefragt und beliebt.

Der Sardonyx in der Hildegard-Medizin

Hildegard von Bingen schätzte den Sardonyx als Grundstein und kräftigen Heilstein. Sie beschrieb seine Entstehung wie folgt: »Der Sardonyx ist warm. Er wächst jeden Tag zwischen dem Ende der sechsten bis kurz nach dem Beginn der neunten Tagesstunde. Dann wird er von der klaren Sonne erwärmt, wenn sie in ihrer Klarheit leuchtet, weil zu dieser Zeit die Luft bereits abkühlt. Deshalb hat der Sardonyx mehr vom Feuer als von der Luft oder vom Wasser. Er hat von Natur aus starke Kräfte und verstärkt die fünf Sinne des Menschen. Er kann sie heilen, weil er im klaren Sonnenlicht entsteht, wenn nichts die Klarheit der Sonne trübt.«

Hildegard empfiehlt den Sardonyx zum Zornabbau und zur Verstandesschärfung. Dazu soll man den Stein auf die nackte Haut legen und ihn auch oft in den Mund nehmen. Sinnliche Begierden dämpft der Sardonyx, wenn der Mann ihn auf seine Leisten und die Frau ihn auf ihren Nabel legt. Gegen Rückfälle nach fieberhaften Durchfällen soll man laut Hildegard einen Sardonyxring tragen.

Vorkommen, Entstehung und Erscheinungssystem

Der Sardonyx bildet sich aus hydrothermalen Lösungen in Vulkangesteinen, die kaum Kieselsäure enthalten. Zu diesen Gesteinen gehören beispielsweise Metaphyren und Porphyren. Die Kieselsäurelösung dringt dabei in Gesteine ein, wird mit Mangan- und Eisenverbindungen verunreinigt und kristallisiert dann sehr langsam aus.

Die unterschiedlichen Einlagerungen der Fremdstoffe verursachen die

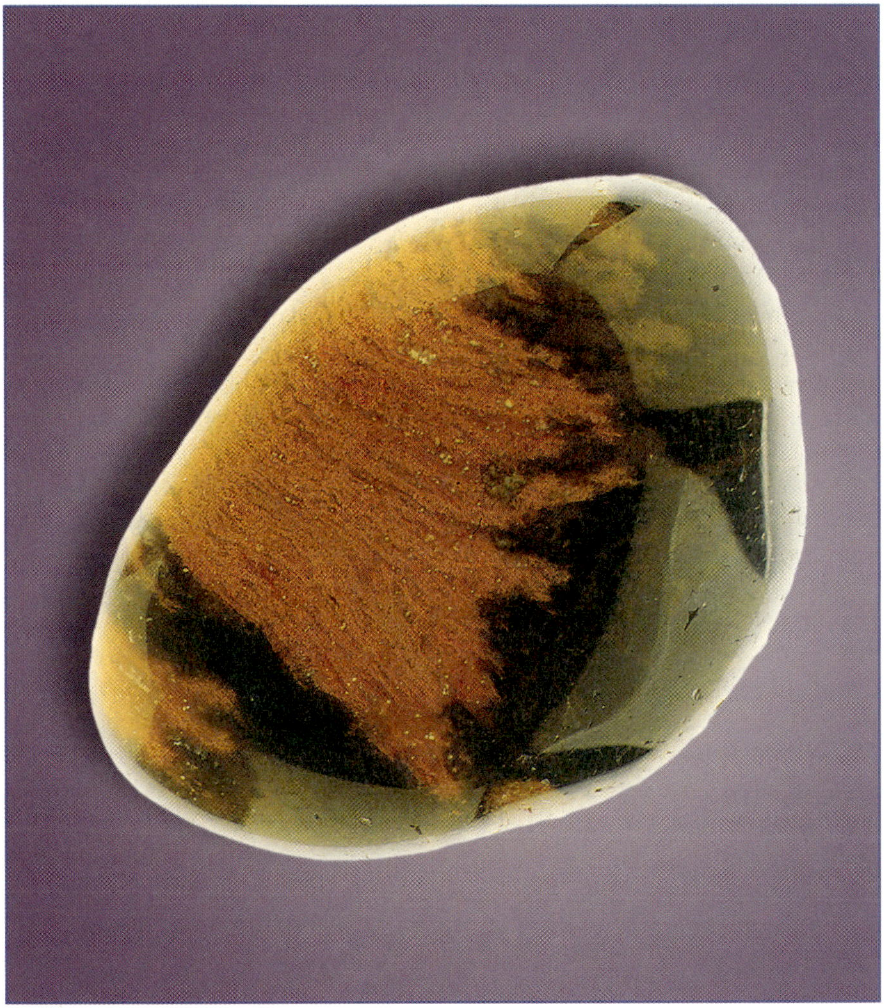

Sardonyx

Mineralklasse
Oxide, Quarz-Gruppe

Kristallsystem
trigonal

Chemische Formel
$SiO_2 + C + (Fe, O, OH, Mn)$

Härte
6,5 bis 7

verschiedenen Farbschichten; es handelt sich um einen Lagenstein.

Die klassische Definition des Sardonyx sagt aus, dass in einem Stein weiße oder hellblaue Chalcedonschichten, rote, orangefarbene oder braune Sarder- und schwarze Onyxschichten in einer bestimmten Reihenfolge vorhanden sein müssen. Heute sieht man dies nicht mehr so eng: Es genügt, wenn zwei der drei Mineralien in der typischen Schichtenfolge vorhanden sind.

Die wichtigsten Sardonyx-Vorkommen sind in Indien und Brasilien, kleinere Fundstätte sind in China, Südwestafrika und Australien.

Heilwirkung

SEELE: Befreit von Depressionen und der Angst vor allem Fremden und Ungewohnten; stärkt Partnerschaft und Freundschaft und verleiht diesen Harmonie. Entgegen der Aussage des Sprichwortes »Glück in der Liebe,

Der Sardonyx schützt seinen Träger vor der »Verzauberung« durch das andere Geschlecht.

Zur Erhöhung der Konzentrationsfähigkeit sollte man vom Sardonyx einen Trommelstein oder einen Handschmeichler bei sich tragen.

Pech im Spiel« bringt der Sardonyx seinem Träger beides – Glück in Liebe und Spiel! Der Stein hilft, Zeiten der Trauer besser zu überstehen.

GEIST: Stärkt das Aufnahmevermögen und die Konzentrationsfähigkeit; befreit seinen Träger von Vergesslichkeit.

KÖRPER: Der Sardonyx ist der Stein für die fünf Sinne, die er deutlich stärkt. Außerdem regt er die Produktion der Körperflüssigkeiten an. Er stimuliert das Immunsystem und schützt seinen Träger auf diese Weise vor Infektionserkrankungen. Durch Verfärbung seines weißen Streifens weist er auf Lebererkrankungen hin, die durch ihn auch geheilt werden. Außerdem regt der Sardonyx die Darmtätigkeit an und reguliert dadurch die Verdauung.

VOLKSGLAUBE: Eine alte deutsche Volksweisheit besagt, dass der Sardonyx zu einer guten Ehe verhilft, da er besondere harmonisierende Kraft in sich trägt, die sich auf die Ehepartner überträgt. Der Stein sichert Treue und Liebe einer solchen Beziehung.

Wie wendet man den Sardonyx an?

Den Sardonyx gibt es als Trommelstein, Handschmeichler, Kugel, Obelisk, Pyramide, Kette und Donut. Bei seelischen Problemen sollte er am Körper getragen werden. Möchte man die Sinnesorgane stärken, sollte man den Sardonyx auf Ohr, Auge, Nase etc. auflegen. Bei anderen körperlichen Beschwerden legt man den Stein auf den Bauch. Zur Erhöhung der Konzentrationsfähigkeit kann man einen Trommelstein oder Handschmeichler bei sich tragen.

Der Sardonyx soll wöchentlich unter fließendem lauwarmem Wasser gereinigt und entladen werden. Aufgeladen wird der Stein an der warmen Sonne.

Serpentin

Der Serpentin hat als Schutz- und Heilstein ein alte Tradition, die Jahrtausende zurückreicht. Heute wird er auch zu Figuren, Schalen etc. verarbeitet, die dann fälschlicherweise als Jade in den Handel kommen.

Der Stein gegen Schlangen

Der Name Serpentin leitet sich vom lateinischen *serpens* ab, das »Schlange« bedeutet. Ob der Serpentin seinen Namen seinem Aussehen – seine schuppig-fleckige Oberfläche erinnert an eine Schlangenhaut – verdankt oder der Tatsache, dass er bei indischen Völkern und in China auch heute noch als Schutzstein gegen Schlangenbisse verehrt wird, ist unbekannt. Bei diesen Völkern galt der Serpentin auch als Schutzstein gegen Gifte und Zauberei. Überall wurden aus Serpentin sogenannte Schrecksteine geschnitten, Amulette, die eine Fratze zeigen. Dies sollte »Schreck« und bösen Zauber abwehren.

Auch im alten Rom war der Serpentin als Schutzstein vor Insektenbissen und -stichen sowie Schlangenbissen sehr beliebt.

Vorkommen, Entstehung und Erscheinungssystem

Der Serpentin entsteht bei der Metamorphose basischer Magmatiten wie Peridot oder Olivin zu kristallinen Schiefern. Es gibt ihn in zwei Varietäten: der grüne Blätterserpentin (Antigonit) und der silbrig glänzende Faserserpentin (Chrysotil). Treten beide Varietäten abwechselnd in übereinander liegenden Lagen auf, spricht man vom *Silberauge*.

Den Serpentin findet man in Australien, Afghanistan, Tansania, Mexiko, China, Österreich, Deutschland, Norwegen, Russland, Neuseeland sowie in den USA und in der Schweiz.

Heilwirkung

SEELE: Gleicht Stimmungsschwankungen aus, wirkt beruhigend bei Hektik und Stress; schützt seinen Träger vor negativer Energie.

GEIST: Hilft dem Träger, in Konflikten nach friedlichen Lösungen zu suchen.

KÖRPER: Stimuliert das Immunsystem und reguliert den Hormonhaushalt, schützt vor allem Niere und Lunge vor Infektionen und anderen Erkrankungen. Der Stein bewahrt vor Herzrhythmusstörungen. Er hilft bei Magenbeschwerden und wirkt ausgleichend bei Verdauungsproblemen, die sich abwechselnd in Durchfall und Verstopfung äußern. Der Serpentin regt den Magnesiumstoffwechsel an, löst Krämpfe und lindert Menstruationsstörungen.

Das *Silberauge*, also einen Stein mit beiden Serpentinvarietäten abwechselnd übereinander geschichtet, findet man vor allem in Australien.

Serpentin

Mineralklasse
Schicht-Silikate

Kristallsystem
monoklin

Chemische Formel
$Mg_6[(OH)_8/Si_4O_{10}]$ + Al, Cr, Fe, Mn, Ni

Härte
2,5 bis 3

Verwechslungen
Jadeit
Nephrit
Chlorit

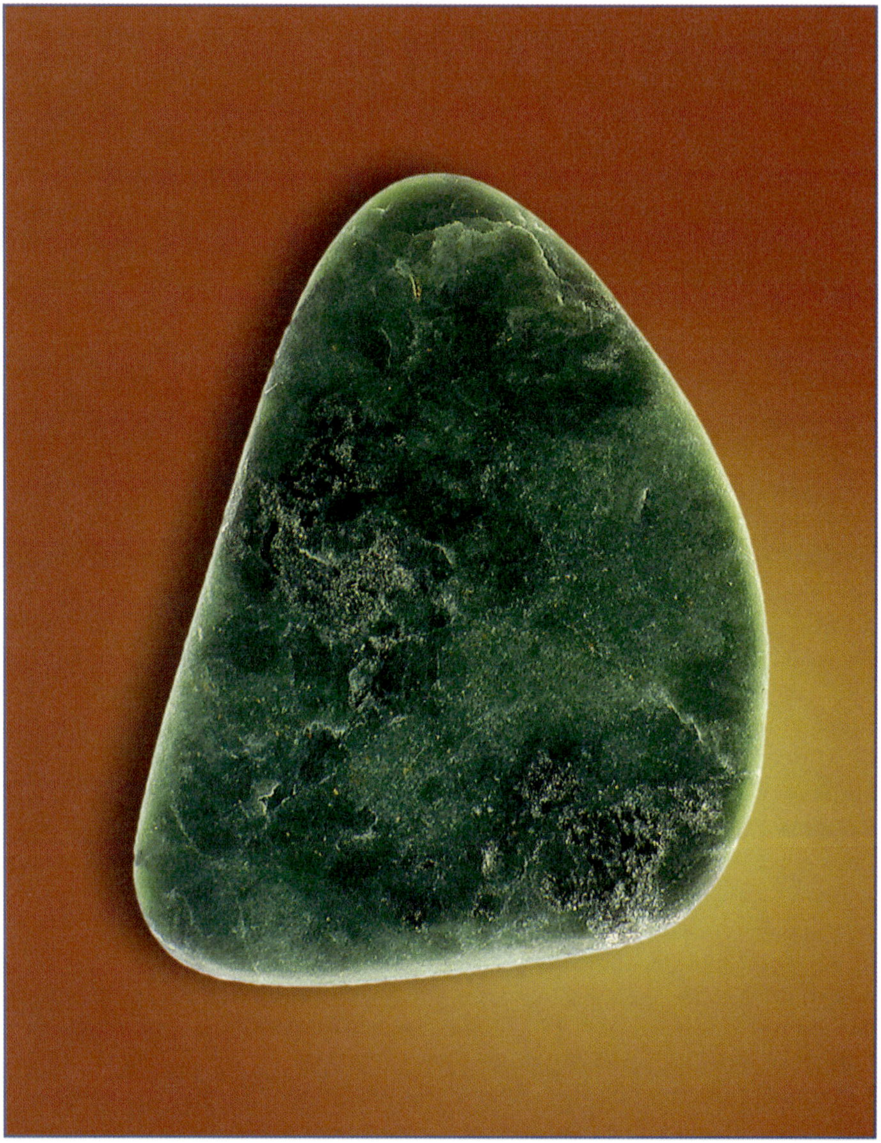

Der Serpentin hilft Frauen, die aufgrund seelischer Anspannung nicht zum Orgasmus kommen können.

Wie wendet man den Serpentin an?

Den Serpentin gibt es als Roh- und Trommelstein, Handschmeichler, Kugel, Kette, Anhänger und Donut. Er sollte bei allen Beschwerden entweder direkt auf die Haut aufgelegt oder auf der Haut getragen werden.

Der Stein sollte ein- bis zweimal im Monat unter fließendem lauwarmem Wasser gereinigt und entladen werden. Danach wird er sofort in der Morgen- oder Abendsonne oder in einer Bergkristallgruppe wieder aufgeladen. Achtung: Der Serpentin darf unter keinen Umständen in der heißen Mittagssonne aufgeladen werden.

Smaragd

Der Smaragd ist der edelste Vertreter der Beryllen und nach Diamant und Rubin auch der wertvollste Edelstein. Bereits in der Antike galt der Smaragd als bedeutendes Statussymbol.

Der Stein der Geheimwissenschaften

Der Smaragd ist schon seit der Steinzeit bekannt und hoch geschätzt. Der Name des Steins wurde entlehnt aus lateinisch *smaragdus* bzw. griechisch *smáragdos*, womit in der Antike generell grüne Schmucksteine bezeichnet wurden.

Seit etwa 2500 v. Chr. baute man den Stein bereits in Oberägypten ab, wo man häufig große sechseckige Smaragdkristalle fand, die man als Säulen verwendete. So stehen in einem ägyptischen Tempel (ungefähr 1650 v. Chr.) zwei Smaragdsäulen mit einer Höhe von jeweils 6 Metern. Während der Regierungszeit Königin Kleopatras wurde Smaragd in Edelsteinbergwerken 24 Kilometer nördlich von Assuan abgebaut. Diese hat man erst im Jahre 1818 bei Ausgrabungen entdeckt; wegen der relativ schlechten Qualität der Steine (im Vergleich zu südamerikanischen) werden sie heute allerdings nicht mehr ausgebeutet. Kleopatra war es auch, die sich bevorzugt mit Smaragden schmückte; sie glaubte, dass die Steine ewige Schönheit und Jugend verleihen.

Ägyptische Wöchnerinnen trugen einen Smaragd, um den Geburtsvorgang zu beschleunigen und zu erleichtern. Auf diesen Steinen war das Abbild von Isis, der »zauberreichen« ägyptischen Göttin, eingraviert.

Seit jeher spielte der Smaragd in den Geheimwissenschaften eine bedeutende Rolle. So besteht die berühmte magische Tafel des ägyptischen Gottes und Zauberers Hermes Trismegistos aus einem riesigen Smaragd. Die Druiden der keltischen Völker verehrten den Smaragd als den Stein der Priesterinnen. Man glaubte, dass er das so genannte dritte Auge öffnet, also seinen Trägerinnen Weisheit und Intuition verleiht.

Bei den alten Griechen und Römern hatte der Smaragd denselben hohen Stellenwert wie der Diamant. Er galt als farbgebender Stein für alles Grüne in der Natur, also für Blätter, Blumen und Bäume.

Die spanischen Eroberer fanden in den Schatzkammern und Tempeln der Azteken und Inkas riesige Mengen an Smaragden; einige Exemplare hatten die Größe eines Taubeneis. Francisco Pizarro, der Eroberer Perus, schenkte Papst Clemens VI. einen großen Smaragd aus dem Inkaschatz; heute weiß man jedoch, dass er bei weitem nicht alle Smaragde gefunden hatte. Im Sonnentempel in Cusco, der Hauptstadt des Inkareichs, schmückte ein

Der Smaragd ist ein sehr seltener und damit auch sehr kostbarer Stein. Er gilt heute nach dem Diamant als beliebtester Schmuckstein.

Smaragd

Mineralklasse
Ring-Silikate

Kristallsystem
hexagonal

Chemische Formel
$Be_3Al_2(Si_6O_{18})$ + K, Li, Na + (Cr)

Härte
7,5 bis 8

Verwechslung
Granat
Grüner Turmalin
Chromdiopsid

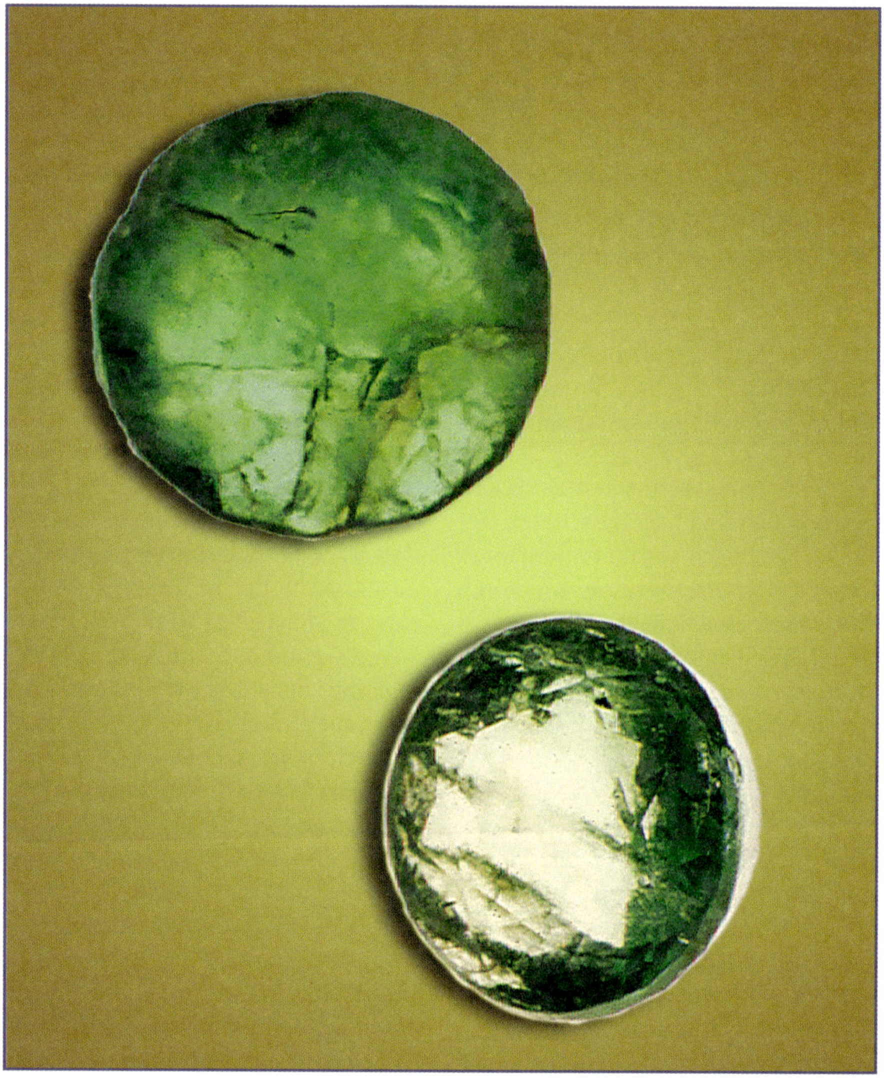

In der Antike galt der Smaragd als Heilmittel für kranke Augen.

riesengroßer Stein, den man als *Smaragdmutter* bezeichnete, den Altar. Treuen Höflingen gelang es, diesen Stein zusammen mit der berühmten Halskette des Kaisers Atahualpa in einer Grotte zu verstecken. Die Kette bestand aus 52 Smaragden, von denen jeder so groß wie ein Taubenei war und die Gravur einer Mondphase trug; zwischen ihnen waren zusätzlich 52 große Saphire angebracht.

Der Smaragd in der Hildegard-Medizin

Bei Hildegard von Bingen zählt der Smaragd zu den kräftigsten Heilsteinen. In ihrem Buch *Physica* nennt sie den *Smaragdus* als ersten Stein. Die Entstehung beschreibt sie wie folgt:

»Der Smaragd wächst am frühen Morgen, und zwar bei Sonnenaufgang, wenn die Sonne kräftig wird und ihre Umlaufbahn beginnt. Zu dieser Zeit ist das grüne Gras auf der Erde besonders frisch, weil dann die Luft noch kühl und die Sonne bereits warm ist. Dann saugen die Pflanzen die Frische so stark in sich auf, wie ein Lamm die Milch, sodass die Tageswärme kaum dazu ausreicht, die Frische am Tag zu erwärmen und zu nähren, dass sie befruchtend wirkt und Früchte hervorbringen kann. Der Smaragd ist deshalb ein wirksames Mittel gegen alle Gebrechen und Krankheiten des Menschen, weil die Sonne ihn hervorbringt und seine Materie der frischen Luft entstammt.«

Hildegard empfiehlt den Smaragd bei einer Vielzahl körperlicher und geistiger Beschwerden: So sollen Menschen, die unter Herz-, Magen- oder Seitenschmerzen leiden, immer einen Smaragd bei sich tragen. Akute Beschwerden lassen sich lindern, indem man einen Stein in den Mund nimmt und den erwärmten Speichel abwechselnd schluckt und ausspuckt. Bei starken Kopfschmerzen soll man den Smaragd an den Mund halten und ihn mit dem Atem erwärmen. Anschließend bestreicht man mit dem feuchten Stein Schläfen und Stirn; danach nimmt man den Stein wieder für eine Stunde in den Mund. Bei verschleimten Atemwegen hilft Smaragdwein. Diesen stellt man her, indem man starken Wein erwärmt und mehrmals durch ein Leintuch, auf dem ein Smaragd liegt, in ein großes Gefäß abgießt. Der Wein wird dann mit Bohnenmehl zu einem Brei vermischt, der dann gegessen wird. Auch das Trinken des Smaragdweins hilft laut Hildegard gegen Verschleimung und reinigt das Gehirn. Bei einem epileptischen Anfall steckt man den Smaragd in den Mund des Kranken, der ihn dann nach dem Anfall aus dem Mund nimmt, ihn aufmerksam betrachtet und folgende Worte spricht: »Wie der Geist des Herrn den Erdkreis erfüllt hat, so erfülle er das Haus meines Körpers mit seiner Gnade, sodass es nie mehr erschüttert werden kann.« Der Kranke soll diese Worte außerdem neun Tage lang an jedem Morgen sprechen.

Vorkommen, Entstehung und Erscheinungssystem

Der Smaragd gehört zur Beryllgruppe. Seine Farben, die von einem hellen bis zu einem dunklen, tiefen Grün reichen, verdankt er Beimengungen von Chromverbindungen. Der Stein entsteht entweder hydrothermal in Pegmatiten oder durch eine Kontaktmetamorphose zweier Gesteine, die Beryllium und Aluminium bzw. Chrom enthalten.

Bedeutende Smaragdvorkommen gibt es in Kolumbien, Indien, Pakistan, den GUS-Staaten, Brasilien, Australien und Österreich (Habachttal).

Einen Smaragd als Anhänger um den Hals getragen stärkt die Beziehungen von Partnern und verstärkt die Freundschaft.

Heilwirkung

SEELE: Sorgt für Ausgeglichenheit sowie inneres Gleichgewicht und stärkt die gegenseitige Beziehung von Kindern und Eltern. Als Anhänger am Hals getragen, kräftigt er Partnerschaft, Freundschaft und Familie.

GEIST: Der Smaragd schafft einen wachen Geist.

KÖRPER: Die aus der Antike bekannte Heilwirkung auf die Augen steht auch heute noch im Mittelpunkt der Anwendung. So legt man in der moder-

Bei seelischen und geistigen Problemen sollte man den Smaragd meditativ betrachten, ihn tragen oder auf die Stirn auflegen.

nen Edelsteintherapie einen Smaragd bzw. Smaragdsplitter in die Augenwinkel, um die Sehkraft zu stärken und zu stabilisieren.

Der Stein schützt das Kind im Mutterleib vor Missbildungen und das heranwachsende Kind vor Knochenerkrankungen und Rachitis. Auch Kinderlähmung und Wundstarrkrampf hält der Smaragd ab.

Bei Erwachsenen lindert der Stein rheumatische Beschwerden, Gicht, Multiple Sklerose und die Symptome der Parkinson-Erkrankung. Migräne und andere anfallartige Kopfschmerzen verschwinden, wenn man einen Smaragd auf die Stirn auflegt.

Auch Erkrankungen wie Schizophrenie, Epilepsie und Wahnvorstellungen werden vom Smaragd positiv beeinflusst.

Schließlich stimuliert er das Immunsystem und bewahrt so vor Infektionserkrankungen. Außerdem gilt der Smaragd als kräftiger Heilstein gegen bösartige Tumorerkrankungen und Leukämie.

Wie wendet man den Smaragd an?

Smaragde gibt es als Kristalle, Trommelsteine, Handschmeichler, Anhänger und Ketten. Bei seelischen und geistigen Problemen sollte man den Smaragd meditativ betrachten, ihn tragen oder auf die Stirn auflegen. Seine Wirkung auf den Körper entfaltet der Stein am besten, wenn man ihn auf der Haut trägt oder auf Bauch oder Stirn auflegt.

Der Smaragd wird am besten monatlich unter fließendem lauwarmem Wasser gereinigt und entladen. Zum Aufladen legt man ihn für kurze Zeit in die Morgen- oder Abendsonne.

Sodalith

Der Sodalith spielte als Heil- und Schmuckstein in der Antike eine nicht unbedeutende Rolle, geriet aber später in Vergessenheit. Erst im 19. Jahrhundert entdeckte die moderne Edelsteintherapie diesen Heilstein wieder.

Der Salzstein

Seinen Namen bekam der Sodalith wegen seines hohen Salzgehaltes. Er setzt sich aus den griechischen Wörtern *soda* »Salz« und *lithos* »Stein« zusammen.

Bei den alten Griechen galt der Sodalith als Schutz- und Heilstein. Sie glaubten, dass der Stein bei seinem Träger die musische Neigung fördert bzw. entfaltet und ihm Inspiration und Kreativität verleiht. Deshalb trugen damals Sänger, Schauspieler, Maler und andere Künstler gerne einen Sodalith bei sich. Die Römer übernahmen diese Tradition von den Griechen.

Später geriet der Sodalith in Vergessenheit, sodass über seine Wirkung als Heilstein nicht allzu viel bekannt ist.

Vorkommen, Entstehung und Erscheinungssystem

Der Sodalith entsteht in extrem kieselsäurearmen Pegmatiten und Vulkaniten. Da nur wenige Gesteine dem Sodalith die geeigneten Bedingungen für seine Bildung liefern (Abwesenheit von Quarz) kommt der Stein sehr selten vor. Man findet Sodalith in Namibia, Brasilien, Kanada und China.

Heilwirkung

SEELE: Stellt das emotionale Gleichgewicht wieder her und verleiht sensiblen Menschen mehr Selbstvertauen. Künstlerisch und musisch veranlagte Personen erfahren durch den Sodalith Inspiration und Kreativität. Unbegründete Schuldgefühle und Ängste vertreibt der Stein, wenn man ihn nachts unter das Kopfkissen legt.

GEIST: Fördert das logische Denkvermögen, hilft, sich von eingrenzenden Regeln zu lösen und bringt den Drang nach denkerischer Freiheit.

KÖRPER: Wirkt aufgrund seiner vielen mineralogischen Beimengungen harmonisierend auf Drüsen, die auf Mineralien und Spurenelemente angewiesen sind. Des Weiteren senkt der Stein erhöhten Blutdruck, stärkt das Immunsystem und lindert Kehlkopf- und Stimmbandentzündungen sowie Halsschmerzen.

Wie wendet man den Sodalith an?

Polierten Sodalith gibt es als Handschmeichler, geschliffen in Form von Schmuckgegenständen. Für seine po-

Sodalithe von höchster Qualität stammen zumeist aus Namibia.

Sodalith

Mineralklasse
Gerüst-Silikate

Kristallsystem
kubisch

Chemische Formel
$Na_8[Cl_2/(AlSiO_4)6]$ + Be, K, Mg

Härte
5,5 bis 6

Verwechslung
Azurit
Lapislazuli
Lazulith

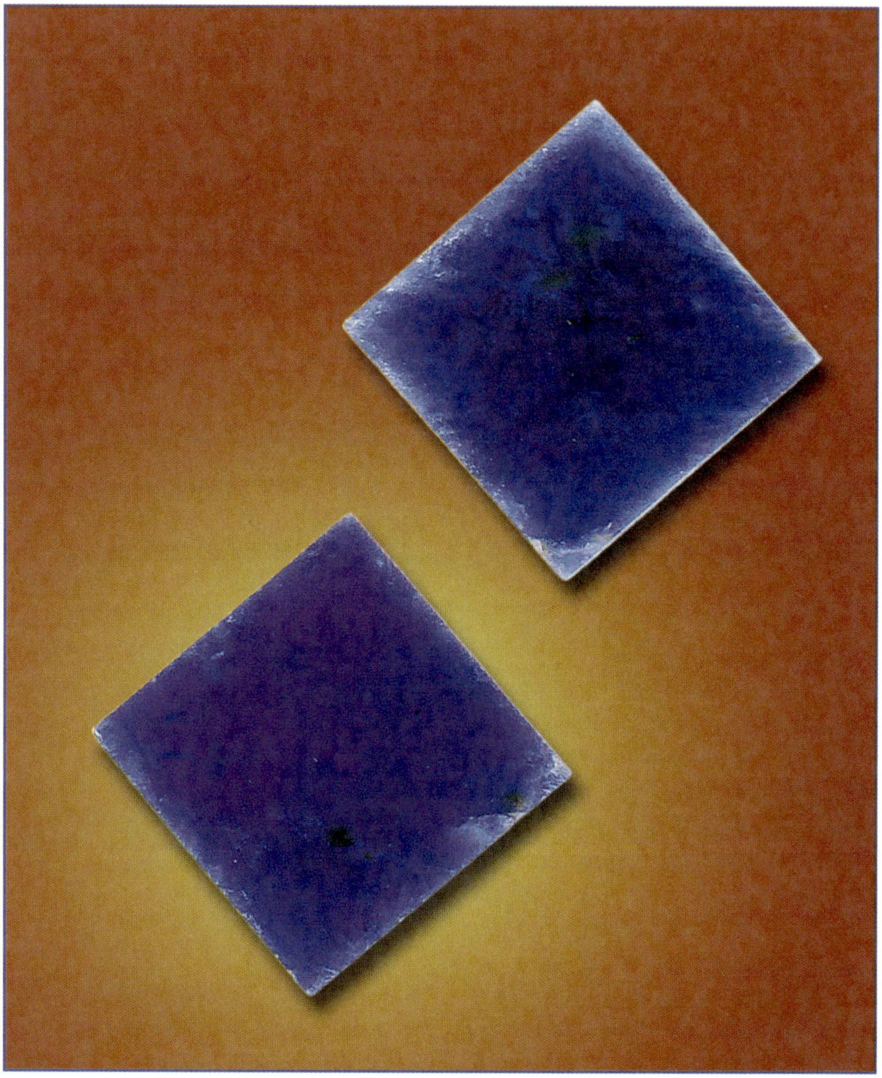

Sodalithwasser – täglich auf nüchternen Magen getrunken – senkt erhöhten Blutzuckerspiegel, indem es die Insulinproduktion in der Bauchspeicheldrüse zu stimulieren vermag.

sitive Wirkung auf den Geist sollte man den Sodalith auf die Stirn auflegen oder einmal täglich in einem Sodalith-Steinkreis meditieren.

Damit der Stein seine Wirkung auf den Körper entfalten kann, sollte man ihn über einen längeren Zeitraum auf der Haut tragen, am besten in der Nähe des Herzens.

Sodalith, der auf der Haut getragen wird, sollte einmal pro Woche unter fließendem lauwarmem Wasser gereinigt werden. Sodalithketten werden in einer trockenen Schale mit Hämatit-Trommelsteinen entladen. Verändert der Stein seine Farbe oder wird er trüb, dann empfiehlt es sich, den Stein für längere Zeit in Wasser zusammen mit Bergkristallen aufzuladen. Durch Sonnenlicht wird der Sodalith zwar erwärmt, doch kann er diese Energie nicht speichern.

Sonnenstein

Der kupfer- bis goldfarben glitzernde Sonnenstein ist ein sehr seltener Schmuck- und Heilstein.

Der Stein des Sonnengottes

Der echte Sonnenstein wurde Ende des 18. Jahrhunderts auf einer Insel im Weißen Meer gefunden. Wegen seines Glanzes wurde er von den Griechen dem Sonnengott Helios gewidmet.

Vorkommen, Entstehung und Erscheinungssystem

Der Sonnenstein bildet sich aus saurem bzw. intermedialem Magma. Er entsteht hauptsächlich in Pegmatiten, sehr selten metamorph in Gneisen. Er besteht nicht aus Kristallformen, sondern aus massigen, derben Aggregaten. Keinesfalls verwandt ist er mit dem Aventurin-Sonnenstein, welcher zur Familie der Quarze gezählt wird.

Man unterscheidet zwei Varietäten, die durch die Art der Einlagerung gekennzeichnet sind. So sind es im Oligoklas-Sonnenstein kleine Täfelchen aus Hämatit (Eisenoxide), im Labradorit-Sonnenstein hingegen kleine Körnchen aus metallischem Kupfer.

Die Fundorte des Sonnensteins sind in Madagaskar, Kanada, Indien, Norwegen und im US-Staat Oregon. Steine aus Indien oder Norwegen sind in der Regel undurchsichtig und intensiv orange- bis rotbraun schillernd. Sie gehören zu den Oligoklas-Sonnensteinen. Steine aus Oregon hingegen sind eher durchscheinend bis klar und können in Tönungen von Rot, Pink über Orange, Gelb, Grün bis Blaugrün auftreten. Hier handelt es sich um Labradorit-Sonnensteine.

Heilwirkung

SEELE: Zeigt die Sonnenseiten im Leben auf, wirkt stimmungsaufhellend, hilft, das Positive zu sehen und Angst, Sorgen und Depressionen zu überwinden. Selbstwertgefühl und Selbstvertrauen werden gesteigert.

GEIST: Fördert den Optimismus und Tatendrang.

KÖRPER: : Löst Verengungen oder gar Verstopfungen der Blutgefäße und bewahrt dadurch vor Embolien, die durch Blutgerinnsel oder Blutvergiftungen hervorgerufen werden. Durchblutungsstörungen, die sich in kalten Händen oder Füßen äußern, behebt Sonnensteinwasser, welches auch gegen Gicht erfolgreich eingesetzt wird. Bronchialerkrankungen werden durch den Stein gelindert. Schlaganfällen und Lähmungen im zentralen Nervensystem wirkt der Stein entgegen und hilft bei Bluthochdruck und Atherosklerose. Durch die Stimulation des vegetativen Nervensystems fördert er

Beleuchtet man den Sonnenstein, dann reflektieren die Einschlüsse farbige Lichtblitze. Dieser Effekt (Aventurisieren) ist besonders stark beim Labradorit-Sonnenstein ausgeprägt.

Sonnenstein

Mineralklasse

Gerüst-Silikate

Kristallsystem

triklin

Chemische Formel

$Na[AlSi_3O_8]$
$Ca[Al_2Si_2O_8]$ + Fe oder Cu

Härte

6 bis 6,5

Verwechslung

Brauner Aventurinquarz

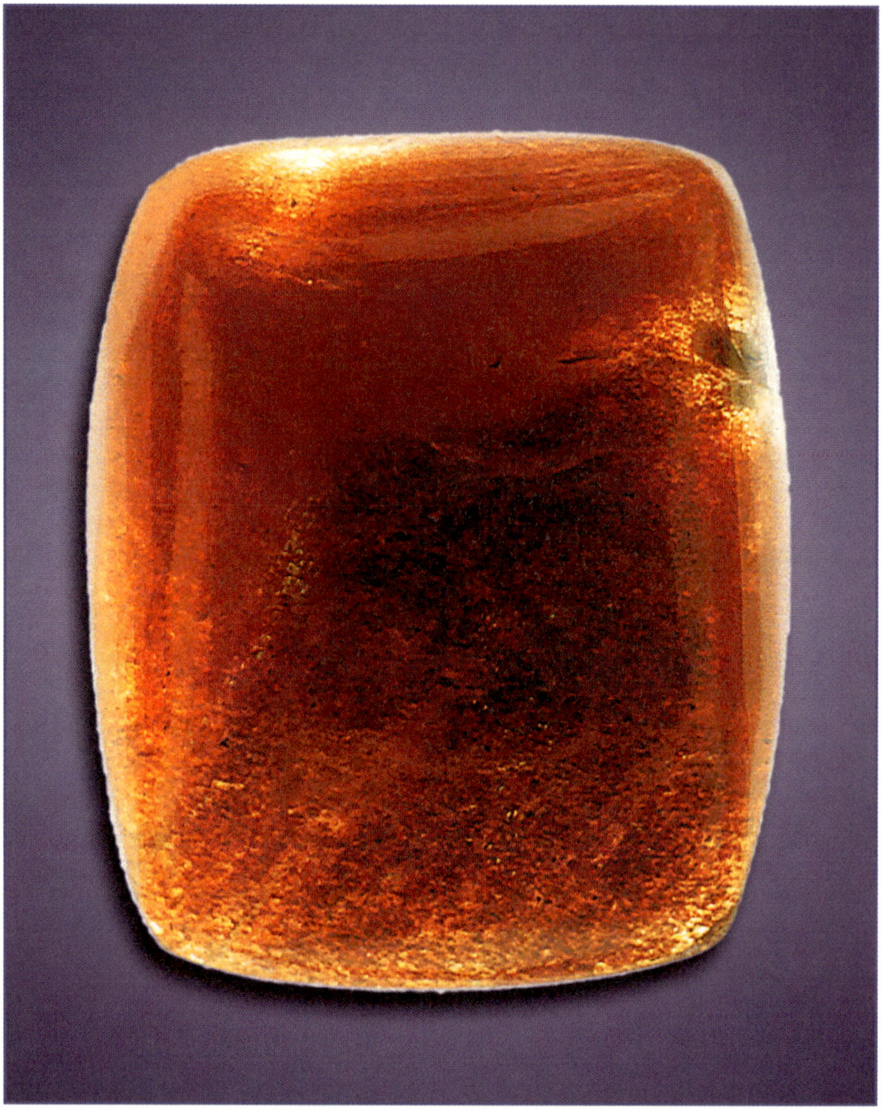

Der Sonnenstein bewahrt seinen Träger davor, Luftschlösser zu bauen und sich in Träumereien zu flüchten.

die Harmonie aller inneren Organe. Außerdem hilft er bei Schlafstörungen und bei durch Schlafmangel verursachten Erschöpfungszuständen.

Wie wendet man den Sonnenstein an?

Sonnensteine werden als Roh- und Trommelsteine, als Handschmeichler und Anhänger angeboten, sind jedoch im Fachhandel recht selten. Um seine Wirkung voll entfalten zu können, sollte man den Stein direkt auf der Haut tragen.

Einmal im Monat sollte der Sonnenstein unter fließendem lauwarmem Wasser gereinigt und entladen werden. Zum Aufladen legt man ihn mehrere Stunden direkt in die Sonne.

Sugilith

Der Sugilith, ein beliebter violetter Schmuckstein, gilt als einer der kräftigsten Heilsteine.

»New-Age-Stein«

Der Sugilith wurde 1944 von dem Mineralogen Dr. Kenichi Sugi im Südwesten Japans entdeckt. Ihm verdankt der Stein auch seinen Namen. 1976 beschrieb ihn erstmals ein japanisches Autorenteam im Mineralogical Journal. In kürzester Zeit wurde der Sugilith als Heilstein sehr bekannt.

In esoterischen Kreisen avancierte er rasch zum »New-Age-Stein«. Noch heute glauben viele Esoterikanhänger, dass der Sugilith durch die Kraft aller Planeten aus der Tiefe der Erde geholt wurde, um die Menschheit vor UV-Strahlung, massiven Erkrankungen und Größenwahn zu schützen.

Vorkommen, Entstehung und Erscheinungssystem

In kleineren Mengen entdeckte man den Sugilith in Japan und Indien. Eine größere Anzahl dieses begehrten Edelsteines wurde allerdings nur in der Kalahari-Wüste in Südafrika, der »Wiege der Menschheit«, gefunden. Die einzige dort bislang bekannte Fundstelle ist bereits erschöpft.

Der Sugilith tritt in verschiedensten Formen auf. Man kann zwischen den kleinen, rosafarbenen Kristallen in Indien, den bräunlich gelben Körnchen in Japan und den tiefvioletten, derben Massen in Südafrika unterscheiden. Letztere bilden sich aufgrund von Einwirkungen hydrothermaler Lösungen auf sedimentäre Manganerze.

Im Rohzustand ist der Sugilith matt bis seidenglänzend. Eine abweichende Färbung entsteht durch ein Gemisch mit anderen Mineralien: Er erscheint schwarz durch die Mischung mit Braunit, grau mit Pektolith und weiß mit Baryt oder Chalcedon. Bei letzterer Mischung wird der Sugilith heller und transparenter und erhält bei höherem Chalcedonanteil einen Harz- oder Glasglanz.

Der Sugilith ist ein neuer Stein. Aufgrund seiner violetten Farbe wurde er bald nach seiner Entdeckung bei Esoterikern zum »New-Age-Stein«.

Heilwirkung

SEELE: Hilft, Konflikte ohne Kompromisse zu lösen und mildert den Umgang mit Kummer und Unangenehmem. Therapeutische Maßnahmen bei Ängsten, Paranoia oder Schizophrenie werden durch den Sugilith erleichtert. Suchtmittelabhängigen verhilft er während der Entzugstherapie zu stärkerer Willenskraft.

Außerdem erleichtert der Stein das Wiedererlangen der Selbstkontrolle und die Selbstverwirklichung selbst nach schwersten Schicksalsschlägen. So gibt er besonders den Menschen Kraft, die nach Krankheiten oder Unfällen ein völlig neues Leben beginnen müssen.

Sugilith

Mineralklasse
Ring-Silikate

Kristallsystem
hexagonal

Chemische Formel
$(K, Na)_2/(Fe, Ti)_2(Li, Al)_3[Si_{12}O_{30}]$

Härte
6,5 bis 7

Verwechslung
dunkler Amethyst
dunkler Rosa-Chalcedon
Charoit
violetter Dumortierit
Lavendeljade

Bei Kindern mit starker Legasthenie kann der Sugilith erfolgreich eingesetzt werden.

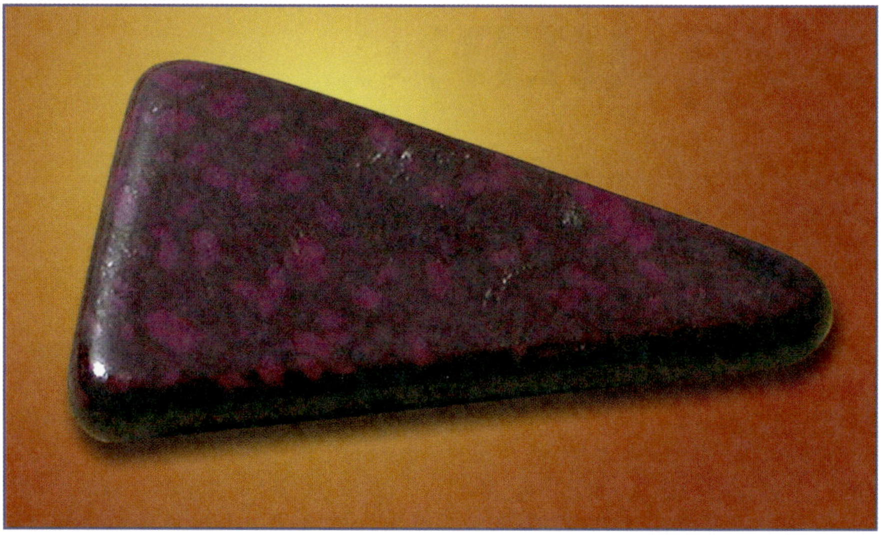

GEIST: Aktiviert Geist, Körper und Seele und stärkt so gegen die Einwirkung negativer Kräfte der Mitmenschen. Stark vom Schicksal geplagten Menschen zeigt er eine neue Lebenserfüllung und schenkt Lebensfreude, Optimismus, Wärme und Licht. Der Stein hilft, Lösungen bei aussichtslos erscheinenden Konflikten zu finden.

KÖRPER: Der Sugilith zählt zu den kräftigsten Heilsteinen. Er wird besonders zur Bekämpfung von schweren Erkrankungen im fortgeschrittenen Stadium sowohl bei Menschen als auch bei Tieren eingesetzt. Er ist ein starker Therapiestein bei Schlaganfällen, Infarkten, schweren Gehirnerkrankungen oder -erschütterungen und Querschnittslähmungen. Die Sinne werden geheilt und gekräftigt und innere Organe wie Leber, Galle, Magen sowie Darm gereinigt und gestärkt. Bei Krebserkrankungen heilt er bis in ein fortgeschrittenes Stadium und bewahrt zudem den Organismus vor weiteren krebsartigen Geschwulsten. Suchterkrankungen können mit Hilfe des Sugilith geheilt werden. Er hilft bei Epilepsie und Bewegungsstörungen. Als einziger Stein beugt der Sugilith Aids vor und kann die Krankheit im Anfangsstadium sogar heilen. Aus den USA stammt die folgende Erfahrung: »Aids fürchtet den Sugilith.«

Wie wendet man den Sugilith an?

Sugilith gibt es als Trommelstein, Handschmeichler, Anhänger, Kugel, Pyramide, Kette und Donuts. Er sollte am Körper getragen bzw. bei Schmerzen direkt auf die entsprechenden Stelle aufgelegt werden.

Der Stein muss einmal in der Woche über Nacht in einer trockenen Schale mit Hämatit-Trommelsteinen entladen werden. Aufgeladen wird er nicht, da er extrem viel Energie in sich birgt. Möchten Sie dem Stein jedoch etwas Gutes tun, so sollten Sie ihn ab und zu über die Spitzen einer Bergkristallgruppe legen.

Tigerauge

Das Tigerauge mit seinem goldenen, seidigen Glanz ist ein bekannter Schmuckstein der Quarzgruppe, der auch zur Meditation und zu Heilzwecken verwendet wird.

Das Auge des Tigers

Das Tigerauge verdankt seinen Namen der Struktur, die bei speziellem Schliff durch goldig seidenen Schimmer an die Augen von Tieren erinnert. Um es vom Falkenauge und anderen Mineralien mit ähnlichem Glanz zu unterscheiden, wurde es ab Mitte des 19. Jahrhunderts *Tigerauge* genannt.

Schon in früher Zeit ehrten Araber und Griechen diesen Stein, der »lustig macht und die Sinne schärft«. Der Stein sollte auch vor kriminellen Einflüssen schützen, falsche Freunde abwehren und Freundschaften stärken. Im Mittelalter benutzte man das Tigerauge als Amulett gegen Hexen, Dämonen und den »bösen Blick«.

Vorkommen, Entstehung und Erscheinungssystem

Das Tigerauge gehört zur Gruppe der Quarze und entsteht durch die Oxidation von Krokydolithfasern und ihre Umwandlung in Limonit. Dabei »verwittert« das zuerst entstehende Falkenauge (siehe Seite 74) zu Tigerauge. Tigerauge ist goldgelb bis braun und hat schillernde Flächen.

Das Tigerauge wird in Südafrika und Westaustralien sowie in den USA gefunden.

Heilwirkung

SEELE: Lindert Depressionen und hilft, sich von Stimmungsschwankungen und Stress nicht aus dem Gleichgewicht bringen zu lassen; trägt dazu bei, in schwierigen Lebenslagen den Mut nicht zu verlieren.

GEIST: Verleiht besseren Durchblick in komplizierten Situationen, beseitigt Zweifel und Entscheidungsschwierigkeiten und steigert die Konzentrations- und Lernfähigkeit.

KÖRPER: Regelt Hormonstörungen und wirkt bei Übererregung der Nerven und Überfunktionen der Nebennieren. Der Stein heilt Knochen- und Gelenkerkrankungen. Auch bei motorischen Störungen wie z.B. Epilepsie kann das Tigerauge eingesetzt werden, denn es stärkt das Kleinhirn, in dem sich das Zentrum der Bewegungskoordination befindet. Krämpfe, zeitweiser Bewusstseinsverlust und Verfolgungswahn können geheilt werden. Asthmatiker sollten diesen Stein immer bei sich tragen. Das Tigerauge entfaltet sein Heilkraft vor allem am Kopf. So lindert der Stein Migräne und starke Kopfschmerzen. Es hilft bei Schizophrenie, Bewusstseinsstörungen, Größenwahn und Verfolgungs-

Menschen, die ein Tigerauge als Schutzstein bei sich tragen, können nicht mehr »über den Tisch gezogen werden«.

Tigerauge

Mineralklasse

Oxide, Quarz-Gruppe

Kristallsystem

trigonal

Chemische Formel

SiO_2 + FeOOH + (Al, Mg, Na)

Härte

7

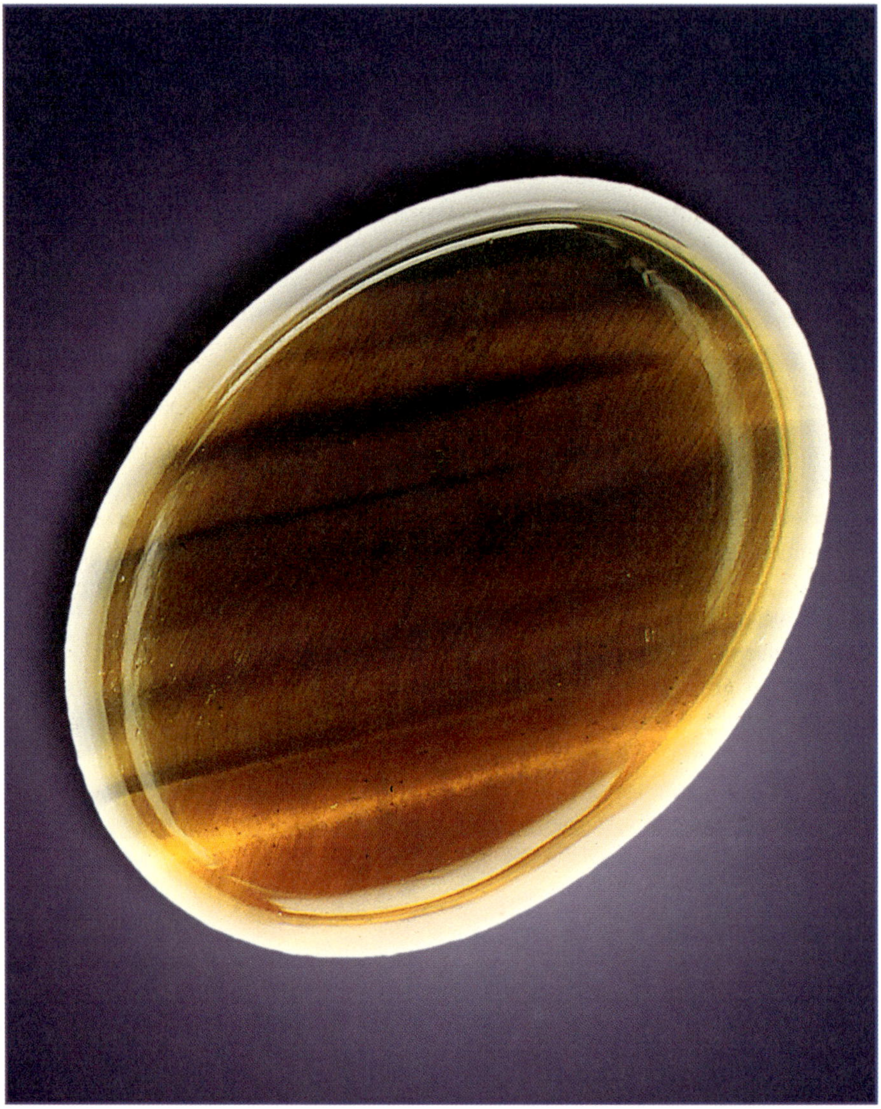

Die im Tigerauge vorhandenen Limonit-Fasern erzeugen bei rundem Schliff Lichteffekte, die an ein Auge erinnern.

wahn. Krampfanfälle werden durch den Stein gelindert.

Wie wendet man das Tigerauge an?

Das Tigerauge gibt es als Roh- und Trommelstein, Handschmeichler, Kugel, Pyramide, Kette, Anhänger und Donut. Da der Stein die Energie im Körper hemmt, sollte man ihn nur so lange tragen, bis die gewünschte Wirkung eingetreten ist, jedoch niemals länger als eine Woche.

Ein- bis zweimal pro Monat wird das Tigerauge unter fließendem lauwarmem Wasser gereinigt und entladen. Aufgeladen wird der Stein zwei bis drei Stunden an der Sonne oder in einer Bergkristallgruppe.

Topas

Der Topas ist ein seit vielen Jahrhunderten in der Edelsteintherapie bekannter und geschätzter Heilstein. Für Hildegard von Bingen ist er einer der wichtigsten Heilsteine.

Der Stein des Jupiters

Der Topas (griechisch *topazion*, lateinisch *topazus*) wurde wahrscheinlich nach der Insel *Topazos* im Roten Meer benannt, wo er einst gefunden wurde. Es ist aber ebenso möglich, dass der Name aus dem Sanskrit übernommen wurde, wo *topas* »Feuer« bedeutet.

Der Topas gehört zu den sehr alten Heil- und Schmucksteinen. In der Antike galt er bei allen Völkern als Stein Jupiters; damit war er das Machtsymbol des Herrschers und sollte diesem Weisheit verleihen. Im alten Mexiko nutzte man den Stein zur Wahrheitsfindung: Seine Farbe verdunkelte sich, wenn ein Anwesender log.

Auch als Schmuckstein wurde der Topas sehr geschätzt. So wurden seinerzeit in die englische Königskrone 480 Goldtopase aus dem Erzgebirge eingearbeitet. Der wohl berühmteste Topas ist der brasilianische *Braganza*, ein Stein von 1680 Karat, der heute zum portugiesischen Staatsschatz gehört.

Der Topas in der Hildegard-Medizin

Hildegard von Bingen schätzte den Topas als Heilstein sehr. Sie beschreib seine Entstehung mit folgenden Worten: »Der Topas wächst um die neunte Tagesstunde in der Sonnenhitze, und zwar kurz vor der neunten Stunde, weil dann die Sonne infolge der Hitze des Tages und der Luftbewegung ganz rein und heiß ist. Er hat nur wenig Luft und Wasser in sich. Er ist klar und klarem Wasser sehr ähnlich. Seine Farbe gleicht mehr dem Gold als dem Gelb. Er widersteht der Hitze und dem Gift, das heißt einer Vergiftung und Feindschaft . Er duldet dies nicht, so wie auch das Meer keine Verunreinigung vertragen kann.«

Den *Topazius*, so nannte Hildegard den Stein, empfahl sie bei vielen Beschwerden und Erkrankungen. So senkte der Stein Fieber, wenn man mit ihm in weichem Brot drei Grübchen machte, in die man reinen Wein goss. Anschließend musste man den Wein betrachten und dabei folgende Worte sprechen: »Ich erblicke mich, wie Cherubim und Seraphim im Spiegel Gott anblicken, damit er diese Fieber von mir nehme.« Auch sollte der Topas vergiftete Speisen und Getränke durch Schwitzen anzeigen.

Sehstörungen behandelte Hildegard, indem sie einen Topas drei Tage und Nächte in Wein legte, und dann vor dem Schlafengehen die Augen mit dem feuchten Stein bestrich. Auch bei Aussatz, einer zur Zeit Hildegards

Den Topas gibt es vielen unterschiedlichen Farben, die von zartem Rosa über Gold bis zu Blau reichen.

Topas

Mineralklasse
Insel-Silikat

Kristallsystem
rhombisch

Chemische Formel
$Al_2[F_2(SiO_4]$ + OH + (Cr, Fe, Mn, P)

Härte
8

Verwechslung
Apatit
Aquamarin
Brasilianit
Chrysoberyll
Citrin
Orthoklas
Saphir
Spinell
Turmalin
Zirkon

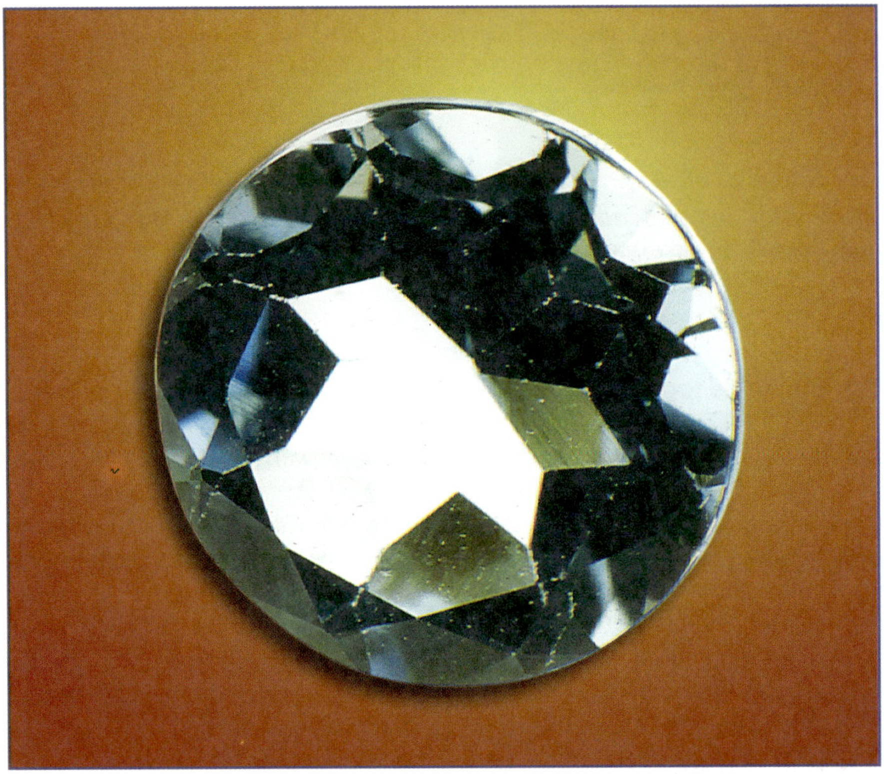

häufigen Erkrankung, half der Topas: Man musste einen Ziegelstein erhitzen, Haferspreu darauf legen und den Topas über den Rauch halten. Mit dem beschlagenen Stein wurden dann die Stellen des Aussatzes bestrichen. Anschließend wurde Olivenöl, das mit Veilchensaft vermischt war, auf dieselben Stellen gegeben. Schließlich ist bei Hildegard zu lesen, dass der Topas vor negativer Energie schützt.

Vorkommen, Entstehung und Erscheinungssystem

Der Topas bildet sich, wenn heiße fluorhaltige Gase auf Aluminiumsilikate einwirken, die in Gängen saurer Plutoniten liegen. Je nach Art der Beimengungen erhält der Topas die verschiedenen Farben: So ist Chrom für die gelbe, Eisen für die blaue, Mangan für die bräunliche und Phosphor für die goldenen Färbung verantwortlich.

Man findet den Topas in Sri Lanka, Südwestafrika, Norwegen, Brasilien, Mexiko, im Ural und in den USA.

Heilwirkung

SEELE: Der Goldtopas schützt vor Depressionen sowie starker seelischer Anspannung und vertreibt chronische Erschöpfung. Unter das Kopfkissen gelegt, hilft er bei unruhigem Schlaf, Schlaflosigkeit, Nachtwandeln und Mondsüchtigkeit. Der weiße Topas hilft, wenn man sich auf etwas Neues einstellen muss. Der blaue Topas inspiriert künstlerisch.

GEIST: Der Goldtopas hilft sehr gut bei Prüfungsangst. Er stärkt das Selbstbewusstsein. Alle Topase führen zu Offenheit und Ehrlichkeit.

KÖRPER: Goldtopas stärkt den gesamten Organismus und hilft bei Kreislaufschwäche. Außerdem reguliert er die Drüsenfunktionen und stimuliert das Immunsystem. Der weiße Topas lindert Magenschleimhautentzündungen und wirkt positiv bei Magenblutungen und -geschwüren. Der blaue Topas hilft bei Halsschmerzen und Entzündungen des Hals-Nasen-Rachen-Raums. Er schützt Kehlkopf und Stimmbänder. Alle Topase verbessern die Verdauung und helfen bei Magersucht (Anorexia nervosa).

Wie wendet man den Topas an?

Topase gibt es als Roh- und Trommelsteine, Kristalle, Handschmeichler, Anhänger und Ketten. Um seine volle Heilkraft zu entwickeln, sollte der Topas getragen werden. Zur Meditation kann er entweder betrachtet oder auf die Stirn aufgelegt werden.

Der Topas wird ein- bis zweimal monatlich unter fließendem lauwarmem Wasser entladen. Ketten legt man zum Reinigen und Entladen über Nacht in eine trockene Schale mit Hämatit-Trommelsteinen. Zum Aufladen legt man den Topas niemals in die Sonne – sie würde dem Stein die Farbe entziehen –, sondern über Nacht in eine Bergkristallgruppe.

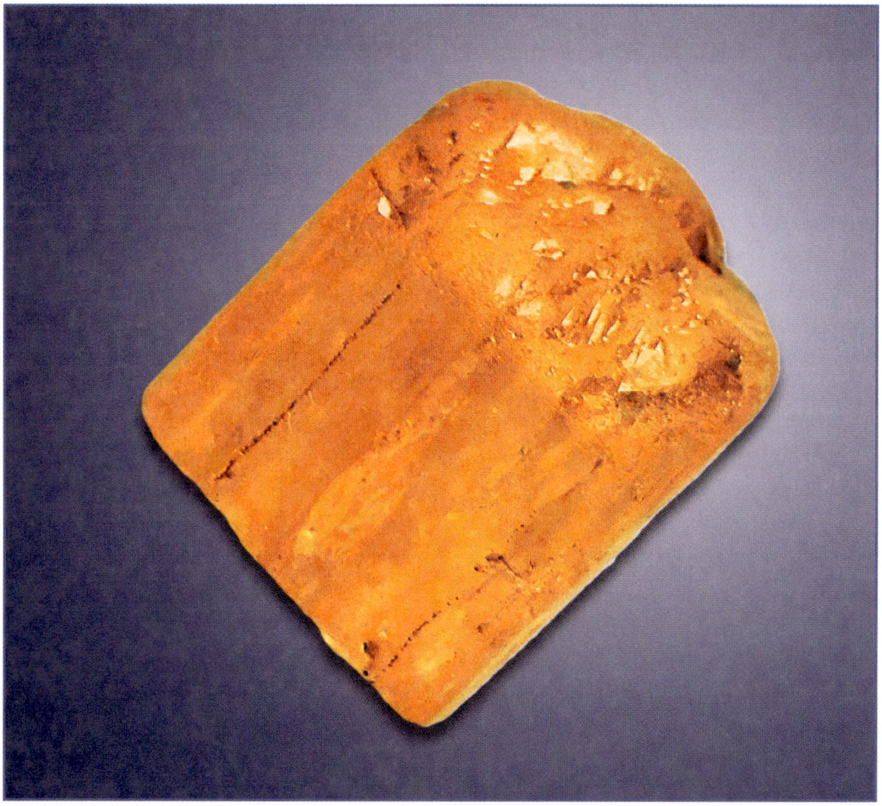

Der Goldtopas besitzt den Ruf, bei seinem Träger die Spielsucht zu unterdrücken.

Türkis

Der Türkis besteht aus mikroskopisch kleinen Kristallen und gilt als »lebendiger« Stein. Er ist ein starker Heilstein und auch als Schmuckstein sehr beliebt.

Durch die Kombination mit Silber, wie man es oft bei Indianerschmuck findet, werden die Heilkräfte des Türkis noch verstärkt.

Der heilige Stein der Indianer

Der Türkis gelangte mit Seefahrern aus dem Orient über die Türkei nach Europa, weshalb er anfangs *türkischer Stein* und später *Türkis* genannt wurde. In der Antike hieß er auch *Kallait*, was vom griechischen *kallainos* »grün und blau schillernd« entlehnt wurde.

Die Griechen und Ägypter verehrten den Türkis als Schmuck- und Heilstein. Oftmals diente er auch als Grabbeigabe. Der Türkis besaß angeblich die Eigenschaft, alles Böse vom Körper fernzuhalten und vor einem unnatürlichen Tod zu bewahren. Der Stein galt als ein unermüdlicher Warner und Schutzstein, da er sich bei schweren Krankheiten und Schicksalsschlägen verfärbt.

Türkise sind die heiligen Steine der Indianer. Sie verehren diesen Stein als Schutz- und Heilstein, der für sie eine direkte Verbindung von Himmel und Seen herstellt. Vor allem in Verbindung mit Roter Koralle, so glauben sie, entfaltet der Türkis seine ganze Kraft.

Bei den Persern wurde er zur Zeit Zarathustras als Zeichen der Reinheit verehrt. Im Mittelalter glaubte man, dass der Türkis Frauen Glück und Zufriedenheit, den Männern Macht und Erfolg bringt.

Vorkommen, Entstehung und Erscheinungssystem

Der Türkis entsteht sekundär, wenn kupferhaltige Lösungen auf aluminium- und phosphathaltige Gesteine einwirken. Dabei bilden sich Adern, Knollen und Spaltenfüllungen aus Türkis. Der Stein besteht aus mikroskopisch kleinen Kristallen in Nieren- oder Traubenform; er ist körnig oder faserig undurchsichtig. Nur in bester Qualität ist dieser Stein wirklich türkisfarben; in den meisten Fällen erscheint er eher blass blaugrün bis apfelgrün.

Bedeutende Türkisvorkommen sind in den USA, Mexiko, Israel, Persien, Afghanistan, China und Ägypten.

Heilwirkung

SEELE: Stärkt das Selbstvertrauen und Durchsetzungsvermögen; der Stein macht aktiv und schenkt neue Energie. Stimmungsschwankungen werden ausgeglichen, apathische Opferhaltungen aufgelöst.

GEIST: Durch den Türkis wird man zwar innerlich ruhig, bleibt aber trotzdem hellwach und handlungsfreudig. Er fördert eine gute Intuition und Voraussicht.

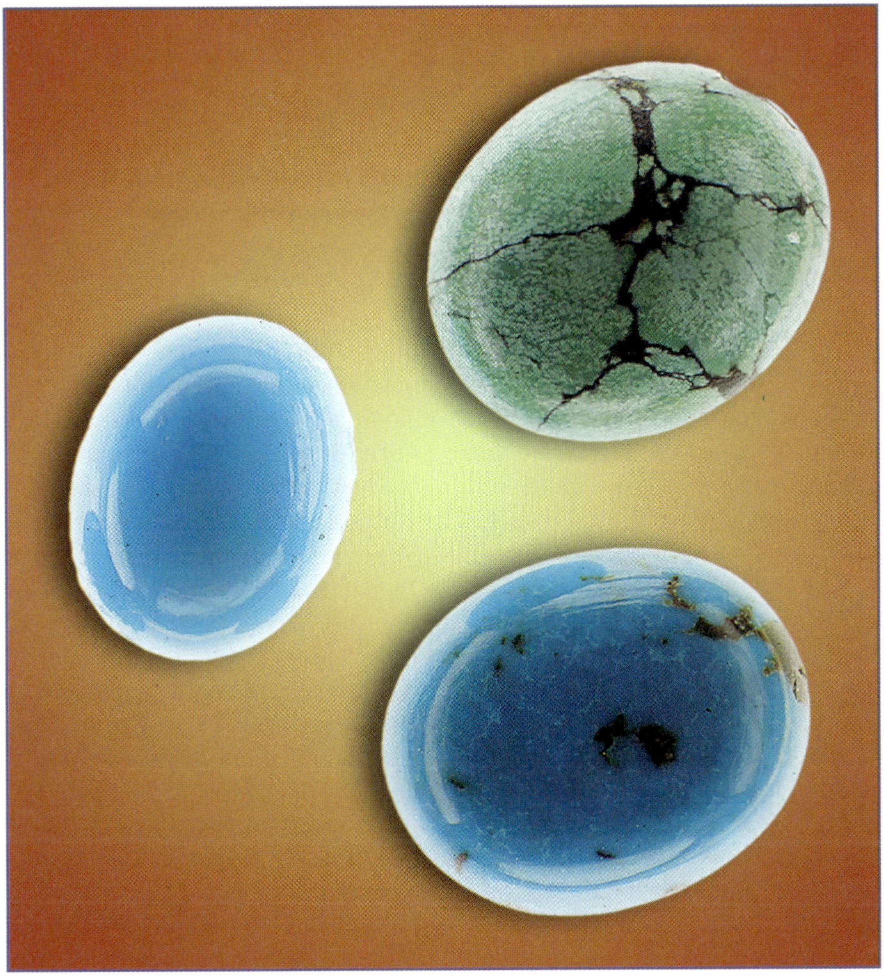

Türkis

Mineralklasse
Phosphate

Kristallsystem
triklin

Chemische Formel
$CuAl_6[(OH)_2/(PO_4)]_4 \times 5H_2O$ + Ca, Cr, Fe, Mn, S

Härte
5 bis 6

Verwechslung
Amazonit
Chrysokoll
Hemimorphit
Smithsonit
Variscit
Vivianith

KÖRPER: Wirkt entzündungshemmend, schmerzlindernd, krampflösend, entgiftend, entsäuernd und hilft so bei Nierenleiden, Wassersucht, Blasenschwäche, Anämie und auch Herzbeschwerden. Er stärkt Lungen, Augen und Schleimhäute. Magenschmerzen verschwinden. Rheuma, Gicht und Virusinfektionen werden gelindert.

Wie wendet man den Türkis an?

Den Türkis gibt es als Roh- und Trommelstein, als Handschmeichler, Kugel, Kette, Anhänger und Donuts. Auch bei der Herstellung von Indianerschmuck wird er oftmals verwendet. Der Stein entfaltet seine Wirkung am besten, wenn man ihn auf den Solarplexus legt.

Türkise sollten einmal im Monat in einer Schale mit Hämatit-Trommelsteinen entladen werden. Verfärbt sich der Stein, muss er umgehend entladen werden.

Der Türkis wird in einer Bergkristallgruppe oder mit Kupfernuggets aufgeladen.

Der Türkis darf nicht an der Sonne aufgeladen werden, da er hitzeempfindlich ist.

Turmalin

Der Turmalin, der in den verschiedensten Farben vorkommt, wird meist geschliffen und zu kostbarem Schmuck verarbeitet.

Je nach Farbe besitzen Turmaline sehr unterschiedliche Heilwirkungen.

Der leuchtende Stein

In der Antike glaubte man, der Turmalin leuchte aus sich heraus. So wird von den alten Griechen überliefert, das Standbild einer Göttin, welches mit Turmalin geschmückt war, habe nachts einen Tempel erleuchtet. Bei den Arabern gilt der Turmalin als Stein der Sonne. Heute weiß man, dass dieser Stein sich durch Reibung elektrostatisch auflädt. Der Name des Steins wurde aus dem Singhalesischen entlehnt (*turamalli* »bunte Steine«).

Im Deutschland des Biedermeier war der Turmalin in allen seinen Farbrichtungen der beliebteste Schmuckstein.

Vorkommen, Entstehung und Erscheinungssystem

Der Turmalin bildet sich primär aus saurem, borhaltigem Magma. Durch chemische Veränderungen verschiedener Gesteine entsteht die typische Nadelform des Turmalin. Diese Nadeln bohren sich von unten nach oben gebündelt durch Granit und Kiesel. Die für die Färbung verantwortlichen Metalle dringen in das entstehende Kristall an der Spitze ein. Es sind manchmal bis zu zwanzig Bestandteile in einem Kristall enthalten. Durch Eisen erhält der Turmalin eine grüne und blaue Färbung; Chrom ist für einen smaragdgrünen und Kobalt für einen violetten Farbton verantwortlich. Auch Nickel, Mangan, Lithium und Titan haben Einfluss auf die Farbe des Steins. Aufgrund der verschiedenen Mineralarten werden derzeit zwölf Turmaline differenziert. Durch seine drei- bis neunseitigen Säulchen, die seitlich leicht abgerundet und gerippt erscheinen, erinnert der Turmalin an Pflanzenstängel. Wenn sich der Turmalin unten grün und zur Spitze hin rosa verfärbt hat, erscheint eine Verwandtschaft mit der Pflanzenwelt offensichtlich. Oft sind die kleinen Säulen in der Mitte farblos.

Mit seiner Farbenvielfalt übertrifft der Turmalin alle anderen Edelsteine. Das Spektrum reicht von Farblos über Gelb, Grün in allen Varianten hin zu Rot, Rubinrot, Rosa und Hellblau, Indigoblau bis Schwarzblau.

Zahlreich wie die Farbvarietäten sind auch die Fundorte des Turmalins: Er wurde in Brasilien, Südafrika, Sibirien, Sri Lanka, Siam, Australien, Ostafrika, auf Madagaskar und Elba, in den USA und auch in Tirol entdeckt.

Heilwirkung

SEELE: Der Turmalin ist wegen seiner energetischen Leitfähigkeit und seinem Reichtum an Mineralstoffen ein

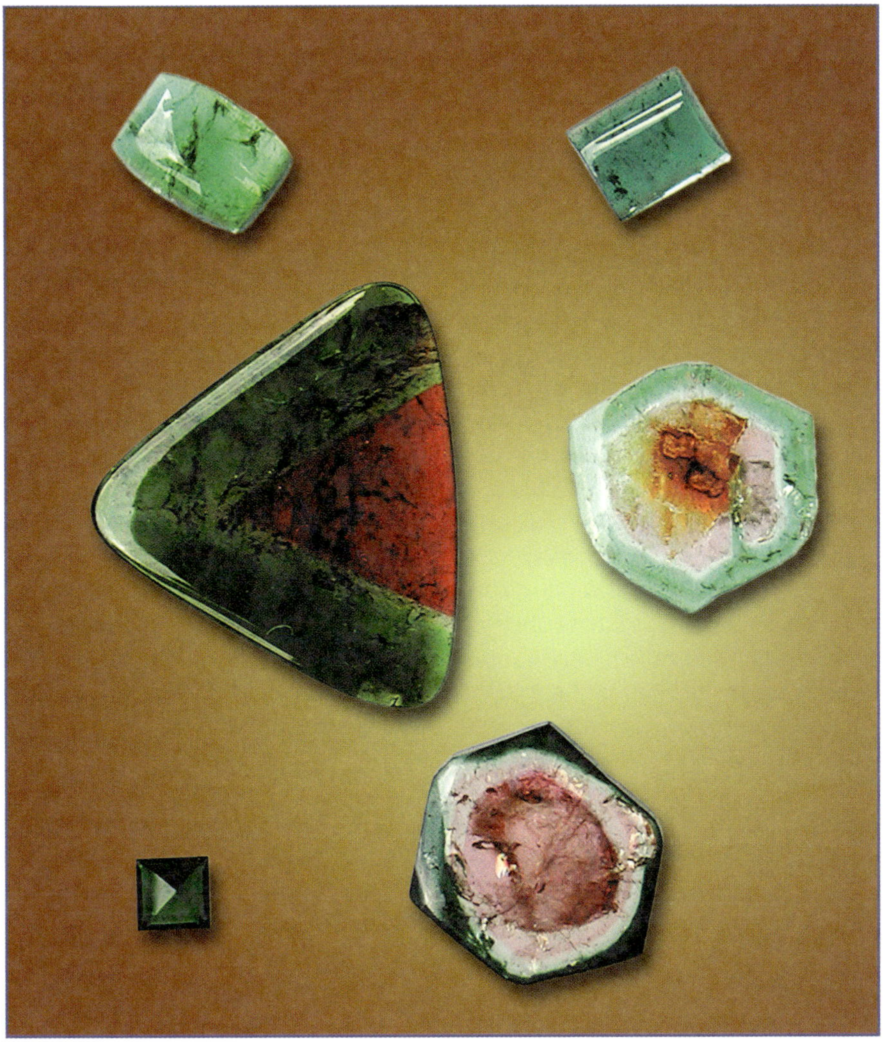

Turmalin

Mineralklasse

Ring-Silikate

Kristallsystem

trigonal

Chemische Formel

$xy_3Z_6[(OH, F)_4(BO_3)_2Si_6O_{18}]$; X = Na, K, Ca, Y = Li, Al, Mg, Fe, Mn, Z = Al, Fe, Cr, V

Härte

7 bis 7,5

Verwechslung

Amethyst
Andalusit
Citrin
Epidot
Peridot
Rauchquarz
Rosa Topas
Zirkon u. v. a.

belebender und aufbauender Heilstein. Er hilft, Seele, Körper und Geist in Einklang zu bringen. Unsere Kreativität und Wahrnehmungsgabe wird durch Turmalin gefördert. Der schwarze Turmalin schützt den Körper vor negativen Einflüssen wie Misstrauen, Neid, Eifersucht oder Untreue. Der rote und rosafarbene Turmalin sensibilisiert, lässt Grenzen erkennen und erfüllt mit Liebe, Glück und Lebenslust. Der blaue Turmalin fördert die Selbstständigkeit und das Selbstvertrauen. Gelbbrauner Turmalin bewirkt Offenheit und Hilfsbereitschaft. Der farblose Turmalin stärkt das Vertrauen in die eigenen Fähigkeiten und fördert das Erinnerungsvermögen. Die grünen Varianten helfen, sich in festgefahrenen Situationen neu zu orientieren.

GEIST: Fördert die Konzentrationsfähigkeit und beruhigt die Nerven. Auch Gemeinschaftssinn und soziales En-

Grüner Turmalin soll das Eigentum sichern und Wohlstand bringen.

gagement werden gestärkt. Der Stein hilft, Fehler besser zu erkennen und zu bereinigen.

Der Turmalin wird am Körper getragen oder bei akuten Beschwerden direkt auf die dementsprechende Stelle aufgelegt.

KÖRPER: Der gelblich braune Turmalin fördert die Regeneration der Zellen und hilft so auch bei Hautkrankheiten. Durch farblosen Turmalin werden Nerven und Immunsystem gestärkt und der Hormonhaushalt ausgeglichen. Durchblutung und Blutreinigung werden durch roten Turmalin angeregt. Der blaugefärbte Stein wirkt positiv auf Nieren- und Blasenfunktion und beschleunigt den Heilungsprozess bei Brandwunden. Grüner Turmalin stärkt das Herz und fördert die Entgiftung, er hilft sowohl bei Verstopfung, als auch bei Durchfall. Schutz und Heilung bei Strahlenkrankheiten oder Sonnenbrand bewirkt der schwarze Turmalin. Er lindert auch Juckreiz und Schmerzen, beispielsweise bei Gürtelrose, Arthritis, Gesichtslähmung und Krebsgeschwulsten. Durch seine Kraft löst er Energieblockaden und stärkt die Muskulatur.

Wie wendet man den Turmalin an?

Turmaline gibt es als Roh- und Trommelsteine, Kristalle, Handschmeichler, Anhänger, Kugeln, Ketten und – eher selten – als Donuts. Der Stein wird am Körper getragen oder bei akuten Beschwerden direkt auf die entsprechende Stelle aufgelegt.

Turmaline sollten regelmäßig unter fließendem lauwarmem Wasser gereinigt und entladen werden. Aufgeladen werden sie nur einige Stunden an der Sonne oder auch in einer Amethystdruse.

Zirkon

Zirkon ist unter der Bezeichnung* Hyazinth *seit der Antike bekannt. Er wird als Edel-, Schmuck- und auch Heilstein sehr geschätzt.

Der Bruder des Diamant

Als *Diamant des Volkes* oder als *Bruder des Diamants* bezeichneten die alten Römer und Griechen den Zirkon, da er nach dem Diamant die höchste Lichtbrechung aufweist, jedoch deutlich billiger als dieser war. Der Name *Zirkon* wurde erst Ende des 18. Jahrhunderts eingeführt; vorher bezeichnete man diesen Edelstein zusammen mit anderen, farbähnlichen Steinen als *Hyazinth*. *Zirkon* geht auf arabisch *sarkun* bzw. persisch *zargun* (»goldfarben«) zurück.

Als Heilstein hat sich vor allem der braune Zirkon bewährt, der auch heute noch den Namen Hyazinth trägt.

Der Zirkon in der Hildegard-Medizin

»Der Hyazinth entsteht in der ersten Tagesstunde aus dem Feuer, wenn die Luft erst eine milde Wärme hat. Er ist eher luftartig als feurig. Deshalb reagiert er auch auf die Luft und passt manchmal seine Eigenwärme der Luft an. Und doch ist er auch feurig, weil er ja aus dem Feuer stammt.« So beschreibt Hildegard von Bingen die Entstehung des Zirkon, der auch ihr unter dem Namen *Iacintus* (»Hyazinth«) bekannt war. Sie verwendete den Stein zur Behandlung von Sehschwäche: Hierzu soll man den Stein gegen die Sonne halten. Hysterische Lachkrämpfe lassen sich laut Hildegard damit beheben, dass man einen Zirkon in den Mund nimmt. Bei Herzschmerzen sollte man mit dem Zirkon ein Kreuzzeichen machen und dabei eine bestimmte Formel sprechen. Menschen, die unter Liebeswahn und Wollust leiden, sollten immer einen Zirkon bei sich tragen und bei Bedarf eindringlich betrachten.

Vorkommen, Entstehung und Erscheinungssystem

Der Zirkon bildet sich liquidmagmatisch in Granit, Symit und deren Pegmatiten. Aufgrund der Einlagerung von bis zu 10 Prozent Hafnium, Thorium und Uran weisen manche Steine Radioaktivität auf. Der Stein ist meist braun bis braunrot; blaue, orangefarbene, gelbe, rote, grüne oder farblose Zirkone sind sehr selten.

Durch Beimengungen von Hafnium, Thorium sowie Uran sind manche Zirkone radioaktiv.

Fundstellen sind in Russland, Brasilien, Madagaskar, Sri Lanka, Australien und in den USA.

Heilwirkung

SEELE: Hilft, Trennungen und Verluste zu überwinden; Schmerzen, Trauer und Ängste können mit seiner Hilfe besser verarbeitet werden.

Zirkon

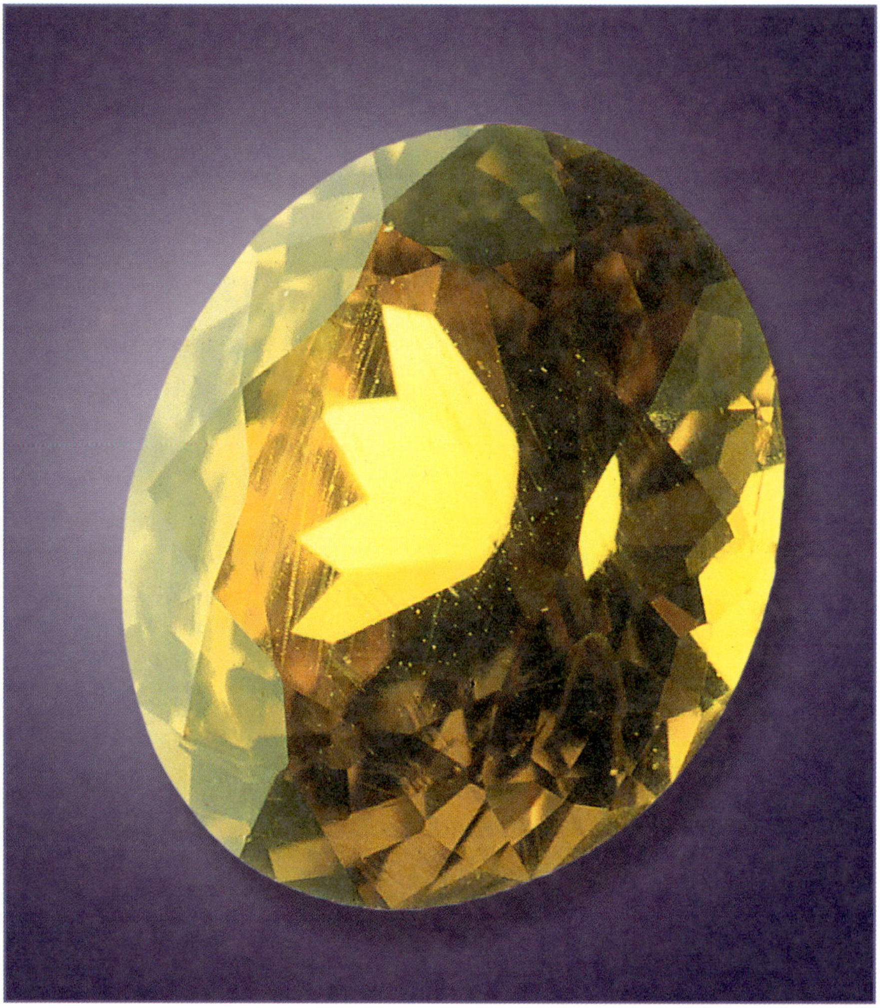

Mineralklasse
Insel-Silikat

Kristallsystem
tetragonal

Chemische Formel
$ZrSiO_4$ + Al, Ca, Fe, P, Y, Ce, Hf, Th, U

Härte
4 6,5 bis 7,5

Verwechslung
Aquamarin
Chrysoberyll
Granat
Saphir
Topas
Turmalin
Vesuvian

Den Zirkon darf man längstens eine Stunde täglich tragen oder auflegen. Nur bei sehr starken Schmerzen und Menstruationsbeschwerden darf man diese Grenze überschreiten.

Geist: Macht seinem Träger bewusst, dass alles vergänglich ist. Dank dieser Einsicht verlieren materielle Dinge an Bedeutung.

Körper: Regt die Funktion von Leber und Galle an, löst Krämpfe und wirkt beruhigend bei Asthmaattacken. Der Stein lindert Atemwegserkrankungen und schwere Erkältungen, wirkt fiebersenkend und entzündungshemmend. Er hilft auch bei Menstruationsbeschwerden.

Wie wendet man den Zirkon an?

Der Zirkon darf längstens eine Stunde täglich getragen oder aufgelegt werden. Lediglich bei starken Schmerzen und Menstruationsbeschwerden kann man diese Grenze überschreiten. Er wird unbearbeitet, also in der Form, wie er in der Natur gefunden wird, als Heilstein verwendet.

Der Stein wird einmal im Monat in trockenem Meersalz ent- und gleichzeitig wieder aufgeladen.

Anhang

Heilanzeigen von A bis Z

Aggressionen: Heliotrop besänftigt; Nephrit schützt vor fremden Aggressionen; Prasem kühlt Gemüter.

Aids: Sugilith wirkt vorbeugend (»Aids fürchtet den Sugilith«).

Akne: Amethyst; Linderung durch Aquamarin, Aventurin; deutliche Besserung durch Peridot.

Albträume: Orangen-Calcit (↗ Calcit); Orangen-Chalcedon (↗ Chalcedon); Heliotrop; Schwarzer Opal (↗ Opal) vorbeugend.

Allergien: Lauwarmes Aquamarinwasser (↗ Aquamarin) lindert Hautallergien; Aventurin stark heilend; Bernstein zur Behandlung von Ekzemen, Pickel, Pusteln, Hautschuppen und -flechten; Dioptas gegen allergische Infektionen der Atemwege; Perlen; Rhodonit stärkt Immunsystem.

Anämie: Edelopale (↗ Opal) regulieren Blutgerinnung; Türkis wirkt entzündungshemmend, schmerzlindernd, krampflösend, entgiftend und entsäuernd.

Angina pectoris: Chrysopras wirkt vorbeugend.

Angst: Apophyllith; Bernstein; Aventurin wirkt gegen Ängste aus der frühen Kindheit; Charoit bei übertriebenen Ängsten; Diamant; Jade gegen Angst vor schwierigen Verhandlungen; Lapislazuli; Mondstein gegen Angst vor der Zukunft; Obsidian löst seelische Blockaden; Schwarzer Opal (↗ Opal) gegen Angst vor Dunkelheit und Alleinsein; Pyrit; Rhodonit lindert Urängste; Sodalith gegen unbegründete Angst; Sonnenstein wirkt stimmungsaufhellend; Sugilith gegen Angst bei Therapien; Goldtopas (↗ Topas) hilft bei Prüfungsangst; Zirkon.

Antriebslosigkeit: Diamant gegen Gefühl der Sinnlosigkeit; Magnetit löst innere Blockaden; Sodalith stellt emotionales Gleichgewicht wieder her.

Appetitlosigkeit: Saphir wirkt positiv entgegen.

Arteriosklerose: Bei erhöhtem Risiko eine Chrysopraskette (↗ Chrysopras) um den Hals tragen.

Arthritis: Bernsteinelixier (↗ Bernstein) als Schwerpunktbehandlung; Linderung durch Sarder; Schwarzer Turmalin (↗ Turmalin) lindert Schmerzen.

Arthrose: Bernsteinelixier (↗ Bernstein) bei der Heilanwendung von Muskel- und Knochenerkrankungen.

Asthma: Apophyllit bei Atemwegsbeschwerden; Aquamarin; Falkenauge und Malachit zur Heilung von chronischem Asthma; Rhodonit schützt durch regelmäßiges Tragen; Asthmatiker sollten Tigerauge immer tragen; Zirkon wirkt beruhigend bei Asthmaattacken.

Atemwegserkrankungen: Amethyst; Apophyllit; Aquamarin; Dioptas schützt vor allem Kinder vor Atemwegserkrankungen; Falkenauge; Malachit bei chronischen Leiden; Pyrit befreit Atemwege von Entzündungen; Rhodonit beeinflusst Lunge und Atemwege; Zirkon wirkt lindernd, fiebersenkend und entzündungshemmend.

Atherosklerose: Obsidianelixier (↗ Obsidian) bewahrt Blutgefäße vor schädlichen Ablagerungen und damit vor Atherosklerose; Sonnenstein wirkt lindernd.

Augenerkrankungen: Achat gegen müde Augen; Aquamarin stärkt die Sehkraft bei Kurz- und Weitsichtigkeit; Aventurin beruhigt überanstrengte Augen; Bergkristall gegen stark tränende Augen; Heilungs- und Linderungschancen bei Grünem und Grauem Star durch Dioptas, der auch Erblindung vorbeugt und bei Bindehautentzündung sowie Netzhautablösung heilend wirkt; Falkenauge mildert Kurzsichtigkeit, schützt vor Hornhautentzündung, Augenverletzungen und überanstrengten Augen; Onyx lindert Augenschmerzen; Rosenquarz schützt vor schädlichen Strahlen und hilft deshalb bei müden Augen; Splitter vom Smaragd in die Augenwinkel gelegt stärken und stabilisieren die Sehkraft; Türkis stärkt die Augen.

Ausschläge: Antimonit bei juckenden Ausschlägen.

Bakterienerkrankungen: Schneeflockenobsidian (↗ Obsidian) heilt Bakterieninfektionen; Schwarzer Opal (↗ Opal) beeinflusst das Immunsystem, dadurch werden Bakterien effektiver bekämpft; Peridot beschleunigt den Heilungsprozess von durch Bakterien verursachten Hauterkrankungen.

Beklemmungen: Jade sorgt für Ausgeglichenheit und Harmonie; Lapislazuli baut Blockaden ab; Nephrit führt zu mehr Ausgeglichenheit; Edelopale (↗ Opal) sorgen für mehr Lebensfreude.

Bewusstseinsstörung: Obsidian erweitert das Bewusstsein; Tigerauge beseitigt Zweifel und Entscheidungsschwierigkeiten.

Bewegungsstörungen: Sugilith ist hier ein starker Heilstein.

Bindehautentzündung: Dioptas wirkt vorbeugend.

Blasenerkrankung: Diamant bei Blasenschwäche; Heliotrop bei Blasenentzündung und chronischer Blasenschwäche; Türkis bei Blasenschwäche; blaugefärbter Turmalin wirkt positiv auf Nieren- und Blasenfunktion.

Blutdruck: Bergkristall wirkt stabilisierend; Lapislazuli ist blutdrucksenkend; Schneeflockenobsidian (↗ Obsidian) gegen zu niedrigen Blutdruck; Prasem reguliert sowohl zu hohen als auch zu niedrigen Blutdruck; Sodalith gegen Bluthochdruck.

Blutergüsse: Schnellere Heilung durch Auflegen eines Hämatits; Prasem baut Blutergüsse schneller ab.

Bluterkrankungen: Dioptas schützt vor allem Kinder vor Bluterkrankungen; Granat stimuliert die Produktion weißer Blutkörperchen; der Blutstein Hämatit stillt Blutungen, regt die Blutbildung an und schützt vor Leukämie; Heliotrop reinigt das Blut, Rote Edelkoralle (↗ Koralle) stimuliert die Blutbildung; Lapislazuli schützt vor Ablagerungen; Magnetit gleicht Blutzuckerschwankungen aus; Edelopale (↗ Opal) regulieren die Blutgerinnung, dadurch werden Anämie und Leukämie gelindert; Rosenquarz beugt Thrombosen vor.

Bluthochdruck: Bergkristall; Chrysopras; Granat; Lapislazuli; Rubin; Sarder; Sodalith, Sonnenstein.

Blutungen: Calcit reguliert die Blutgerinnung, Hämatit stillt Blutungen; roter Jaspis wird bei Nasenblutungen und blutenden Wunden aufgelegt; mit Karneolwasser (↗ Karneol) lassen sich Nasen- und Zahnfleischblutungen stillen; Edelopale (↗ Opal) regulieren die Blutgerinnung.

Blutzuckerschwankungen: Magnetit wirkt regulierend auf die Hirnanhangdrüse und gleicht daher auch Blutzuckerschwankungen aus.

Brandwunden: Chrysokoll; Rhodonit (»Erste-Hilfe-Stein«) und blaugefärbter Turmalin beschleunigen den Heilungsprozess.

Brechreiz: Orangen-Calcit (↗ Calcit) hilft bei Völlegefühl und Übelkeit.

Bronchitis: Aquamarin; Sonnenstein.

Brusterkrankungen: Calcit bewahrt Frauen vor gut- und bösartigen Brusterkrankungen; Chalcedon bewahrt Stillende vor Entzündungen der Brustdrüsen.

Choleriker: Prasem beruhigt zornige Menschen; Rosenquarz besänftigt; Saphir wirkt beruhigend auf solche, die zu Gefühlsausbrüchen neigen.

Darmerkrankungen ↗ Magen-Darm-Erkrankungen

Depressionen: Achat; Amazonit; Aquamarin; Bernstein; Biotit; Citrin; Diamant; Granat; Koralle, Lapislazuli; Obsidian; Onyx; Opal; Peridot; Perlen; Pyrit; Rauchquarz; Rosenquarz; Saphir; Sardonyx; Sonnenstein; Tigerauge; Topas.

Diabetes ↗ Zuckerkrankheit

Durchblutungsstörungen: Rote Edelkoralle (↗ Koralle) lindert Durchblutungsstörungen; Onyx fördert die Durchblutung und hilft bei kalten Füßen und Händen; Sonnensteinwasser (↗ Sonnenstein) hilft bei kalten Händen und Füßen; Roter Turmalin (↗ Turmalin) regt die Durchblutung an.

Durchfall: Amethyst; Beryll gegen leichten Durchfall auf Reisen; Serpentin wirkt ausgleichend bei Verdauungsproblemen; Grüner Turmalin (↗ Turmalin) hilft nachhaltig.

Egoismus: Malachit weckt Verständnisbereitschaft und hilft bei Liebeskummer; Peridot vermag Gefühlskälte, Neid und Egoismus in positive Gefühle umzuwandeln; Rhodonit erleichtert das Verständnis für andere Menschen; Rosenquarz fördert Einfühlungsvermögen, Empfindsamkeit und Hilsbereitschaft; der Rubin als Stein der Liebe sensibilisiert gegenüber Partner und Mitmenschen; Sarder festigt Beziehung in Partnerschaft und Freundschaft; Sardonyx befreit von Angst vor allem Fremden und Ungewohnten.

Eifersucht: Schwarzer Turmalin (↗ Turmalin) schützt vor negativen Einflüssen wie Misstrauen, Neid, Eifersucht und Untreue.

Eiter: Rhodonit zieht Eiter aus dem Gewebe.

Ekzeme: Antimonit; starke Wirkung durch Aventurin; die Stärke des Bernsteins liegt in der Linderung vor allem von Hautkrankheiten; Chrysopras beschleunigt die Ausscheidung schädlicher Substanzen und lindert daher auch Ekzembildungen; Mookaitessenz (↗ Mookait) hilft bei Ekzemen und entzündlichen Wunden; Saphir hilft bei Ekzemen und Juckreiz.

Embolie: Sonnenstein löst Verengungen oder Verstopfungen der Blutgefäße und bewahrt dadurch vor Embolien.

Energiemangel: Turmalin ist wegen seiner energetischen Leitfähigkeit und seinem Reichtum an Mineralstoffen ein belebender und aufbauender Heilstein.

Entzündungen: Bernstein; Chalcedon; Dioptas; Feueropal; Onyx; Opal, Perlen; Pyrit; Türkis; Zirkon.

Epilepsie: Positive Beeinflussung durch Smaragd; Sugilith; Tigerauge lindert Krampfanfälle.

Erblindung: Dioptas beugt vor.

Erbrechen: Antimonit hilft bei Magen-Darm-Beschwerden wie Übelkeit, Erbrechen, Verdauungsstörungen und Sodbrennen.

Erkältungskrankheiten: Aquamarin hilft bei Halsschmerzen, Bronchitis und Entzündungen von Kehlkopf und Stimmbändern; Mookait lindert Husten, Halsschmerzen, eitrige Entzündungen der Nasenneben-, Stirn- und Kieferhöhlen; Pyrit ist ein potenter Heilstein bei schweren Erkältungskrankheiten bis hin zur Lungenentzündung; Zirkon wirkt bei schweren Erkältungskrankheiten fiebersenkend und entzündungshemmend.

Erschöpfungszustände: Sonnenstein wirkt stimmungsaufhellend und fördert so Optimismus und Tatendrang; Goldtopas (↗ Topas) vertreibt chronische Erschöpfung.

Fieber: Chrysokoll; Prasem; Saphir; Zirkon.

Frustrationen: Hämatit verleiht seinem Träger Spontaneität, Lebenslust, Vitalität und Dynamik; Pyrit löst seelische Blockaden und baut so Frustrationen ab.

Gallenbeschwerden: Bernstein; Dioptas; Jaspis; Opal; Peridot; Sarder, Zirkon.

Geburtsprobleme: Frauen sollten während der Geburt einen Jadestein (↗ Jade) tragen, um so die Entbindung zu erleichtern; Roter Jaspis (↗ Jaspis) ermöglicht eine leichte Geburt; durch Malachit kann die Geburt erleichtert werden.

Gedächtnis: Azurit stärkt die Konzentrationsfähigkeit; Bergkristall beseitigt geistige Blockaden; Calcit stärkt das Gedächtnis und hilft, Ideen in die Tat umzusetzen; Granat stärkt Gedächtnis und steigert die Kreativität; Gelber Jaspis (↗ Jaspis) stärkt das Erinnerungsvermögen und verhilft zur Selbsterkenntnis; Moldavit stärkt das Erinnerungsvermögen; Peridot stärkt die Lernfähigkeit; Turmalin fördert die Konzentrationsfähigkeit und beruhigt die Nerven.

Gedankenklarheit: Aventurin fördert die Akzeptanz gegenüber den Gedanken und Vorstellungen anderer; Azurit steigert die Aufmerksamkeit; Bergkristall löst geistige Blockaden auf und schenkt mehr Klarheit; Beryll fördert Zielstrebigkeit und konsequentes Handeln; Charoit hilft, rasch die richtige Entscheidung zu treffen; Chrysokoll hilft auch in schwierigen Situationen einen klaren Kopf zu bewahren; Chrysopras hilft die Gedanken richtig zu ordnen und fördert positives Denken; Citrin schafft einen klaren Kopf; Diamant fördert das logische Denken; Schneeflockenobsidian (↗ Obsidian) hilft, aus Fehlern zu lernen; Rhodonit hilft auch bei Gefahren einen kühlen Kopf zu behalten; Sarder schärft den Verstand; Smaragd schafft einen wachen Geist; Sodalith fördert den Drang nach denkerischer Freiheit; Tigerauge verleiht besseren Durchblick in komplizierten Situationen; Turmalin fördert die Konzentrationsfähigkeit.

Gefäßablagerungen: Bergkristall löst Ablagerungen in den Gefäßen, die sich dort aufgrund ungesunder Lebensweise abgelagert haben; Lapislazuli befreit durch entschlackenden und reinigenden Effekt die Gefäße von gefährlichen Ablagerungen; Schneeflockenobsidian (↗ Obsidian) wirkt vorbeugend.

Gefühlskälte: Dioptas betont das Gefühlsleben und wirkt beruhigend; Peridot vermag Gefühlskälte, Neid und Egoismus in positive Gefühle umzuwandeln;

Rosenquarz verstärkt Liebesfähigkeit und romantische Empfindsamkeit; Rubin, der Stein der Liebe, bringt Lebensfreude und schenkt Leidenschaft.

Gehirnerkrankungen: Sugilith ist ein starker Heilstein bei schweren Gehirnerkrankungen und -erschütterungen.

Gelbsucht ↗ Hepatitis

Gelenkerkrankungen: Rauchquarz; Sarder; Tigerauge.

Gereiztheit: Nephrit führt langfristig zu innerem Frieden und Ausgeglichenheit; Prasem kühlt aufgeheizte Gemüter, beruhigt zornige und wütende Menschen und hilft, auch bei starken Gefühlsausbrüchen nicht die Selbstkontrolle zu verlieren.

Geschlechtskrankheiten: Dioptas heilt Geschlechtskrankheiten und steigert die Potenz.

Geschwüre: Sarder stimuliert das Immunsystem und hilft dadurch bei der Heilung von Geschwüren.

Gesichtslähmungen: Apophyllit schützt vor Gesichtslähmungen und Trigeminusneuralgien; Schwarzer Turmalin (↗ Turmalin) lindert Schmerzen.

Gicht: Bernstein; Biotit; Sarder; Smaragd; Sonnenstein, Türkis.

Gift: Azurit wirkt entgiftend; Bergkristall leitet Körpergifte zur Entgiftung in Leber und Niere; Rhodonit zieht Eiter und Gift (Insektenstiche!) aus dem Gewebe.

Gliederschmerzen: Bergkristall, Lapislazuli.

Gürtelrose: Schwarzer Turmalin (↗ Turmalin) lindert Juckreiz und Schmerzen bei Gürtelrose, Arthritis, Gesichtslähmung und Krebsgeschwulsten.

Haarausfall: Amethyst; Aventurin.

Halsentzündung: Aquamarin; Chalcedon; Chrysokoll; Lapislazuli; Topas.

Halsschmerzen: Aquamarin; Mookait, Sodalith; Topas.

Hämorrhoiden: Boulderopal (↗ Opal) lindert bei Krampfadern und Hämorrhoiden.

Harnwegsinfektionen: Achat lindert durch seine keimtötende Wirkung.

Hauterkrankungen: Achat; Amethyst; Antimonit; Apophyllit; Aventurin; Bernstein; Chrysopras; Mookait; Onyx, Peridot; Saphir; Turmalin.

Heiserkeit: Es empfiehlt sich mit Salz aufgekochtes Chalcedonwasser (↗ Chalcedon) langsam zu trinken.

Hemmungen: Granat stärkt Willenskraft und Selbstvertrauen und lässt dadurch Hemmungen überwinden; Magnetit wirkt ausgleichend und hilft, selbst gesetzte innere Blockaden zu lösen und sich von unangenehmen Erinnerungen zu befreien.

Hepatitis: Sarder stimuliert die Leber- und Gallenfunktion und hilft auf diese Weise auch bei Gelbsucht.

Herpes: Peridot lässt durch seinen positiven Einfluss auf das Immunsystem auch Herpesbläschen schneller heilen.

Herzbeschwerden: Amazonit; Aventurin; Bergkristall; Calcit; Chrysopras, Granat, Heliotrop; Koralle; Lapislazuli; Malachit; Opal; Peridot; Prasem, Rauchquarz; Rubin; Saphir; Serpentin; Sugilith; Türkis; Turmalin.

Herzinfarkt: Bergkristall; Calcit; Chrysopras; Lapislazuli; Boulderopal (↗ Opal) schützt die Gefäße vor Verkalkungen und beugt daher Herzinfarkt vor; Rosenquarz; Sugilith.

Herzrhythmusstörungen: Grüner Calcit (↗ Calcit) beugt vor; Heliotrop schützt das Herz vor Schäden; Saphir wirkt positiv bei nervösen Herzbeschwerden; Serpentin beugt vor.

Herzschmerzen: Malachit schützt vor Herzschmerzen, Entzündungen sowie Überlastung des Herzens; Boulderopal (↗ Opal) schützt die Gefäße vor Verkalkungen und Entzündungen und wirkt daher schmerzlindernd.

Herzschwäche: Chrysopras, der Stein für das Herz, schützt den Herzmuskel vor Sauerstoffmangel und kräftigt ihn; Heliotrop lindert akute, aber auch chronische Herzschwäche; Rubin stärkt Herz und Kreislauf.

Hirnhautenzündung: Sarder kann große Dienste leisten.

Hormonstörungen: Aquamarin reguliert den Hormonhaushalt wegen seiner ausgleichenden Wirkung auf Schilddrüse und Hypophyse; Chrysokoll reguliert die Schilddrüsenfunktion und den Hormonhaushalt; Mondstein reguliert über eine Anregung der Zirbeldrüse den Hormonhaushalt; Serpentin; Tigerauge; Turmalin.

Hornhautentzündung: Falkenauge lindert und schützt vor Augenerkrankungen wie Hornhautentzündung, vor Augenverletzungen sowie überanstrengten Augen.

Hörschwäche: Onyx hilft nachhaltig.

Husten: Mookait zieht tief liegende Infektionen und Entzündungen aus dem Körper und lindert so auch Husten, Halsschmerzen und eitrige Entzündungen der Nasenneben-, Stirn- und Kieferhöhlen.

Immunschwäche: Jade; Jaspis; Moldavit; Obsidian; Opal; Peridot; Rhodonit; Rubin; Sarder; Sardonyx; Serpentin; Smaragd; Sodalith; Topas; Turmalin.

Infektionen: Heliotrop; Koralle; Mookait; Obsidian; Sarder; Sardonyx; Serpentin; Smaragd.

Inkontinenz: Diamant stimuliert alle Reinigungsprozesse des Körpers und hilft daher bei Nieren- und Blasenleiden.

Insektenstiche: Mookait; Rhodonit.

Ischiasschmerzen: Biotit-Linse (↗ Biotit) hilft bei Gicht, Rheuma und Ischiasschmerzen.

Jähzorn: Prasem kühlt aufgeheizte Gemüter, beruhigt zornige und wütende Menschen; unterstützt seinen Träger, auch bei starken Gefühlsausbrüchen nicht die Selbstkontrolle zu verlieren.

Juckreiz: Saphir; Turmalin.

Kehlkopfentzündung: Sodalith lindert Kehlkopf- und Stimmbandentzündungen.

Kinderlähmung: Smaragd hält Kinderlähmung und Wundstarrkrampf ab.

Knochenerkrankungen: Azurit; Bernstein; Calcit; Chrysokoll; Koralle; Rhodonit, Rubin; Tigerauge.

Knochenschwund: Calcit, der hauptsächlich aus Calcium (wichtigster Grundbaustein der Knochen) besteht, vermag vor Knochenschwund zu schützen; Rote Edelkoralle (↗ Koralle) schützt im Alter vor Osteoporose; Rubin lindert Erkrankungen des Knochenmarks.

Konzentrationsschwäche: Amethyst fördert die Konzentrationsfähigkeit und die geistige Regheit; Karneol regt das zielorientierte Denken an und erhöht die

Konzentrations- und Lernfähigkeit; Lapislazuli schafft einen klaren Kopf und erhöht die Konzentration; Malachit stärkt die Vorstellungskraft und Konzentration; Mahagoniobsidian (↗ Obsidian) fördert das logische Denken und die Konzentration; Rauchquarz unterstützt seinen Träger zwischen Emotionen und Gedanken zu unterscheiden und erhöht so die Konzentration; Saphir hilft bei Konzentrationsproblemen, Lernschwierigkeiten und Prüfungsangst; Sarder schärft den Verstand; Sardonyx stärkt das Aufnahmevermögen; Smaragd schafft einen wachen Geist; Tigerauge verleiht besseren Durchblick in komplizierten Situationen und erhöht so die Aufmerksamkeit und Konzentration; Turmalin beruhigt die Nerven und erhöht so die Konzentrationsfähigkeit.

Kopfschmerzen: Achat; Amazonit; Amethyst; Bergkristall; Dioptas; Falkenauge; Lapislazuli; Moldavit; Perlen; Smaragd; Tigerauge

Krampfadern: Amethyst; der Blutstein Hämatit lässt Krampfadern verschwinden; Boulderopal (↗ Opal) lindert Krampfadern und Hämorrhoiden.

Krämpfe: Dioptas; Lapislazuli; Magnetit, Malachit; Serpentin; Tigerauge; Türkis; Zirkon.

Kreislaufbeschwerden: Feueropal; Granat; Heliotrop; Koralle; Malachit; Opal; Rosenquarz; Rubin; Topas.

Kurzsichtigkeit: Aquamarin stärkt die Sehkraft bei Kurz- und Weitsichtigkeit; Bergkristall ist bei Kurzsichtigkeit und tränenden Augen hilfreich; Beryll vermag Kurz- und Weitsichtigkeit zu reduzieren; Falkenauge mildert Kurzsichtigkeit.

Lähmungen: Apophyllit ist bei Lähmungen der motorischen Nerven ein wichtiger Heilstein; Sonnenstein wirkt Schlaganfällen und Lähmungen im zentralen Nervensystem entgegen.

Lampenfieber: Jade nimmt das Lampenfieber und die Angst vor schwierigen Verhandlungen.

Leberbeschwerden: Azurit; Bergkristall; Citrin; Diamant; Dioptas; Jade; Jaspis; Magnetit; Opal; Peridot; Rubin; Sarder; Sardonyx; Zirkon.

Leukämie: Granatwasser (↗ Granat) beugt vor; Edelopale (↗ Opal) regulieren die Blutgerinnung und lindern dadurch Anämie und Leukämie; Smaragd gilt als kräftiger Heilstein.

Lungenentzündung: Pyrit ist ein potenter Heilstein bei Erkältungskrankheiten bis hin zur Lungenentzündung.

Lungenerkrankungen: Lapislazuli; Magnetit; Pyrit; Rhodonit; Serpentin; Türkis.

Magen-Darm-Beschwerden: Antimonit; Bergkristall; Bernstein; Beryll; Citrin; Jade; Opal; Perlen; Pyrit; Rauchquarz; Saphir; Sardonyx; Serpentin; Topas; Türkis.

Magenschleimhautentzündung: Edelopale (↗ Opal) entfalten starke positive Kraft auf den Magen sowie das obere Verdauungssystem, sie wehren Magenschleimhautentzündung ab und regen Verdauung sowie Stoffwechsel an; Weißer Topas (↗ Topas) lindert die Beschwerden.

Magersucht: Topas hilft bei Anorexia nervosa.

Melancholie: Amazonit unterstützt bei der Trauerarbeit, wirkt beruhigend und stimmungsausgleichend; Citrin hilft allen Sensiblen, die zu Schwermut neigen; Karneol gibt den nötigen Mut; die Schwierigkeiten des Alltags zu bewältigen;

Opal sorgt für mehr Lebensfreude; Peridot lässt Melancholie und Depressionen verschwinden.

Menstruationsbeschwerden: Bergkristall; Chrysokoll; Hämatit; Koralle; Lapislazuli; Malachit; Mondstein; Rubin; Serpentin; Zirkon.

Migräne: Amazonit; Amethyst; Falkenauge; Perlen; Smaragd; Tigerauge.

Milzbeschwerden: Jade; Perlen; Rubin.

Missgunst: Rote Edelkoralle (↗ Koralle) schützt ihren Träger vor neidischen Mitmenschen; Schwarzer Turmalin (↗ Turmalin) schützt vor Misstrauen, Neid, Eifersucht und Untreue.

Monatsbeschwerden ↗ Menstruationsbeschwerden

Mondsüchtigkeit: Mondstein dämpft bei zunehmendem Mond übersteigerte Erregung, klärt emotionale Ungewissheit, bei abnehmendem Mond verleiht er hellsichtige Fähigkeiten und er lindert Mondsüchtigkeit; Goldtopas (↗ Topas), unter das Kopfkissen gelegt, hilft bei unruhigem Schlaf, Schlaflosigkeit, Nachtwandeln und Mondsüchtigkeit.

Motorikprobleme: Tigerauge kann bei motorischen Störungen eingesetzt werden, denn es stärkt das Kleinhirn, das Zentrum der Bewegungskoordination.

Multiple Sklerose: Apophyllit wird als Therapiestein bei Multipler Sklerose und Rückenmarktumoren eingesetzt; Smaragd lindert bei Erwachsenen rheumatische Beschwerden, Gicht, Multiple Sklerose und die Symptome der Parkinson-Erkrankung.

Muskelerkrankungen: Bernstein; Magnetit; Pyrit; Rauchquarz, Turmalin.

Muskelkrämpfe: Magnetit; Pyrit; Rauchquarz.

Nährstoffmangel: Karneol verstärkt die Aufnahme von Vitaminen, Mineral- und Nährstoffen.

Narbenbildung: Rhodonit beschleunigt die Wundheilung durch Regenerierung des Gewebes und verhindert dabei eine übermäßige Narbenbildung.

Nasenbluten: Jaspis; Karneol.

Nasennebenhöhlenentzündung: Mookait lindert eitrige Entzündungen der Nasenneben-, Stirn- und Kieferhöhlen.

Negative Gedanken: Koralle; Magnetit; Malachit.

Neidgefühle: Koralle; Peridot; Turmalin.

Nervenleiden: Aventurin; Azurit; Bergkristall; Bernstein; Pyrit.

Nervenschmerzen: Amazonit; Bernstein.

Nervenüberreizung: Tigerauge; Turmalin.

Nervosität: Charoit; Chrysokoll; Chrysopras; Dioptas; Falkenauge; Jade; Malachit; Mookait; Nephrit; Turmalin.

Netzhautablösung: Dioptas wirkt heilend.

Neuralgie: Lapislazuli löst Krämpfe und lindert so neuralgische Schmerzen.

Neurodermitis: Chrysopras beschleunigt die Ausscheidung schädlicher Substanzen und lindert dadurch Hauterkrankungen wie Neurodermitis und Ekzeme.

Niedergeschlagenheit: Citrin; Diamant; Hämatit; Magnetit; Moldavit; Nephrit; Rauchquarz.

Nierenerkrankungen: Bergkristall; Citrin; Diamant; Jade, Rauchquarz; Serpentin; Türkis; Turmalin.

Ohrenschmerzen: Onyx wirkt lindernd.
Osteoporose ↗ Knochenschwund
Paranoia: Sugilith erleichtert therapeutische Maßnahmen.
Parkinson-Syndrom: Smaragd lindert bei Erwachsenen die Symptome.
Pickel: Aventurin; Bernstein; Peridot.
Pilzinfektionen: Onyx unterstützt die natürliche Funktion der Haut und schützt daher vor Infektionen und Entzündungen.
Pollenallergien: Bernstein wie ein Bonbon gelutscht hilft nachhaltig.
Potenzprobleme: Chrysopras steigert die Potenz und Fruchtbarkeit; Dioptas; Feueropal steigert die Hormonproduktion der Geschlechtsorgane, wodurch Potenz, Libido und Fruchtbarkeit steigen; Granat steigert bei älteren Menschen Libido und Potenz.
Prellungen: Amethyst; Prasem.
Psoriasis ↗ Schuppenflechte
Querschnittslähmung: Sugilith wirkt als starker Therapiestein.
Rachitis: Smaragd schützt das heranwachsende Kind vor Knochenerkrankungen und Rachitis.
Reisekrankheit: Beryll hilft bei Magen- und Darmproblemen (z. B. Durchfall, Verstopfung etc.) auf Reisen, indem er entkrampft und entgiftet.
Rheumatische Beschwerden: Achat; Bernstein; Biotit; Magnetit; Sarder; Smaragd; Türkis.
Rückenschmerzen: Amazonit; Aventurin; Bergkristall.
Sauerstoffmangel: Karneol sorgt für ausreichende Versorgung der Organe mit Sauerstoff.
Schilddrüsenerkrankungen: Azurit; Bernstein; Calcit; Chrysokoll; Jaspis; Lapislazuli.
Schizophrenie: Smaragd; Sugilith; Tigerauge.
Schlafstörungen: Amazonit; Biotit; Hämatit, Heliotrop; Rosenquarz; Saphir; Sonnenstein; Goldtopas (↗ Topas), unter das Kopfkissen gelegt, hilft bei unruhigem Schlaf und Schlaflosigkeit.
Schlaganfall: Lapislazuli; Sonnenstein; Sugilith.
schlechte Laune: Antimonit; Prasem.
Schleimhautentzündung: Türkis stärkt Schleimhäute.
Schmerzen: Dioptas; Obsidian; Saphir; Türkis; Turmalin; Zirkon.
Schnittwunden: Rhodonit beschleunigt die Wundheilung.
Schuldgefühle: Sodalith vertreibt unbegründete Schuldgefühle und Ängste.
Schuppenflechte: Antimonit; Aventurin.
Schwangerschaftsbeschwerden: Achat; Heliotrop; Jaspis; Karneol.
Schweißausbrüche: Magnetit verhindert Schweißausbrüche und starken Schweißgeruch.
Schwellungen: Amethyst hilft bei Schwellungen und Prellungen.
Schwerhörigkeit: Rhodonit beugt vor.
Schwermut: Citrin hilft allen Sensiblen, die zu Schwermut, Melancholie und Depressionen neigen.
Sehschwäche: Onyx; Smaragd.

Selbstbewusstsein: Aquamarin; Aventurin; Calcit; Chalcedon; Citrin; Diamant; Dioptas; Granat; Lapislazuli; Onyx; Peridot; Perlen; Sodalith; Sonnenstein; Sugilith; Goldtopas (↗ Topas); Türkis; Turmalin.

Sodbrennen: Antimonit hilft bei Magen-Darm-Problemen wie Übelkeit, Erbrechen und Sodbrennen.

Sonnenbrand: Mookait; Onyx; Turmalin.

Stimmbandentzündung: Sodalith wirkt lindernd.

Stimmungsschwankungen: Achat; Alabaster; Amazonit; Apophyllit, Bernstein; Chrysokoll; Citrin; Diamant; Falkenauge; Feueropal; Karneol; Serpentin; Sodalith; Sonnenstein; Tigerauge; Türkis.

Stoffwechselstörungen: Amazonit; Biotit; Malachit; Opal.

Stottern: Blauer Chalcedon (↗ Chalcedon) fördert bei Kindern die Sprachentwicklung und schützt sie vor Stottern.

Strahlen: Azurit; Bergkristall; Falkenauge; Hämatit; Moldavit; Rosenquarz; Turmalin.

Stress: Beryll; Biotit; Chalcedon; Charoit; Chrysokoll; Nephrit; Rauchquarz; Saphir; Serpentin; Tigerauge.

Suchterkrankung: Regenbogenobsidian (↗ Obsidian) hilft seinem Träger, sich selbst eine Suchterkrankung einzugestehen; Sugilith stärkt Suchtmittelabhängigen während der Entzugstherapie die Willenskraft.

Thrombose: Rosenquarz beugt vor.

Traurigkeit: Amethyst; Antimonit; Bernstein; Rauchquarz; Rhodonit; Zirkon.

Trigeminusneuralgie: Apophyllit schützt und lindert.

Tumor: Apophyllit; Charoit, Jaspis; Lapislazuli; Schwarzer Opal (↗ Opal) schützt vor bösartigen Veränderungen; Sarder; Smaragd; Sugilith; Turmalin.

Übelkeit: Antimonit; Calcit.

Übergewicht: Aventurin; Chrysopras; Jaspis.

Unterleibsschmerzen ↗ Menstruationsbeschwerden

Verbrennungen: Jade; Prasem.

Verdauungsprobleme: Antimonit; Bernstein; Biotit; Citrin; Gelber Jaspis (↗ Jaspis); Karneol; Hyalith (↗ Opal) wirkt positiv auf den Verdauungsbereich; Perlen; Pyrit; Sardonyx; Serpentin; Weißer Topas (↗ Topas) lindert Magenschleimhautentzündungen und wirkt positiv bei Magenblutungen und -geschwüren.

Verdruss: Jaspis; Moldavit; Prasem.

Verfolgungswahn: Tigerauge kann zeitweisen Bewusstseinsverlust und Verfolgungswahn heilen.

Verkalkungen: Boulderopal (↗ Opal) schützt Gefäße vor Verkalkungen und Entzündungen.

Verkrampfungen: Biotit wirkt lösend und lindernd.

Verletzungen: Amethyst; Azurit; Jade; Prasem; Rhodonit.

Verspannungen: Amazonit; Malachit; Obsidian.

Verstopfung: Beryll; Serpentin; Turmalin.

Vireninfektionen: Obsidian; Onyx; Schwarzer Opal (↗ Opal) fördert die Antikörperproduktion, wodurch Bakterien effektiver bekämpft werden; Peridot; Türkis.

Vitaminmangel: Karneol verstärkt die Aufnahme von Vitaminen, Mineral- und Nährstoffen.
Völlegefühl: Orangen-Calcit (↗ Calcit) hilft bei Völlegefühl, Übelkeit und Brechreiz.
Wahnvorstellungen: Saphir; Smaragd.
Wechseljahresbeschwerden: Jaspis; Mondstein; Rubin.
Weitsichtigkeit: Aquamarin; Beryll.
Wirbelsäulenverkrümmung: Chrysokoll beugt bei Kindern vor.
Wunden: Antimonit; Azurit; Bernstein; Chrysokoll; Jaspis; Mookait; Prasem; Rhodonit.
Wundstarrkrampf: Smaragd wirkt vorbeugend.
Zahnfleischbluten: Mit Karneolwasser (↗ Karneol) lassen sich Blutungen wie Nasen- und Zahnfleischblutungen stillen.
Zahnschmerzen: Aquamarin; Bernstein; Blauer Calcit (↗ Calcit) wirkt lindernd.
Zellulitits: Rauchquarz verhindert übermäßige Fettablagerungen und bewahrt so vor Zellulitis.
Zorn: Prasem; Rhodonit; Saphir.
Zuckerkrankheit: Citrin; Magnetit.
Zyklusschmerzen ↗ Menstruationsbeschwerden

Literatur

Das Große Lexikon der Heilsteine, Düfte und Kräuter. Methusalem Verlagsgesellschaft, Neu-Ulm, 1994

Cairn Elen Lebensschule: *Steinheilkunde.* Neue Erde, Saarbrücken

Franzen, Susanne / Vogel, Rudolf: *Vital und gesund durch Farbe und Edelsteine.* Südwest Verlag, München, 1994

Gienger, Michael: *Die Heilsteine der Hildegard von Bingen.* Mosaik Verlag, München, 1997

Gienger, Michael: *Die Steinheilkunde.* Neue Erde, Saarbrücken, 1995

Gienger, Michael: *Lexikon der Heilsteine von Achat bis Zoisit.* Neue Erde, Saarbrücken, 2000

Hildegard von Bingen: *Das Buch von den Steinen.* Otto Müller Verlag, Salzburg, 1979

Hildegard von Bingen: *Naturkunde (Physica).* Otto Müller Verlag, Salzburg, 1959

Hildegard von Bingen: *Physica – Heilmittel.* Übersetzt von Marie-Luise Portmann. Basler Hildegard-Gesellschaft, 1983

Hofmann, Helmut: *Gesundheit und Kraft durch Edelsteine.* Irisiana, München 1993

Hofmann, Helmut: *Praktische Einführung in die Edelsteintherapie.* Irisiana, München, 1998

Koufiimsk, Jifii: *Illustriertes Lexikon der Steine und Mineralien.* Karl Müller Verlag, Erlangen, 1995

Liebesschütz, Hans: *Das allegorische Weltbild der Heiligen Hildegard von Bingen.* Wissenschaftliche Buchgesellschaft, Darmstadt, 1964

Markham, Ursula: *Universelle Kräfte der Edelsteine und Kristalle.* Irisiana, München, 1993

Peschke-Böhmer, Flora: *Heilung durch die Kraft der Steine.* Ludwig Verlag, München, 1996

Raphaell, Katarina: *Botschaft der Kristalle.* Neue Erde, Saarbrücken, 1997

Riethe, Peter: *Naturkunde Hildegard von Bingen.* Otto Müller Verlag, Salzburg, 1974

Schaufelberger-Landherr, Edith: *Die Kraft der Steine I/II.* 1993

Sienko, Sofia: *Der Steinschlüssel.* Windpferd Verlag, Aitrang, 1995

Termolen, Rosel / Pawlik, Manfred: *Heilkraft der Edelsteine.* Weltbild Verlag, 1996

Thölken, Ulrike: *Magische Steine.* Goldmann Verlag, München, 2000

Thomsen, Evelyn: *Hildegard von Bingen, Heilsteine für Körper, Geist und Seele.* Seehamer Verlag, Weyern 1998

Willfort, Richard: *Heilende Steine.* NP Buchverlag, St. Pölten – Wien, 1999

Die Übersetzungen der Texte der Hildegard von Bingen wurden dem Buch *Heilkraft der Edelsteine* von Rosel Termolen und Manfred Pawlik entnommen.

Adressen

Information & Beratung

Steinheilkunde e. V.
Geschäftsstelle
Unterer Kirchberg 23/1
88273 Fronreute

Cairn Elen Lebensschule
Lustnauer Str. 18
72127 Kusterdingen

Förderkreis Hildegard von Bingen e. V.
Schiffstr. 2
78464 Konstanz

Basler Hildegard-Gesellschaft
Postfach
CH-4010 Basel

Bezugsadressen

Mineralien Zentrum
Jungfernstieg 8
20354 Hamburg

Weimarer Naturalien Cabinet OHG
Kaufstr. 7
(Marktgalerie)
99423 Weimar

Internet

www.edelsteintherapie.de
www.altbrieselang.de/html/edelsteintherapie.html
www.steinkreis.de

Register